U0226839

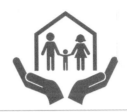

HULI JIAYUAN
—JIATING QUANGUOCHENG
JIANKANG ZHAOGU

护理家园

——家庭全过程健康照顾

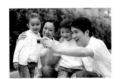 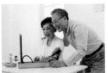

任晖 ◎ 主编

兰州大学出版社

图书在版编目（ＣＩＰ）数据

护理家园：家庭全过程健康照顾 / 任晖主编. --
兰州 ：兰州大学出版社，2014.11
ISBN 978-7-311-04617-0

Ⅰ. ①护… Ⅱ. ①任… Ⅲ. ①家庭－护理－基本知识
Ⅳ. ①R473.2

中国版本图书馆CIP数据核字(2014)第259561号

策划编辑　施援平　王曦莹
责任编辑　施援平　谢　芮
封面设计　管军伟

书　　名　**护理家园——家庭全过程健康照顾**
作　　者　任　晖　主编
出版发行　兰州大学出版社　（地址:兰州市天水南路222号　730000）
电　　话　0931-8912613(总编办公室)　0931-8617156(营销中心)
　　　　　0931-8914298(读者服务部)
网　　址　http://www.onbook.com.cn
电子信箱　press@lzu.edu.cn
印　　刷　甘肃兴方正彩色数码快印有限公司
开　　本　710 mm×1020 mm　1/16
印　　张　25.75(插页2)
字　　数　405千
版　　次　2014年11月第1版
印　　次　2014年11月第1次印刷
书　　号　ISBN 978-7-311-04617-0
定　　价　90.00元

(图书若有破损、缺页、掉页可随时与本社联系)

编写委员会

主　任　刘维忠

副主任　尚裕良　余学军　益瑞渊　王　胜

　　　　任　晖　卢玉彬

主　编　任　晖

副主编　卢玉彬　陈耀丽

编　委　（按姓氏笔画排序）

　　　　王利洁　王彩霞　卢玉彬　白凤霞　任　晖

　　　　达朝锦（兼秘书）　李姗姗　李彦俊　张　瑜

　　　　张丽霞　陈耀丽　罗丽芳　贾娟娟　郭雅静

　　　　康玉萍　寇桂香

序　言

　　家庭,作为社会的基本单位,在病前预防和保健、病后康复中承担着重要任务。以家庭为载体,深入普及全民医学常识、大力加强预防保健意识经济实用、事半功倍。家庭涉及从婴儿到老年各个人生阶段的不同人群,普及家庭健康知识,可以实现涉及全体人群和人的生命全过程的健康照顾,从而提高人们整体身心健康水平。特别是在目前我国医疗资源配置不尽合理、医疗保障制度尚未健全的情况下,提高家庭保健水平,实现防病于未然、养病于家中,也有利于节省经济成本,减轻经济负担。因此,出版一本内容丰富、通俗易懂、科学实用的家庭护理类书籍就显得日益迫切和重要。这本书正是在这种背景下应运而生的,它以满足现代家庭和个人对健康的需求为目的,传授实用医学健康知识,注重相关技能的培养,重点介绍家庭常用护理技术、家庭消毒隔离技巧、常见疾病的家庭护理要点、家庭简单急救方法等基础知识和技能,内容全面、结构新颖、贴近生活、讲究实用、图文并茂、通俗易懂。本书的主编及编写人员有多年的健康护理教学或临床工作经验,相信本书将会成为您掌握家庭医学健康基本知识的良师益友,成为您促进身心健康、提高生活质量的得力助手。

　　健康是一种积极向上的态度,健康也是现代人的共同追求。希望全社会普遍提高健康意识,也希望更多的有识之士关注健康、传播知识。

甘肃省卫生和计划生育委员会主任

刘维忠

2014 年 9 月

前　言

家庭是人们生活的港湾、情感的归宿。每个人都渴望拥有一个幸福的家庭,而幸福家庭的基本条件就是每个家庭成员都拥有健康的身体和舒畅的心情,老人健康长寿、安度晚年,小孩快乐成长。

在现阶段我国医疗、治疗护理资源有限而人们对健康的需求又不断提高的情况下,家庭医疗护理已成为防病、治病、养病的一种趋势。为了更好地满足现代家庭和个人对健康的需求,适应现代家政与社区服务工作的专业化、职业化、规范化要求,本着突出职业教育的规律和特色,适度介绍专业知识和护理技能,以传授实用技术为主、注重专业综合技能培养的宗旨,出版内容丰富、通俗易懂、科学实用的家庭护理类书籍就显得更为迫切和重要。

本书用通俗的语言详细介绍了家庭中需要照顾的卧床病人、长期慢性病病人及婴幼儿、妇女、老年人的家庭常用护理技术,家庭消毒隔离技巧,常见疾病的临床表现、症状及家庭护理的要点,急症家庭简单急救方法和日常生活急救措施等。期待通过这些知识和技能的培训、普及,使病人能够在家庭环境里安全、舒适地治疗、休养,更好地提高生存质量。基于此,此书可以说是家庭生活的必备手册。

在本书编写过程中，我们参阅了大量的相关资料，进行精选取舍，借鉴和吸收了国内外最新的研究成果；同时针对本书读者的特点，为尽量使高深的理论通俗化，贴近生活，我们设置了情景引导，以图文并茂、活泼新颖的方式，力求做到内容通俗易懂、措施简便易学，使广大读者对家庭护理技能学得会、方法用得上，使本书成为家政与社区服务专业教材、护理员培训教材、家庭成员自我保健和进行健康护理的参考书。相信它必将成为您掌握基本的家庭护理知识、促进身心健康、提高生活质量的良师益友，也希望它能够成为家庭护理工作者的得力助手。

限于编者的学识和能力，加之时间仓促，书中错误和疏漏在所难免，欢迎广大读者和专业人士给予批评和惠正。

目　录

第一章　家庭照护须知

第二章　家庭常用护理操作技术

第三章　常见疾病的家庭照护

第四章　特殊人群常见疾病的家庭照护

第五章　家庭急救与护理

第六章　家庭常用中医保健知识

护理家园——家庭全过程健康照顾

第一章
家庭照护须知

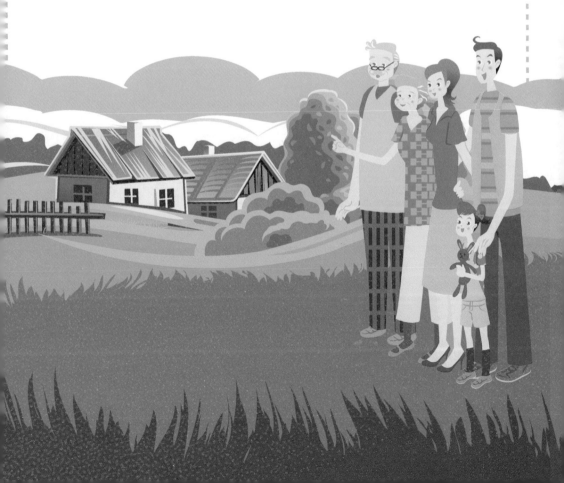

第一节　家庭照护

一、认识家庭照护

相关情景

1990年的一天,56岁的李大爷在干农活时突然倒地,不省人事,家人将他送到医院,被诊断为脑出血经过积极抢救,终于挽回了性命,但却瘫痪在床,生活不能自理。医生交代这样的状态只能将老人带回家,如果精心照护,应该还能维持两三年的生命。没想到的是,十几年过去了,已经70岁高龄的李大爷能吃能喝,活得好好儿的,很多医生都说这是个奇迹,李大爷的家人是如何创造了这个奇迹呢?

俗话说得好,"三分治、七分养","养"指的就是照护。特别是对于一些慢性病病人,家庭是他们治病、养病的重要场所,家庭照护的优劣直接关系到病人的康复。因此,给病人提供最好的家庭照护就显得尤为重要,李大爷之所以能创造奇迹,就是源于良好的家庭照护。

(一)什么是家庭照护?

这里所说的家庭照护是指在家庭环境中由非专业人士提供的生活照料和疾病照护,包括父母照顾孩子、子女赡养父母、家人照护病人、家政服务人员照顾雇主以及患病时的自我照顾等。家庭照护不光要有一腔热情和满腹爱心,更要有长久的耐心、必要的知识和科学的方法。

(二)家庭照护为什么能创造奇迹?

1. 家庭环境是维护健康的主要环境

人体健康水平的维护、疾病的预防以及某些慢性疾病的治疗和一些疾病康复期的度过都需要在家庭的环境中才能做到。因为住院期间往往只是疾病的一个阶段,人生命中更多的时间是在家庭环境中和家人一起度过的。家是港湾,是避风港,医院里的病床虽然干净整洁,但总觉得冷冰冰的,医院里的病房虽然温度适宜,但总觉得缺少了生气,回到家中,一切都是熟悉的、温馨的,每一个角落都有回忆,每一个物件都有故事,墙上的照片、桌上的杂物,都散发着生活的气息,看着这些,心里就踏实了,心情也舒畅了许多。病人在家庭亲切、温馨的环境中,更有利于疾病的康复。

2. 家人的关怀更加无微不至

在医院中,医护人员虽然有专业的知识、精湛的技术,但迫于人力资源的紧张,往往一名护士要照顾多名病人,虽然他们有天使般的爱心、超凡的工作能力,也不能做到面面俱到。因此,即使在住院治疗期间,来自家人的照顾也是非常重要的。家人的这种关怀是来自"血浓于水"的亲情,而亲情是人类最原始也是最能抚平创伤的感情。照护者往往不会计较回报,一心只希望家人康复,便会全心全意地去做,再加上长时间的照顾,家人对病人的情况能做到了如指掌,如果再能得到正确的指导,掌握一定的照护技术与知识,家人的照护肯定会更加无微不至。所以,来自家人的关怀是医护人员无法取代的,往往能起到事半功倍的作用。

3. 感受家庭的温暖

家人的照顾不仅仅是满足了病人的生理需要,促进他们身体的康复,更多的是让病人感受到了亲人的关怀、家的温暖。当病人饱受病痛折磨的时候,看着孩子们天真的笑脸,看到亲人们殷切的期盼,得到家人无微不至的照护,心里会得到抚慰,从而也会树立战胜疾病的信心,良好的心情无疑非常有利于疾病的康复。

4. 减轻了家庭的经济负担

对于长期患病的人来说,如果能在家里养病,并得到良好的照护,就能有效地避免各种并发症,也就免去了长期住院带来的经济负担,节约了医疗资源。

(三)家庭照护的范围和原则有哪些?

(1)在家庭中照顾患病休养及康复期的病人。

(2)对健康的家庭成员提供家庭保健照护。

(3)照顾家人的生活起居,利于孩子健康成长,老人安度晚年。

(4)协助家庭成员改善和建立有利于健康的生活环境和生活方式。

(5)协助家庭成员进行心理适应和社会适应。

(6)协助家庭利用健康资源。

二、如何做好家庭照护

相关情景

王大爷因为腰椎间盘突出伴管腔狭窄，在骨科医院做了手术治疗。出院回家后，家人怕他恢复不好，又怕碰到王大爷背上的伤口，一直不敢给他翻身，让他躺在床上一动不动，更不敢让他下床，吃喝拉撒全都在床上进行。虽然家人特别注意给老人加强营养，一日三餐用心烹调饮食，并且喂到老人嘴里，可是王大爷越来越觉得没胃口，还腹胀、便秘。浑身上下总是感到不舒服，老人的心情也越来越糟糕，常常发脾气。家人看着王大爷唉声叹气的样子也很是着急，不知道为什么会这样，也不知道该怎样更好地照顾他。

从上面的实例中可以看出，王大爷生病了，虽然手术很成功，但是回到家后却没有得到正确的照护。尽管家人非常尽心尽力，但是却犯了很多错误，走入误区。比如，"一直不敢给他翻身，让他躺在床上一动不动，更不敢让他下床，吃喝拉撒全都在床上进行"。这些都是不利于疾病康复的，有时还会因此出现并发症，给病人造成不必要的痛苦。所以，照顾生病在床的家人，特别是父母，虽然是体现子女孝心和爱心的方式，但也并不是一件简单的事情。

（一）家庭照护的原则

1. 尊重科学

人体是世界上最精密的仪器，我们在照顾病人的时候一定要记住遵守这架"仪器"的科学——医学，不能只凭经验和直觉，否则很容易适得其反。要严格按照病人的照护原则来做，不懂不会的就要及时向专业人员请教。以前医学不发达，人们对于疾病认识不够，便会有很多土办法、偏方等，这些里面有一部分是祖先们的经验总结，很管用，而有些是完全违背科学的，不利于健康，大家一定要仔细鉴别，必要时请教专业人员，不要病急乱投医。另外，现在信息科技发达，网络上也有很多的健康信息，仔细看你会发现，这些信息一般都是你抄我，我抄你，鱼龙混杂，甚至有些人为了吸引眼球，观点求新求异唯独不求科学，误导了很多人。还有些不法商家请一些自称为"专家"的人，通过网络、电视、广播等媒体推广各种神奇疗效的药,其实都是为了牟取利益,大家一定要擦亮眼睛,不要盲目相信。

2. 持之以恒

俗话说"病来如山倒,病去如抽丝",疾病的康复是一个循序渐进的过程,立竿见影的照护措施很少,特别是对于慢性病的病人,不能急于求成,需要长期坚持才能见效。因此,照护病人时也不能操之过急,要有足够的爱心和耐心。

3. 时刻警惕

刚开始照护病人时,照护者往往会缩手缩脚,顾虑重重。但长时间照护后,积累了丰富的经验,很多人就觉得简单多了,也省力多了,有些人甚至会觉得自己都可以顶半个医生了,出现病情变化的时候就会放松警惕,这是很危险的。虽然照顾病人时的很多工作是重复、琐碎的,但我们不能麻痹大意,要时刻保持警惕,观察病人细微的变化,及时发现问题,防止病情恶化和并发症的发生。

4. 促进自理

照护学家奥瑞姆提出,每个人都希望能最大限度地发挥自理能力,照护工作的本质就是帮助病人自理。但当我们照护家人的时候,总希望能做到无微不至,面面俱到,哪怕自己苦点累点,也不愿病人受一点儿疼痛,所以很多事情不让病人自己做。本来病人可以下床如厕,但不让他下床,本来病人可以承担一些家务,也不让他做,照护者常说:"家里的活儿都让我来做吧,你就好好养你的身体"。但是这样实际上是不对的,让病人做一些力所能及的事儿,不但可以促进他身体的康复,而且能让他意识到自己的价值,减轻他心里对家庭的内疚感。

5. 注重心理

细心的家人会发现,当我们的亲人生病时,他在忍受身体上的病痛之外,还很担心给家人造成了麻烦,成了家里的累赘。有些病人甚至被这些问题困扰到自杀的地步。也有一些照护者只顾埋头干活,把病人的饮食起居照顾得细致入微,却很少坐到病人身边和他聊聊天,谈谈心,他们忽视了良好的安慰和疏导对病人康复的重要性。

(二)家庭照护的工作内容

家庭照护不等同于医院照护,更不能替代医院照护,家庭照护的工作内容主要有:

(1)生活照料:帮助病人做好个人卫生,如口腔清洁、洗头、沐浴、更衣、铺床、修剪指(趾)甲等。

（2）饮食调节：按照病人病情和病种的不同，在护士和营养师的指导下制定特定的食谱，科学合理安排病人饮食或协助病人进食，以补充足够营养，促进机体恢复。

（3）活动与休息：在病人进行活动和锻炼时，做好监护，保证安全。当病人无法进行自主活动时，还可以协助他进行被动活动。保证病人充足的睡眠与休息，营造一个良好的疗养环境。

（4）协助诊疗：在专业人员的指导下，帮助采集各种化验标本，协助病人服药，做好输液看护，导管照护等。

（5）促进康复：要积极协助长期卧床的病人活动并进行功能训练，努力使卧床病人病而不残，残而不废，逐渐恢复其自理能力，最终提高其生活质量。

第二节　家庭照护者的基本要求

一、家庭照护者应具备的素质

相关情景

　　何女士本来有一个幸福的家庭，可是自从两年前丈夫发生车祸截肢后，一切都变了。家庭的重担全落在她一个人身上，要赚钱养家，还要照顾丈夫，每天都有做不完的事，天天都是筋疲力尽。最近何女士老觉得腰酸背痛，头晕眼花，心情也特别烦躁，丈夫也不知怎么了，总是和她吵架，还嚷嚷着要离婚，何女士觉得特别委屈，自己累得要死要活，还没人能理解她。

　　照护病人本身就是一件很辛苦的事儿，但是如果经过自己的精心照顾家人能渐渐好起来，自己受点苦也是值得的，怕就怕自己的努力收不到一点儿效果，而且家人还不理解自己的辛苦。其实，家庭照护者在照顾家人的同时，也要多多关注自己。

(一)过硬的身体素质

照护者良好的身体素质是承担起家庭照护的基础,为了自身的健康,也为了能为家人提供更好的照护,一定要懂得劳逸结合、保证休息,不能过度劳累、透支体力。将照护工作合理安排,有条不紊地进行,能避免很多无谓的忙碌。在工作过程中也要力求省力,比如搬动病人时,两脚要前后分开,使病人尽量贴近身体,重心落在两脚之间,能减少腰椎的损伤,病人的床铺也要选择合适的高度,避免照护病人时过度弯腰。有条件时可选择使用家庭照护的专用工具和设施,比如自动升降床、电动按摩椅、电动排痰机等等,尽量减少照护者的体力劳动。

(二)良好的心理素质

在照顾病人的过程中,家属不但要完成琐碎繁复的照料工作,还要担心病人的病情,对预后患得患失,如果再加上病程长、花费大,很多照护者会出现烦躁易怒或者情感淡漠的心理问题,甚至有些照护者会出现放弃照顾,消极应对的逃避行为。

所以,照护者一定要有乐观、宽容、坚强的品质,坚信一切都会好起来的,还要做到知足常乐,凡事不要强求,只要我们自己做到悉心照料,即使有时候难免会收不到意想的效果,也要反过来想想,如果我们不做这些,病人的健康状况可能更糟,所以要不断肯定自己所付出的努力。要设身处地地为病人着想,理解病人所遭受的身体上的痛苦,更要理解病人出现的埋怨、不理解、牢骚甚至是责骂都是因为病痛的折磨,或者是因为病人恨自己不争气拖累了家庭,多换位思考,多一些理解和宽容,想通了,也就不觉得那么辛苦了。

照护者最好有一项自己喜欢的娱乐项目,能放松心情的事情,在完成照护工作后可以调节一下,还可以学习一些放松的方法,在身心俱疲的时候做自我调适,比如闭眼、冥想、打坐、深呼吸等。

(三)学习与创新的习惯

大部分人会觉得照顾病人是一项繁杂的事情,但也有相当一部分人会特别享受这个过程,这些乐观的人有一个共同的特点,就是在照顾的过程中不光付出体力,还会花心思去学习、去思考,不光遵照照护原则的条条框框,他们还会在积累了丰富的经验后总结出一些小发明小创意。比如,用保鲜袋代替男性接尿器,既可以很好地照顾病人,也给自己省力不少。在提高工作效率的同时,也会使自己有成就感。

(四)专职的家庭照护员应具备的素质

(1)仪表:仪表端庄,服装应体现照护者的精神面貌,整洁合体、美观大方、方便工作。头发应保持清洁并梳理整齐。面带微笑,对病人多关心、体贴,多鼓励。

(2)举止:就座端正大方,站立仪态高雅,行走稳健轻盈。真诚礼貌待人,授物真诚相递,接物真诚致谢。面对病人不理解或不配合时,宽容克制,态度冷静,耐心解释。

(3)言谈:谈吐文明,自觉使用文明用语。说话时吐字清晰,发音标准,亲切柔和,语调适中,不大声喧哗。

(4)态度:和蔼的态度能使病人产生亲切、温暖、诚实、信任和留恋的感觉,所以家庭照护者在工作中的态度应主动、热情、耐心和周到。

二、家庭照护人员不应有的行为

相关情景

王阿姨最近下岗在家,听说有一位老人因中风偏瘫在床,想要找一个照顾者。王阿姨考虑报酬不错,便谎称自己有照顾老人的经验并且受过专业培训,如愿得到了这份工作。但王阿姨在照护老人的过程中,因为没有基本的照护知识及技术,感觉力不从心,常常做错事情,引得病人及其家人不满。今天又误将老人的尿管拔出一半,怕其家人责怪,竟自行帮病人插入尿道,导致老人尿道感染。

这是怎么了?

王女士为了谋求自己的利益,承担了原本不能胜任的工作,给被照顾的老人造成了不应有的伤害。因此,照护者在家庭照护过程中要特别注意保护被照护者的安全,不应有以下行为:

(1)不做医疗诊断或开药、发药,不擅自给病人服药、输液、注射。

(2)不碰深部伤口,不做需要无菌操作的事情。

(3)不将任何管子或物品塞入病人体内,例如导尿管、胃管等。

(4)不将病人的情况随便告诉不相干的人,保护病人隐私。

(5)不隐瞒照护中发生的任何差错,以便他人及时采取补救措施。

（6）在未经专业人员指导的前提下，不做任何医疗护理技术操作。

 温馨提示

家庭照护应做到"四五六七"。

四做到

安全第一在心上

微笑服务在脸上

文明用语在嘴上

勤奋工作在手上

五关心

关心病人饮食

关心病人排泄

关心病人卫生

关心病人安全

关心病人睡眠

六清洁

保证病人头发清洁

保证病人面部清洁

保证病人口腔清洁

保证病人下体清洁

保证病人手脚清洁

保证病人皮肤清洁

七知道

知道病人姓名性别

知道病人兴趣爱好

知道病人疾病情况

知道病人治疗用药

知道病人家庭情况

知道病人心理活动

知道病人照护重点

第二章
家庭常用护理操作技术

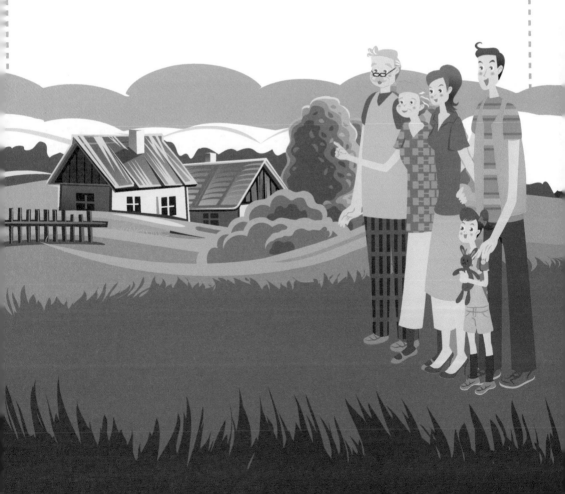

第一节　怎样观测生命体征

一、体温

相关情景

豆豆,5岁,白天在幼儿园玩闹,浑身是汗,没有及时擦干和更换衣服,放学回家路上又淋了雨。夜间睡觉时妈妈发现其浑身滚烫,并且还面色潮红,呼吸粗重。妈妈非常着急。

这是怎么了?

人体的温度是相对恒定的,正常人24小时内体温略有波动,一般不超过1 ℃。体温的正常范围是36.0～37.0 ℃,高于正常称为发热。发热是疾病的征兆,引起发热的疾病较多,但是大多数为感染性发热。如果体温高于41 ℃,将严重影响各系统特别是神经系统的机能活动,甚至危害生命。给病人测量体温,观察其体温变化对诊断疾病或判断某些疾病的预后有重要意义。

我们该如何应对?

测量体温需要用体温计,下面介绍家庭中最常用的水银温度计的测量方法。

1. 体温的测量方法

测量前先用干毛巾擦干病人腋下的汗,将体温计(图2-1-1-1)轻轻放入病人腋下(体温计和腋窝皮肤之间不能夹有内衣或被单),使水银头端位于腋窝处,让病人夹紧腋窝(图2-1-1-2)。如果是小儿,家长应用手扶着体温计,使小孩屈臂过胸,夹紧(婴幼儿需抱紧)。测量7～10分钟取出。

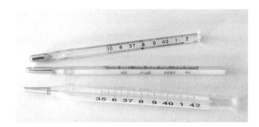

图 2-1-1-1　体温计

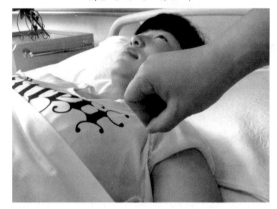

图 2-1-1-2　测量腋温法

2. 体温计的读法

测量结束后取出体温计,在光线明亮处,用右手拇指和食指捏在远离水银的一端,将体温计横持并慢慢转动,观察水平线位置的水银柱所在的刻度。对应刻度,正确读数(图2-1-1-3)。并在记录本上记录测量时间和测量值。

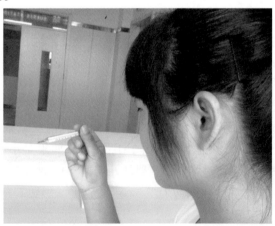

图 2-1-1-3　读表法

3. 发热程度评估

低热:37.5~37.9 ℃;中度热:38.0~38.9 ℃;高热:39.0~40.9 ℃;超高热:41 ℃以上。

4. 体温计的消毒

先用肥皂水或清水将体温计冲洗干净,再用有盖的塑料盒盛装75%的乙醇(酒精)浸泡10分钟以上,消毒完毕后用清水冲净,拭干后套上塑料套备用。切忌把体温计放在热水中清洗或在沸水中煮,以免炸裂。

温馨提示

(1)测量前20~30分钟病人无剧烈运动,进食,饮用冷、热饮等影响体温的因素,洗澡后需过半个小时才能测量体温。

(2)使用体温计前,务必先将水银柱甩至35 ℃以下,如此测量体温才准确。

(3)测量的体温数值最好及时记录在专门的记录本上,并且记录测量时间。这样可以更好地观察病情,特别是采取降温措施之后半小时的体温,可以及时判断降温效果,发现病情变化。

(4)体温低于35 ℃也是某些疾病的危险信号。如脑血管意外、急性醉酒、药物中毒、严重感染、肝肾衰竭等,都会表现出体温过低。如出现此类情况需立即就医,在医生指导下护理。

(5)测量时发现病人体温较高,或在采取降温措施后,测量病人体温没有下降甚至继续升高,特别是小儿体温超过40 ℃时,需立即就医,在医生指导下护理。

反思与拓展

当病人腋下有创伤、炎症或极度消瘦不宜测量腋温时,该如何处理呢?

在家庭中测量体温时,我们最好使用测量腋温的方法。如不宜测量腋温,可以选择测量口腔或直肠温度,也可使用其他类型的测温仪器。但是需要注意的是,精神异常、婴幼儿、口腔疾患、口鼻术后或呼吸困难及不合作者不宜测口温,并且口腔测量法可能出现不慎咬碎体温计的意外情况,破碎的玻璃碴和有毒的水银都非常危险,因此建议在家庭中慎用口温法。直肠疾病或手术后、腹泻、心肌梗死病人不宜用肛温测量法,女孩阴道与肛门距离很近,一定要注意避免将温度计误插入阴道,或不慎滑入肛门。因此,我们在不适宜测量腋温时也可使用其他新型测温仪器,如电子温度计(图2-1-1-4)、红外线耳温计(图2-1-1-5)、电子额温计(图2-1-1-6)或感温胶片(图2-1-1-7)等。电子体温计将体温以数字的形式显示出来,读数清晰,携带方便;红外线耳温计是通过测量耳朵鼓膜的辐射亮度,非接触地实现对人体温度的测量,只需将探头对准内耳道,按下测量按钮,仅需几秒钟就可得到测量数据,非常适合急重病病人、老人、婴幼儿等使用;电子额温计在使用时,只需将温度仪的测量探头平贴于病人前额,按住扫描键不放,听到"哔"声后,测量即完成;而感温胶片是对体温敏感的胶片,适用于小儿,可置于前额或腹部,根据颜色的改变可知晓体温的变化,但不显示具体的体温数值,只能用于判断是否在正常范围。

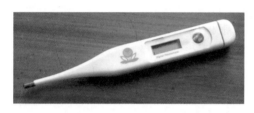

图2-1-1-4 电子温度计

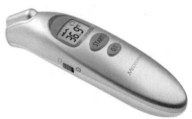

图2-1-1-5 红外线耳温计

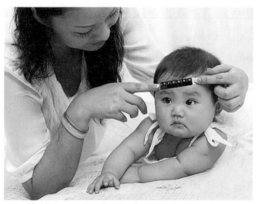

图2-1-1-6 电子额温计

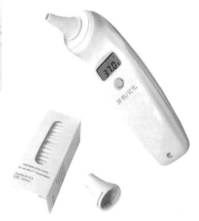

图2-1-1-7 感温胶片

二、脉搏

相关情景

　　王大爷,65岁,上完厕所从卫生间出来后,突然感觉心慌,他赶紧坐下休息,可还是感觉到心跳很快。家人很着急,可是又不知道王大爷心跳到底有多快,休息后是否有所好转,不知怎么办才好。

这是怎么了?

　　正常情况下人每分钟的心跳和脉搏跳动的次数是一致的。脉搏是左心室将血喷入主动脉时,动脉壁扩张的搏动。脉搏跳动的快慢和强弱,标志着心脏的功能状态,从而被作为许多疾病诊断的重要参考依据。家人此时应通过测量王大爷的脉搏,了解病情。

我们该如何应对?

脉搏的观察与测量

　　测量时将病人手臂放在舒适的位置,测量者将食指、中指、无名指的指腹并拢放于其桡动脉处(位于拇指侧的手腕处),按压轻重以能清楚测得脉搏搏动为宜(图2-1-2-1)。一般情况测量30秒钟,将所测数值乘以2即为脉率。异常脉搏、危重病人应测1分钟,同时应注意脉搏的节律、强弱和动脉管壁的弹性。

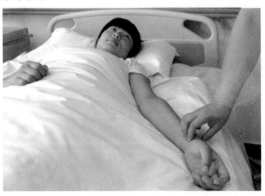

图2-1-2-1　测量脉搏的方法

　　正常人的脉搏每分钟60～100次(安静状态下),跳动节律均匀有力,间隔时间相等。每分钟脉搏少于60次为心率过缓,超过100次为心动过速,节律不等、忽快忽慢为心律不齐。

温馨提示

(1)测量脉搏前使病人安静。

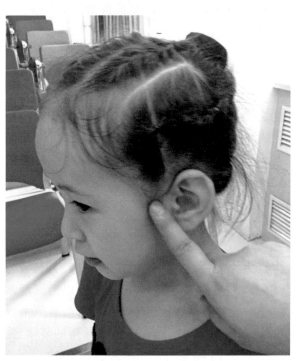

图2-1-2-2　颞(浅)动脉的位置

(2)剧烈运动、紧张、恐惧、哭闹时,应休息20分钟后再测,为偏瘫病人测量脉搏时,应选择健侧肢体。

(3)为儿童测量脉搏时,如患儿不愿配合或手腕过于肥胖,可选择颞(浅)动脉(图2-1-2-2)的部位进行测量。

(4)不可用拇指测量,因为拇指小动脉易与病人的脉搏相混淆。

(5)如果测量时病人的脉搏过快、过慢、有间歇或脉搏非常细弱,需立即就医。

反思与拓展

在为病人测量脉搏时,有时会发现在同一时间内脉率与心率不符,脉率小于心率,并且心律不规则,快慢不一,心音强弱不等,遇到这种情况该怎么办呢?

这是心房纤维颤动的病人出现的脉搏短绌(绌脉)现象。脉搏短绌越多,心律失常越严重,当病情好转,绌脉可能消失。此时,应同时测量心率与脉率。方法:由两人同时测量,一人用听诊器听病人心率,另一人测脉率,由听心率者发出"开始"和"停"的口令,计时1分钟(图2-1-2-

3）。最后将所测得数值按"心率/脉率次/分钟"（如 100/70 次/分钟）的方式记录到记录本上，去医院检查诊治时可作为参考依据。

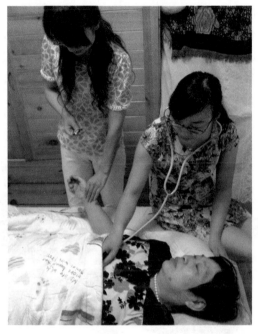

图 2-1-2-3 脉搏短绌的测量方法

三、呼吸

相关情景

李叔叔，55 岁，夜间睡觉时总感觉胸闷、憋气，甚至半夜会把自己憋醒。最近越来越严重了，醒来之后有时还感觉到呼吸困难，气不够用。

这是怎么了？

呼吸是人体与外环境之间的气体交换，主要是吸入新鲜空气呼出二氧化碳的过程。呼吸异常可以反映出疾病的变化，呼吸困难是比较严重的异常呼吸形态，是病情危急的表现。因此我们正确观察病人的呼吸可以了解其呼吸系统功能状况，有助于提早发现病人的病情变化。

我们该如何应对？

呼吸的观察与测量

呼吸的观察要在病人安静时进行。在测量脉搏后，仍然保持诊脉手势，分散病人注意力，使病人处于自然呼吸的状态，观察病人胸部或腹部的起伏(一起一伏为一次呼吸)(图2-1-3-1)。一般情况测量30秒钟,将所测数值乘以2即为呼吸频率,如病人呼吸不规则或婴儿应测1分钟。正常成年人在安静状态下呼吸频率为16~20次/分钟。测量呼吸的同时应观察呼吸的深浅度、节律,有无异常声音等,这些都可以反映出病情的改变。

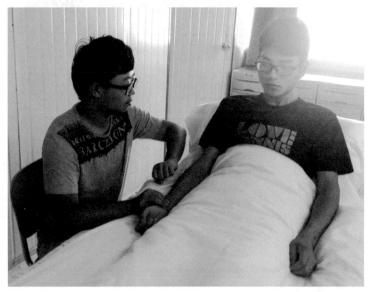

图2-1-3-1 测量呼吸的方法

温馨提示

(1)剧烈运动、紧张、恐惧、哭闹时,应休息20分钟后再测。

(2)测量呼吸时应转移病人的注意力,使其处于自然呼吸状态,以保持测量的准确性。

(3)测量时如果病人的呼吸深浅不一、过快过慢、节律不齐,甚至出现呼吸困难现象时,需立即就医。

反思与拓展

在给病人测量呼吸时,发现有些病人的呼吸微弱不易观察,该怎么办呢?

当呼吸微弱不易观察时,可用少许棉花置于病人鼻孔前,观察棉花纤维被吹动的次数计数(图2-1-3-2),计时1分钟。

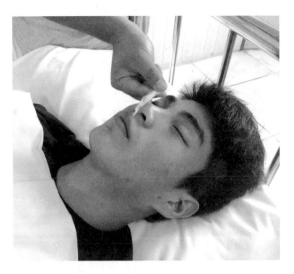

图 2-1-3-2　呼吸微弱时的测量方法

四、血压

相关情景

　　赵阿姨,50岁,前几天单位组织体检,查出血压偏高,诊断为高血压。医生给开了些降压药,嘱咐其每天按时吃药,并且要经常测量血压。赵阿姨工作比较忙,不能保证经常去医院测量血压,因此医生建议她和她的家人学习测量血压的方法,学会后就可以随时在家里测量了。

这是怎么了?

　　血压是血液在血管内流动时对血管壁的侧压力,是推动血液在动脉里不断流动的动力。测量血压可以了解心血管系统的状况,定时测量血压,有利于监测血压的异常,及时了解血压的变化,间接了解循环系统的功能状况,为诊断、治疗、护理和预防疾病提供依据。特别是家中有患高血压的病人时,日常备一个血压计随时测量,并且做好记录,医生就可以根据这些测量值掌握病情,及时调整用药以保持病人血压的稳定,从而保护心脏、大脑、肾脏等器官的功能。

我们该如何应对?

　　测量血压需要用血压计。在医院里,多用水银血压计测量病人血压,测量精确,但需经一定练习才能掌握。目前市场上还有各种电子血压计,虽然测量数值不如水银血压计精确,但作为病人及家属掌握起来比较容易,操作方便,更适合家庭使用。电子血压计(图2-1-4-1)测量血压的方法如下:

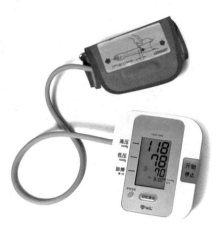

图2-1-4-1 电子血压计

(1)测血压前先嘱咐病人静坐3分钟。

(2)将病人手臂套进血压计袖带。

(3)袖带管子对准肘部大动脉,拉紧袖带,环绕一圈后粘好。

(4)袖带松紧程度以能插入一根手指为准,袖带和心脏在同一水平。

(5)轻轻按下开关,30秒内测出血压(图2-1-4-2)。测量时注意不移动,不说话。将所测得数值记录在记录本上。

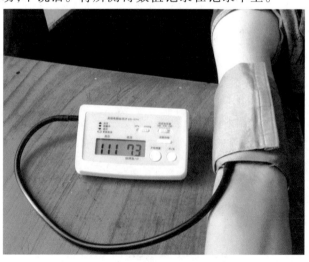

图2-1-4-2 电子血压计的测量方法

温馨提示

（1）测量前30分钟内病人无运动、吸烟、情绪起伏等。还需要注意的是，即使是天天服用降压药的病人也应当坚持定期测量血压。

（2）需长期测量血压的病人应做到"四定"：定时间、定部位、定体位、定血压计。

（3）因电子血压计测量的准确性不及水银血压计精确，所以有时也需要带病人去社区卫生所或医院由护士用水银血压计来进行测量，并进行比对。

（4）测量时要排除影响血压的因素：①袖带过紧，测得血压值偏低；袖带过松，测得血压值偏高。②病人手臂高于心脏水平，测得血压值偏低；病人手臂低于心脏水平，测得血压值偏高。

（5）发现血压异常时可稍待片刻后再测量，一般连测2~3次，取其最低值，必要时可行双侧肢体血压测量对照。

（6）如连续测量时发现病人血压值比以往高很多，并且病人有明显不适症状，如头晕、头疼、胸闷等，需立即就医。

反思与拓展

学会测量血压了，可是血压计的电子屏幕上所显示的数字代表什么意思呢？怎样判断血压是正常还是异常的呢？

首先要知道：当心脏收缩时，动脉中的血压叫收缩压（就是我们平常说的高压）；心脏舒张时，血管中维持的压力叫舒张压（也就是低压）。血压的值就由这两部分组成。如果电子屏幕上显示出图2-1-4-2上的数字时，就代表病人的收缩压是111舒张压是73，单位是毫米汞柱（mmHg），记录的格式是111/73 mmHg，读作"111到73毫米汞柱"。通过和下面的"高血压的诊断标准"表对照之后，发现111/73 mmHg的血压属于正常范围。所以在家庭测量血压时，一旦发现测量的结果中高压≥140 mmHg和（或）低压≥90 mmHg，病人都属于高血压。如果测得的血压值比较高，如高压160 mmHg和（或）低压100 mmHg，并且病人有自觉症状如头晕、头疼、心脏不适时，需立即就医，在医生指导下护理。

表 2-1-4-1　高血压的诊断标准

分类	收缩压(mmHg)	舒张压(mmHg)
理想血压	<120	<80
正常血压	<130	<85
正常偏高	130～139	85～89
轻度高血压	140～159	90～99
中度高血压	160～179	100～109
重度高血压	≥180	≥110

第二节　怎样照护长期卧床的家人

一、口腔护理

相关情景

王奶奶中风后一直在家卧床休息。这两天她说吃饭时感觉到嘴巴里面刺痛不适,不想吃饭。家人拿手电筒照着一看,才发现王奶奶口腔里有一些红肿和破溃,家人不知道该怎样办才好。

这是怎么了?

口腔是病原微生物侵入人体的主要途径之一。正常人的口腔内含有大量的溶菌酶,具有杀菌作用。长期卧床的病人,由于机体抵抗力下降,饮水、进食、刷牙、漱口等活动减少,口腔内的微生物趁机大量繁殖,常会引起口腔炎症、溃疡,还可致口臭,影响食欲及消化功能,甚至由于感染导致并发症的发生。所以协助病人做好口腔护理,既可以预防疾病,又能使病人感到舒适,促进食欲。

我们该如何应对？

操作方法

（1）在给病人做口腔护理前应先洗净双手。然后检查病人有无假牙，有假牙的应取下。一般先取上面假牙，后取下面假牙，并放入杯子内，用冷开水冲洗、刷净，浸入清水中备用（图2-2-1-1）。浸泡假牙的清水应每次更换。

（2）能自己坐起的病人，应鼓励其像正常人一样刷牙、漱口（图2-2-1-2）。刷牙毕，协助病人用温开水或漱口液漱口，漱口后用毛巾拭去病人口角处水渍。

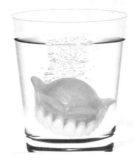

图 2-2-1-1　浸泡假牙

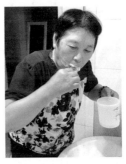

图 2-2-1-2　自己刷牙

（3）不能坐起的病人，应协助病人刷牙。让其头偏向一侧或侧卧，颈下垫一干毛巾，口角处放一小碗，由病人自己刷牙或帮其刷牙（图2-2-1-3）。

（4）病人张口困难或神志不清楚时，应实施特殊口腔护理。可用消毒后的镊子夹紧盐水（或漱口液）棉球，或用手指缠绕上消毒纱布，由外向内擦净牙龈、牙齿各面、舌、上腭、颊部及口腔黏膜，擦拭时应注意多更换几次棉球（图2-2-1-4）。擦洗完毕，协助病人用吸水管漱口后擦净口角水渍，清点棉球数。

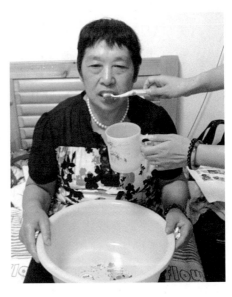

图 2-2-1-3　协助病人刷牙

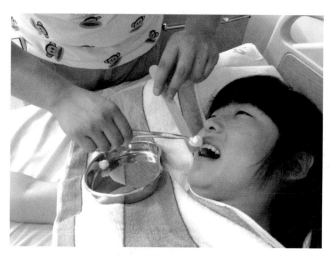

图2-2-1-4 特殊口腔护理

（5）口腔黏膜如有溃疡，酌情涂药（冰硼散、西瓜霜）于溃疡处。口唇干裂可涂液状石蜡或润唇膏。

（6）操作毕，撤去毛巾，清理用物，整理床铺，协助病人保持舒适卧位。

温馨提示

（1）根据病人状况不同，对长期卧床、禁食、高热、鼻饲及口腔疾患等病人每日进行口腔护理2～3次。

（2）做口腔护理时，动作要轻，防止损伤口腔黏膜。特别是对凝血功能差的病人，要防止碰伤黏膜及牙龈。棉球也不可过湿，避免吸入呼吸道，引起呛咳。

（3）口腔护理前应先评估病人口腔情况，选择正确的漱口液。

（4）假牙不可浸在酒精等消毒液或热水中，以免变色、变形或老化。

（5）传染病病人的用物应保证隔离处理，并做好家庭消毒工作。

（6）如果病人的口腔问题比较严重，并且不能选择正确的漱口液进行处理或是处理后效果不显著时，需立即就医，在医生指导下护理。

反思与拓展

在协助病人清洁口腔或做口腔护理时，如果发现病人口腔黏膜或舌面上有白色菌斑及溃疡，该如何处理呢？

病人口腔黏膜或舌头上有白色菌斑（图2-2-1-5）时，可判断为真菌感染，其发生的主要原因与口腔不清洁、饮水或进食过少、长期使用抗生素或激素导致的菌群失调等有关。此时应选择正确的漱口液来协助病人漱口，或用漱口液浸泡的棉球擦拭病人牙龈、牙齿各面、舌、上腭及口腔黏膜,特别是有白色菌斑的地方,每日2~3次。在溃疡面上可涂撒溃疡粉或贴溃疡膜,以减轻疼痛,促进愈合。

市面上销售的家用漱口液很多,针对不同的口腔护理需求如何选用适合的漱口液呢?

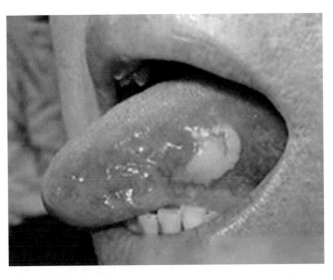

图2-2-1-5　舌面上的菌斑

表2-2-1-1　常用漱口液

名称	浓度	作用
氯化钠溶液(生理盐水)	0.9%	清洁口腔,预防感染
复方硼砂溶液(朵贝尔溶液)		轻度抑菌,除臭
过氧化氢溶液	1%~3%	抗菌,除臭
呋喃西林溶液	0.02%	清洁口腔,广谱抗菌
硼酸溶液	2%~3%	酸性防腐剂,抑菌
碳酸氢钠溶液	1%~4%	碱性溶液,用于真菌感染
醋酸溶液	0.1%	用于铜绿假单胞菌感染
甲硝唑溶液	0.08%	用于厌氧菌感染
氯己定溶液(洗必泰)	0.01%	清洁口腔,广谱抗菌

二、头发护理

相关情景

刘阿姨因为患腰椎间盘突出症,在医院进行了手术治疗,出院时责任护士嘱咐其回家后需继续绝对卧床休息2周。在家卧床休养期间,刘阿姨的个人清洁卫生成了问题,特别是头发纠结成团,并且还散发出难闻的气味,这让她感到很不舒服,家人很想帮她但不知如何做。

😷 这是怎么了？

头部是人体皮脂腺分部最多的部位。皮脂、汗液和灰尘常黏附于头发、头皮上，形成污垢，除散发难闻气味外，还会引起脱发和其他皮肤疾病。干净、整齐的头发可以保护头皮，促进毛囊的血液循环，预防感染，还能维持良好的个人形象，增强自信心。因此，对于长期卧床、病情较重、自理能力下降、无法完成头发护理的病人，我们应该协助其在床上洗头。

😷 我们该如何应对？

1. 马蹄形槽洗头法

适用于头发较长的病人。

（1）备好热水、冷水及其他梳洗用品，调节室温22～24 ℃，关好门窗，注意保暖。

（2）协助病人仰卧，将枕头移至病人肩下，塑料布和大毛巾铺于床头及枕头上，床头一边的大毛巾卷起围在病人颈部，可用别针固定。

（3）用大浴巾卷制成马蹄形，上面覆盖一大块塑料膜，将

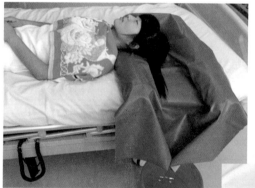

图2-2-2-1　马蹄形槽洗头法

马蹄形槽（图2-2-2-2）垫于病人的后颈部，使病人颈部枕于突起处，头部在槽中，槽下部接污水桶。

（4）用棉球塞住两耳，纱布遮盖双眼或嘱病人闭上眼睛（图2-2-2-3）。

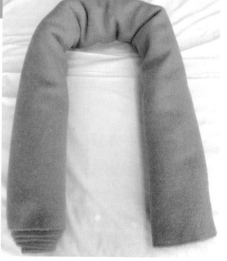

图2-2-2-2　自制马蹄形槽

（5）将冷、热水对成温水后舀少许温水于病人头部试温,询问病人感受。

（6）用温水充分湿润头发,再将洗发液均匀涂遍头发,用指腹按摩揉搓头皮和头发,由前向后。再用温水反复冲洗头发,至水清为止。

（7）洗发毕,用毛巾揉搓至擦干头发,取下眼部的纱布及耳内的棉球,撤去马蹄形槽。

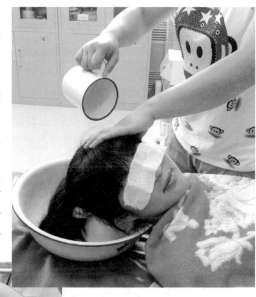

图 2-2-2-3　冲洗

枕头移至头部,待头发干后,梳理成病人喜欢的发型,再撤去大毛巾及塑料布。

（8）撤去用物,协助病人躺卧舒适,询问病人感受,整理床铺,清理用物。

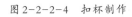

图 2-2-2-4　扣杯制作

2. 扣杯式洗头法

适用于头发较短、较少的病人,特别是给孩子洗头时,这种方法操作起来很方便。

（1）病人如上法做好个人防护后,在其头下放脸盆一只,盆底放一块毛巾,倒扣一只搪瓷杯或碗,杯上垫一块四折的毛

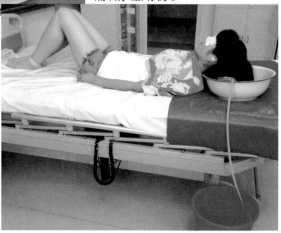

图 2-2-2-5　虹吸原理引流污水

巾,使病人的头部枕于毛巾上(图 2-2-2-4)。

（2）脸盆内置一橡胶管，下接污水桶，利用虹吸原理（图2-2-2-5）将污水引入下面的桶内。

（3）操作步骤及说明同马蹄形槽洗头法。

温馨提示

（1）控制室温与水温，避免病人着凉或烫伤。

（2）操作中随时与病人交流，观察病情变化，如面色、脉搏、呼吸有异常时应停止操作。

（3）洗发时，防止水流入病人眼及耳内，并保护衣领和床单，避免被水沾湿。

（4）揉搓力量要适中，不可用指甲抓洗，避免造成头皮抓伤或疼痛。

（5）病情危重，身体虚弱的病人不宜洗发。如病人出现寒战、面色苍白、胸闷、呼吸困难等应立即停止洗发，如短时间内症状不能改善或越来越严重时，需立即就医，在医生指导下护理。

反思与拓展

我们在给病人梳洗头发时，如果出现头发纠结成团，该怎样处理呢？

梳头时，先将头发从中间梳向两边，左手握住一股头发，右手持梳子由发梢逐渐梳至发根。长发或头发打结时，可将头发绕在食指上慢慢梳理。当头发纠结成团时，可用30%酒精湿润后，再小心梳理。同法梳理另一侧。

在给病人梳洗头发的时候发现头虱和虮卵（图2-2-2-6），该怎样处理呢？

在给病人梳洗头发时，如果发现有头虱应及时杀灭，若病人是男性或儿童，应动员其剃去头发，女性病人应将头发剪短（剪下的头发，应用纸包好烧毁，防止传播）后再行灭虱。方法：穿可以作为隔离衣的衣服（一般选择废旧衣服），然后将塑料布和一件废旧衣服铺于枕头上，小毛巾围于病人颈部，用另一件废旧衣服盖住病人肩部及被头，梳通头发后在发际一周涂凡士林，以纱布盖双眼，棉球塞住耳道口。将病人头发分成若干小股，用纱布蘸灭虱液（百部酊30 g浸泡于浓度为50%的酒精中24小时即可；或百部酊30 g，水500 mL，煮30分钟），按顺序擦头发，用帽子严密包裹头发，取下纱布、棉球，整理并消毒物品。24小时后打开帽子，用篦子（图2-2-2-7）梳去死虱和虮卵，然后给病人洗头，更换床上用物及病人的衣裤,进行消毒处理。

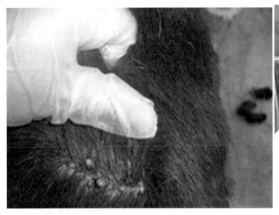

图 2-2-2-6　头虱和虮卵

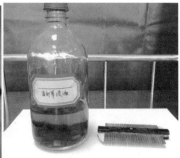

图 2-2-2-7　灭虱药水和篦子

三、皮肤护理

(一)日常皮肤护理

相关情景

　　李奶奶,67岁,因急性心肌梗死住院治疗。好转出院时,责任护士嘱咐其回家卧床休息,并且要少活动。家人尽心照顾老人,让她吃喝拉撒都在床上。室内气温较高,家人担心老人抵抗力弱,不敢开空调,由于出汗较多老人瘙痒不适,浑身不舒服,渴望洗澡。

这是怎么了？

　　皮肤是身体最大的器官。完整的皮肤具有天然的屏障作用,可避免微生物的入侵。皮肤的新陈代谢迅速,其排泄的废物如皮脂、汗液及脱落的表皮碎屑与外界微生物及尘埃结合形成污垢,黏附于皮肤表面可刺激皮肤,降低皮肤的抵抗力,破坏其屏障作用,使皮肤成为微生物入侵的门户,造成各种感染及其他并发症。病人久卧在床,特别是夏季出汗较多,因此我们应该定期给病人擦浴,保持病人皮肤卫生,防止皮肤感染和皮肤病的发生,同时也增加病人的舒适度。

我们该如何应对？

（1）先准备好擦洗用的物品，如干浴巾、毛巾、脸盆、脚盆、香皂或浴液、润肤油、热水、冷水及清洁衣裤。调节室温22～24 ℃，关好门窗，注意保暖。

（2）将脸盆放于床旁，配好热水（以不烫手为宜），干浴巾铺于擦洗部位下面。将热毛巾包在右手上成手套式（图2-2-3-1）擦洗病人脸部（图2-2-3-2）、颈部及耳后部。

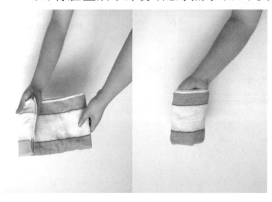

（3）为病人脱去上衣，先脱近侧后脱对侧，如肢体有外伤，先脱健侧后脱患侧。依次擦洗上肢（图2-2-3-3）、手（图2-2-3-4）、胸部（图2-2-3-5）、腹部（图2-2-3-6）、背部（图

图2-2-3-1　包毛巾的方法

2-2-3-7），然后协助病人穿上清洁上衣，先穿对侧后穿近侧，如肢体有外伤，先穿患侧后穿健侧。

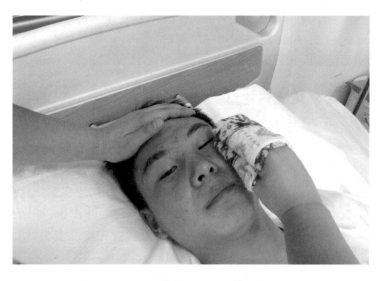

图2-2-3-2　擦拭脸

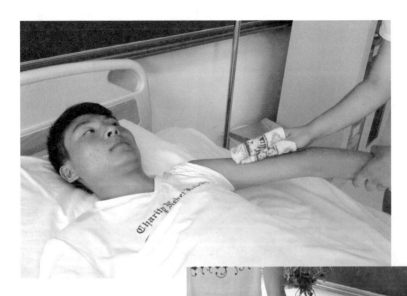

图 2-2-3-3 擦拭上肢

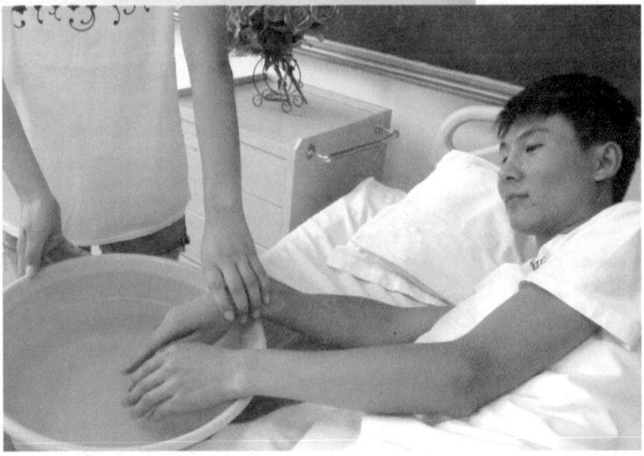

图 2-2-3-4 洗手

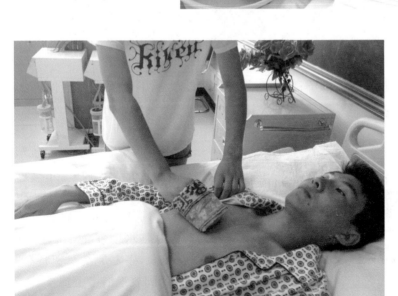

图 2-2-3-5 擦拭胸部

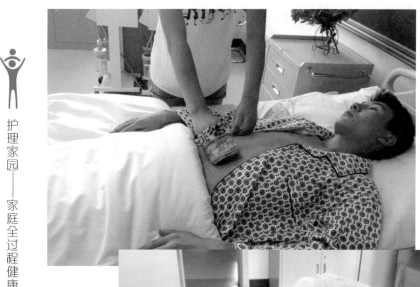

图2-2-3-6 擦拭腹部

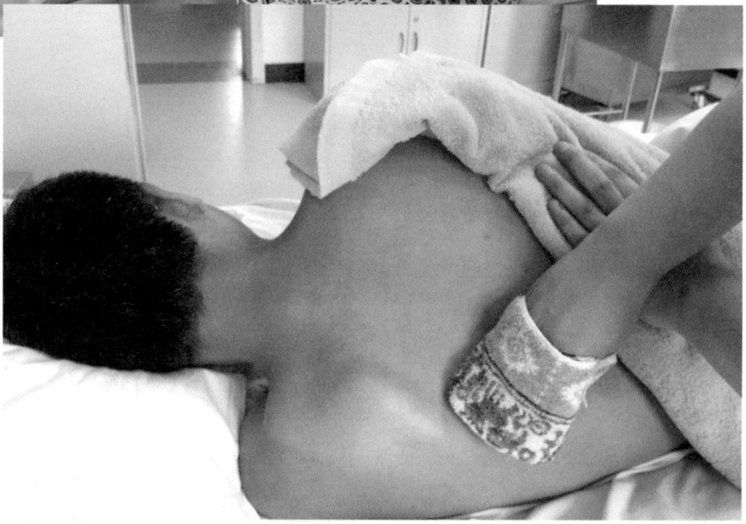

图2-2-3-7 擦拭背部

（4）再脱去病人裤子，盖于会阴，擦洗下肢、会阴（女病人由耻骨联合向肛门方向清洗）后为病人换上清洁裤子。

（5）协助病人两腿屈膝，置塑料布和浴巾于病人脚下，足盆内放好温水置于塑料布上。一手把持足盆，一手将病人两脚分别轻放于盆内热水中浸泡、洗净（图2-2-3-8）。移去足盆及塑料布，将病人两脚放于浴巾上擦干。

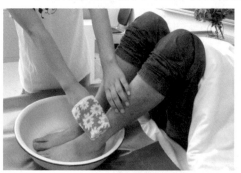

图2-2-3-8 洗脚

（6）操作完毕，根据病人需要，全身或局部涂抹润肤油，修剪指（趾）甲，更换床单等。安置病人躺舒适卧位。

温馨提示

（1）操作中，要关心体贴病人，保护病人自尊，动作要敏捷、轻柔，减少翻动次数和暴露，防止着凉。

（2）控制室温与水温，避免病人着凉或烫伤。

（3）擦洗时应根据情况，随时更换清水。并注意擦净脐部、腋窝、腹股沟等皮肤皱褶处。

（4）擦洗背部时，应协助病人侧卧，背向操作者，依次擦洗后颈部、背部和臀部。

（5）擦洗时还应观察皮肤有无异常，如有异常，需及时处理和记录。

（6）操作过程中，应随时与病人交流，密切观察病人的情况，如病人出现寒战、面色苍白、胸闷、呼吸困难等应立即停止擦洗，如短时间内症状不能改善或越来越严重时，需立即就医，在医生指导下护理。

反思与拓展

如果在给卧床病人床上擦浴时，不慎打湿了床单、被套，该怎样处理？

在给病人洗头、擦浴时都有可能遇到这种情况。对于长期卧床的病人来说，保持床铺整洁和干燥是非常重要的，不但能让病人感到舒适，也有利于预防压疮。这就涉及卧床病人更换床单的方法。给卧床的病人更换床单时，要注意保暖，防止受凉。对不宜翻动的病人动作要轻，以减轻病人的痛苦。换床单前先将病人平行移至床的一侧，将腾开一侧的旧床单卷起塞入病人身下（图2-2-3-9），再把干净的床单中

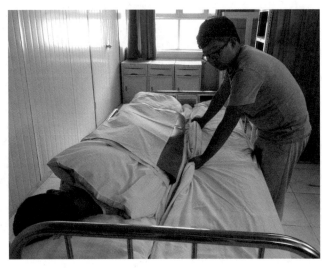

图2-2-3-9　更换新旧床单

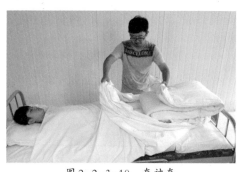

线与床铺中线对齐,将半边卷起也塞入病人身下。另一边床单展开拉紧后边缘塞到床垫下,然后将病人移到铺了新床单的一侧。把旧床单拉下,再把干净床单展平、拉紧,边缘塞到床垫下,将病人移至床铺中间。换被套时,要将干净被套铺在被子上,把棉胎

图2-2-3-10 套被套

从旧被套中拉出,塞入干净被套中(图2-2-3-10),再把旧被套慢慢拉出,整理平整后折成被筒。换枕套时,一手托起病人头部,另一手取出枕头,换好枕套后再放回病人头下。最后收拾好用物,整理好床铺。

(二)压疮的预防

相关情景

张奶奶,70岁,因脑溢血致右侧肢体瘫痪,长期卧床,肢体活动受限,无法自行翻身,生活不能自理,右侧髋部有约6 cm×4 cm发红区域。

这是怎么了?

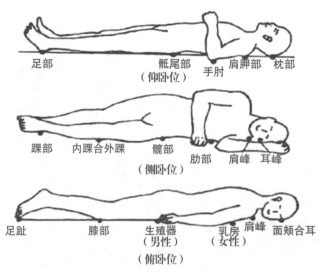

图2-2-3-11 压疮的易发部位

长期卧床不能自行翻身,易发生压疮。这是由于身体局部组织长期受压,血液循环障碍,持续缺血缺氧,营养不良而导致的皮肤软组织溃烂坏死。常发生于骨突出部位,根据卧位不同,发生部位也不同(图2-2-3-11)。

我们该如何应对？

1. 保持床铺整洁

整洁、柔软、无潮湿的床铺对长期卧床的病人非常重要，床单上的皱褶及渣屑杂物会造成病人皮肤摩擦受损。当大小便污染床单时，需及时更换床单及衣服，以减少潮湿对皮肤的刺激。

2. 协助翻身

翻身可防止病人同一部位长时间持续受压，应鼓励和协助卧床病人经常更换体位，一般每2~3小时翻身一次，最长不超过4小时，如局部已出现压疮则不能继续受压。帮助病人翻身时注意不要推、拉、拖以免损伤皮肤。在易受压部位骨骼突出处可加垫枕、海绵垫等。

3. 保持皮肤清洁

每日早、晚用温水擦洗受压部位及背部皮肤，用热毛巾依次擦洗病人的颈部、肩部、背部及臀部，擦洗两遍。

4. 按摩背部

主要是按摩压疮好发的骨突出部位，可蘸取少许红花酒精或皮肤乳剂做按摩，按摩时手掌紧贴皮肤，压力由轻到重，再由重到轻，从下向上沿着脊柱两侧按摩，至肩部时做环形按摩，再由上向下按摩，反复数次。然后用拇指指腹由骶尾部沿着脊柱向上按摩（图2-2-3-12），每个部位每次按摩3~5分钟。这样做可以促进局部血液循环，改善皮肤营养状况，有效防止压疮发生。

5. 加强营养

营养不良时皮肤对压力损伤的耐受力较差，容易发生压疮，故应多食富含蛋白质、维生素的食物，并多饮水，以提高皮肤的抵抗力。

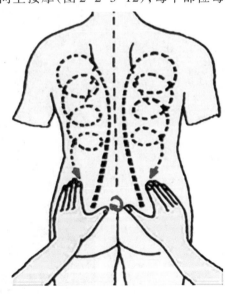

图2-2-3-12　背部按摩

温馨提示

（1）更换卧位时注意保护病人，注意安全，避免拖、拉、拽病人。

（2）全背部按摩时要注意保暖，避免着凉。

（3）做到"六勤"，即勤观察、勤翻身、勤按摩、勤擦洗、勤整理、勤更换。

（4）当压疮引起感染并伴有坏死恶臭气味，或溃疡较深时，需就医，在医生指导下护理。

🔄 反思与拓展

长期卧床的病人多为慢性病、脑卒中、骨折、瘫痪等，这些病人机体抵抗力低下，易发生多种并发症，需要精心护理，有条件时还可使用气垫床、糜子垫及水凝胶垫等，绝大部分压疮是能够预防的。当压疮不可避免地发生后，该如何认识压疮的不同时期，采取相应的处理呢？

压疮的进展分为四期：

第一期：瘀血红润期（图2-2-3-13）。压疮的初期，局部皮肤受压或潮湿刺激后，出现红、肿、热、痛或麻木，短时间内不见消退，但皮肤完整。此期主要是避免局部皮肤继续受压，定时翻身，局部禁忌按摩，受压部位周围皮肤可用红花酒精轻轻按摩，防止发红范围进一步扩大。

第二期：炎症浸润期（图2-2-3-14）。受压部位呈紫红色，皮下产生硬结，并可出现水疱，病人有痛感。此期应保护皮肤，防止水疱破裂，保持干燥，避免感染。大水疱可先用碘伏消毒，再用无菌注射器抽出疱内液体，选用溃疡贴等辅料外敷。

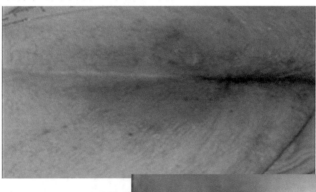

图2-2-3-13 压疮第一期

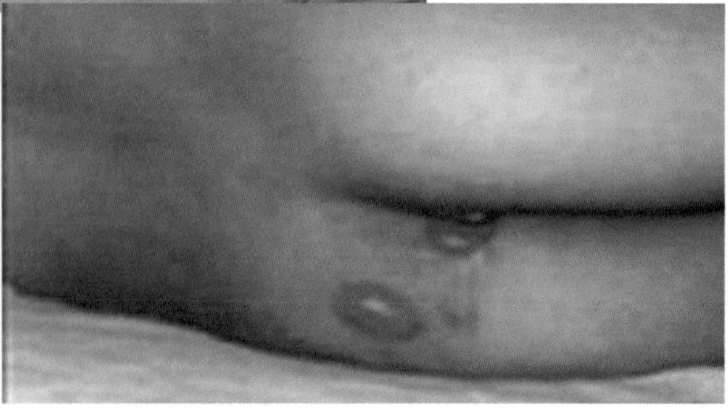

图2-2-3-14 压疮第二期

第三、四期:溃疡期〔浅度溃疡期(图2-2-3-15)、深度溃疡期(图2-2-3-16)〕。表皮水疱破损而引起局部向深处感染,分泌物较多,有坏死组织。此期应行换药处理。

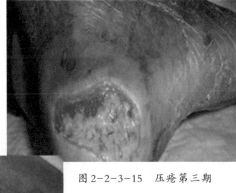

图2-2-3-15　压疮第三期

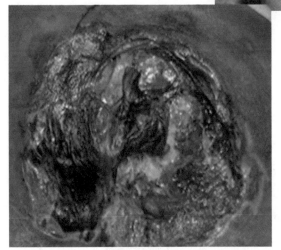

图2-2-3-16　压疮第四期

四、卧位护理

相关情景

　　张叔叔因为偏瘫,卧床在家。家里人认为他身体虚弱,故从不让他坐起或侧卧,天天让他平躺着。他躺了几天后,不但浑身不舒服,而且心里也特别着急,有时候还有气憋、胸闷的感觉。

😊 **这是怎么了？**

卧位就是病人卧床的姿势。病人长期卧床，机体内环境平衡被破坏，新陈代谢活动受干扰，可出现心理和生理上的变化，如情绪低落、萎靡不振、食欲下降、消化不良、便秘、骨质疏松和肌肉萎缩等情况。也可由于局部皮肤长期受压，血液循环障碍产生压疮，或由于呼吸运动减弱，呼吸道分泌物不易咳出而引起坠积性肺炎。因此我们需要定时地为病人更换卧位，既可使病人感到舒适，也可预防并发症的产生，使病人在心理和生理上保持最佳状态，有利于早日康复。

😷 **我们该如何应对？**

1. 选择适合的体位

长期卧床病人在家中常见的卧位有：仰卧位（屈膝仰卧位）、侧卧位、俯卧位、半坐卧位、端坐卧位、头高脚低位、头低脚高位、膝胸卧位等。

（1）仰卧位（屈膝仰卧位）（图2-2-4-1）

①适用范围：长期卧床病人最常用的体位。

②操作方法：病人仰卧，头下垫枕，两臂放于身体两侧，两膝自然屈曲。该体位能使病人腹部肌肉放松。

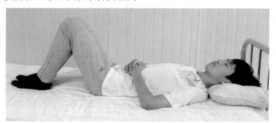

图2-2-4-1 仰卧位（屈膝仰卧位）

（2）侧卧位（图2-2-4-2）

①适用范围：预防压疮（侧卧位与仰卧位交替，可避免局部组织长期受压，防止压疮发生），同时便于擦洗和按摩受压部位，使病人舒适；单侧肺部病变的病人。

②操作方法：先协助病人躺于一侧，臀部稍后移，两臂屈肘，一手放于胸前，一手放于枕边，上腿弯曲，下腿稍伸直。必要时在两膝之间、胸腹部、背部可放置软枕支撑病人，稳定卧位，提高病人的舒适性和安全性。

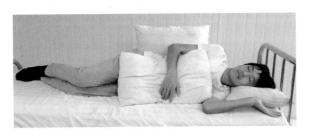

图 2-2-4-2 侧卧位

（3）俯卧位（图 2-2-4-3）

①适用范围：腰背部、臀部术后或有伤口的病人，胃肠胀气导致腹痛的病人。

②操作方法：病人面向下，头偏向一侧（为避免颈部长时间扭转而造成不适，可以每 2 小时更换头部方向一次），头下放软枕，两臂屈曲放于头的两侧，两腿伸直。腹下放一软枕以免腰椎过度伸张，小腿下放一软枕保持膝关节微曲的舒适姿势。

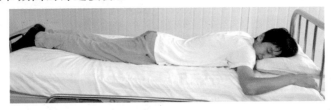

图 2-2-4-3 俯卧位

（4）半坐卧位（图 2-2-4-4）

①适用范围：胸部疾病病人，慢性阻塞性肺病急性加重时引起的呼吸困难、心力衰竭病人，腹部手术后病人，各种疾病恢复期体质虚弱病人，面部或颈部手术后病人（如甲状腺切除术后）。

②操作方法：病人平卧，将床头抬高 30°～50°（床头不能抬高的可放支架，也可将被子折好，让病人靠住），然后将病人膝部抬高 15°～30°（同样也可用枕头协助，垫于膝下），病人头部垫一软枕，防止颈部屈曲，同时腰部可垫软枕，也可在床尾放一软枕，垫于病人的足底，以防止臀部下滑。

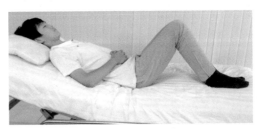

图 2-2-4-4 半坐卧位

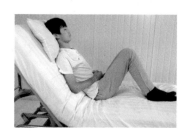

图2-2-4-5　端坐卧位

（5）端坐卧位（图2-2-4-5）

①适用范围：支气管哮喘发作、心包积液、心力衰竭等病人因呼吸困难而不能平卧，只能被迫端坐。

②操作方法：扶病人坐位，身体稍前倾，跨床小桌放于床上，桌上放软枕，病人可伏于桌上休息。将床头抬高70°～80°（床头不能抬高的可放支架，也可将被子折好，让病人靠住），然后将病人膝部抬高15°～20°（同样也可用枕头协助，垫于膝下），在床尾放一软枕，垫于病人的足底，以防止臀部下滑。条件允许的情况下还可加床档，以保证病人的安全。

（6）头高脚低位（图2-2-4-6）

①适用范围：预防脑水肿的病人，颅脑术后病人。

②操作方法：病人平卧，将床头用踏脚凳（也可用支架、木块、水泥墩等）垫高15～30 cm。床尾足底放一软枕，两臂放于身体两侧。

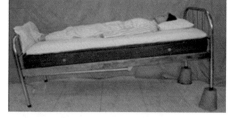

图2-2-4-6　头高脚低位

（7）头低脚高位（图2-2-4-7）

①适用范围：肺部分泌物进行体位引流，使痰液易于咳出。

②操作方法：病人仰卧，枕头横立于床头，防止误伤头部，床尾可用踏脚凳（也可用支架、木块、水泥墩等）垫高15～30 cm。但这种

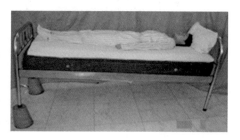

图2-2-4-7　头低脚高位

体位可能会使病人感到不适，不宜长时间使用，且对颅内压高者禁用。

（8）膝胸卧位（图2-2-4-8）

①适用范围：促进产后子宫复原，矫正胎位不正或子宫后倾。

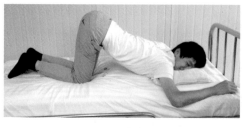

图2-2-4-8　膝胸卧位

护理家园——家庭全过程健康照顾

②操作方法：协助病人跪卧，两小腿平放于床上，稍分开大腿与床面垂直，胸及膝部着床，腹部悬空，臀部抬高，头转向一侧，两臂屈曲，放于头部两侧。

2. 帮助卧床病人更换体位

给病人更换体位，比如翻身侧卧、协助恢复仰卧，或协助滑向床尾的病人移向床头等。可以增加病人的舒适感，并且有助于预防压疮的发生。

（1）一人协助病人翻身侧卧法（图2-2-4-9）

①适用范围：适用于体重较轻的病人。

②操作方法：先整理病人的被服，将盖被折叠至床尾或一侧。病人仰卧，双手放于腹部，双腿屈曲。先将病人肩部、臀部向操作者侧移动，再将病人双下肢移向靠近操作者侧的床沿。一手托肩，一手扶膝，轻轻将病人转向对侧，使病人背对操作者。最后抬起病人右腿，拉平裤子，托膝使病人曲髋并且下腿伸直，上腿弯曲，在两膝间放置软枕，拉好衣服，用软枕支持病人背部和胸前，扩大支撑面，必要时使用床档，使病人安全、舒适。

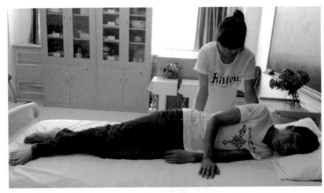

图2-2-4-9 一人协助翻身侧卧

（2）两人协助病人翻身侧卧法（图2-2-4-10）

①适用范围：适用于体重较重或病情较重的病人。

②操作方法：先整理病人的被服，将盖被折叠至床尾或一侧。病人仰卧，双手放于腹部，双腿屈曲。两位操作者同时站在病人床的同侧，一人托起病人的肩颈部和腰部，另一人托起病人的腿部和腘窝部，两人同时将病人稍抬起移向近侧。两人分别托扶病人的肩、腰部和臀、膝部，轻轻将病人转向对侧，使病人背向操作者。最后抬起病人右腿，拉平裤子，托膝使病人曲髋并且下腿伸直，上腿弯曲，在两膝间放置软枕，拉好衣

服,用软枕支持病人背部和胸前,扩大支撑面,必要时使用床档,使病人安全、舒适。

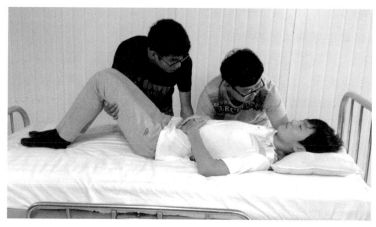

图2-2-4-10　两人协助翻身侧卧

（3）一人协助病人移向床头法（图2-2-4-11）

①适用范围:适用于生活能部分自理的病人。

②操作方法:先将盖被折叠至床尾或一侧,放平床头,枕头横立于床头。病人取仰卧屈膝位,双手握住床头栏杆。靠近床侧,两腿适当分开,一手托住病人肩背部,一手托住膝部。在抬起病人的同时,病人脚蹬床面,使其上移。放回枕头,按需要抬高床头,安置病人舒适卧位,整理病人衣裤和床铺。

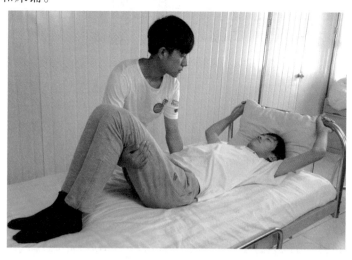

图2-2-4-11　一人协助移向床头

（4）两人协助病人移向床头法（图2-2-4-12）

①适用范围：适用于生活不能自理的病人。

②操作方法：先将盖被折叠至床尾或一侧，放平床头，枕头横立于床头。病人仰卧，双手放于腹部，双腿屈曲。两位操作者分别站于床的两侧，两人双手相接，手指相互交叉，托住病人颈肩部和臀部，同时用力，协调地将病人抬起，移向床头。放回枕头，按需要抬高床头，安置病人舒适卧位，整理病人衣裤和床铺。

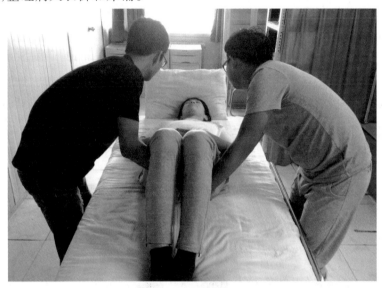

图2-2-4-12　两人协助移向床头

温馨提示

（1）在操作时，应注意节力原则，尽量让病人靠近操作者。两人操作时应注意动作协调、平稳。

（2）移动病人时不可拖、拉，以免擦伤皮肤，应将病人身体稍微抬起，再行翻身。移动体位后，需用软枕垫好肢体，以保证其舒适、安全。

（3）翻身时注意为病人保暖并防止坠床，必要时使用床档。

（4）更换卧位的时间可根据病人病情和皮肤受压情况而定，一般2～3小时一次。如皮肤已发红或破溃，应相应缩短翻身间隔时间，增加翻身次数。

（5）操作过程中，应随时与病人交流，密切观察病人的情况，如病人出现面色苍白、胸闷、呼吸困难或患处不适感增加等情况时应停止操作，如短时间内症状不能改善或越来越严重时，需立即就医，在医生指导下护理。

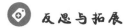 反思与拓展

当脊椎受损或脊椎手术后，特别是颈椎损伤的病人在家卧床休养时，应该怎样帮助病人翻身呢？

当给脊椎受损或脊椎手术后病人翻身时可选择两人协助病人轴线翻身法：首先两位操作者同时站在床的同侧，小心地将床单置于病人身下，分别抓紧靠近病人肩、腰背、髋部、大腿等处的床单，将病人拉至近侧，并放置床档。再绕至对侧，将病人近侧手臂放在头侧，远侧手臂放于胸前，两膝间放一软枕。双脚前后分开，两人双手抓紧病人肩、腰背、髋部、大腿等处的远侧床单，由一个人发口令，两人动作一致地将病人整个身体以圆滚轴式翻转至侧卧，使病人面向操作者。最后按侧卧要求将软枕放于病人两膝之间、胸腹部、背部支撑病人，必要时使用床档。

若病人为颈椎损伤，翻身时必须有三个人，增加的这个人专门负责固定病人头部，纵轴向上略加牵引，使头、颈随躯干一起慢慢移动（图2-2-4-13）。

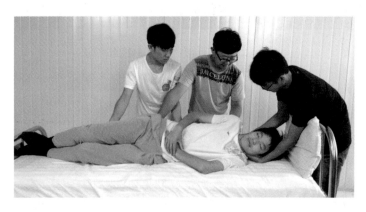

图2-2-4-13　三人轴线翻身法

五、饮食护理

相关情景

王大爷因为中风右侧肢体偏瘫,在家卧床休息。由于不能自己进食,活动又少,所以他现在食欲很差,什么也不想吃,情绪十分低落,一日三餐让家人很发愁。

这是怎么了?

饮食与营养是维持机体正常生长发育、促进组织修复、提高机体免疫力等生命活动的基本条件。合理的饮食调配和适当的营养供给(图2-2-5-1)不仅能满足人们的生理需要,而且是协助治疗疾病,促进康复的最有效手段。因此,我们必须掌握有关饮食和营养方面的知识,全面准确地了解病人的饮食与营养状况,制定并实施有效的饮食护理措施,以满足病人的饮食需求,促进其早日康复。

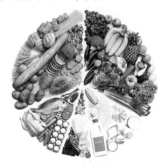

图2-2-5-1 合理饮食

我们该如何应对?

因为卧床病人消化能力差,所以食物要营养平衡,质细软、易咀嚼、易消化,少油炸、少油腻,避免辛辣刺激。那么,在帮助病人进餐时,我们该注意哪些问题呢?

(1)良好的就餐环境:进餐时要注意室内环境清洁,光线充足,空气清新,无异味。将床边的便器、污秽物撤走。

(2)就餐准备:照护者洗净双手,协助病人取坐位或半坐卧位,无法取半坐卧位者可选择健侧位或仰卧位,注意此时头应偏向一侧,防止呛咳。帮助病人洗净双手，根据需要，可在病人胸前垫一餐巾，做好就餐准备。

（3）可自行进食者：将食物和餐具放于床边（图2-2-5-2）或置于跨床小桌上（图2-2-5-3），让病人从容进食。

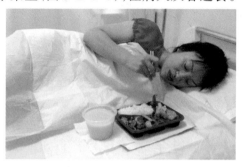 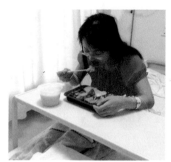

图2-2-5-2　食物和餐具放于床边　　图2-2-5-3　食物和餐具置于跨床小桌上

（4）不能自行进食者：在取适当卧位后，帮助喂食，注意态度温和，耐心喂食。根据病人对食物的喜好顺序和习惯，宜小口喂，每次用汤勺盛1/3满的食物，方便病人咀嚼和吞咽，速度要适中，温度要适宜，固态和液态食物应轮流喂（图2-2-5-4）。同时，要注意随时保持病人口腔周围清洁。

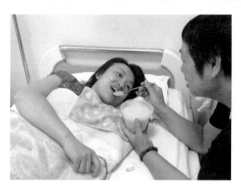

图2-2-5-4　喂食

（5）双目失明或双眼被遮盖的病人：在喂食前，先告知喂食的内容，以增加病人进食的兴趣，促进消化液的分泌。如病人要求自行进食，可设计时钟平面图安放食物，告知方向、食物名称，以利于病人摄取（图2-2-5-5）。如6点钟处放饭，3点钟、9点钟处放菜，12点钟处放汤。

（6）只能服流质食物者：可协助病人用吸管吸食。

（7）清洁口腔：进食后协助病人刷牙或漱口，收拾餐盒，整理好病人的衣物。

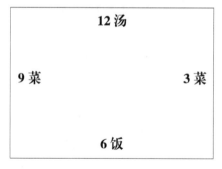

图2-2-5-5　给双目失明病人摆食

温馨提示

（1）饮食种类及进食方式应遵循安全的原则。

（2）尽量尊重病人对饮食种类的要求，根据病人的病情、饮食种类、液体出入量、自行进食能力，以及有无偏瘫、吞咽困难、视力减退等情况做好进餐前的准备。

（3）了解病人有无餐前、餐中用药，保证治疗效果。

（4）协助病人进食的过程中，应注意食物温度、软硬度及患者的咀嚼能力，观察有无吞咽困难、呛咳、恶心、呕吐等。

（5）操作过程中随时与病人沟通，给予饮食指导。如有治疗饮食、特殊饮食，应按医嘱给予指导。

（6）进餐完毕，清洁并检查口腔，及时清理用物并整理床位，保持适当体位。

反思与拓展

做好饮食护理对卧床病人的恢复有着重要意义，护理时应遵循的饮食原则是什么呢？

（1）各种营养素要种类齐全，数量充足。

（2）食物体积适当，以满足饱腹感。

（3）主、副食多样，保持色、香、味俱全，美观可口，以增进食欲。

（4）能量分配合理，通常早餐30%，中餐40%，晚餐30%。

（5）应尽量少吃刺激性食物，如辣椒、芥末、胡椒、咖喱等。难以消化的油炸食物、过坚硬的食物，以及产气多的食物也应少吃。

（6）烹调方法应结合饮食性质，选择蒸、煮、浆、烧、烩、焖、煨、炒、煎、卤、炸等。

适宜卧床病人的膳食分类有哪些？

（1）普食：与健康人饮食相似，适合消化功能正常的病人，营养充分、平衡。油煎炸、辛辣、刺激性较大的食物应少吃。

（2）软食：比普食易消化，是过渡饮食，适合有轻微发烧、消化不良、肠道疾病、口腔疾病及咀嚼不便（老年人、3～4岁幼儿）的病人，食物烹调时要切碎、炖烂、煮软，少用含粗纤维的蔬菜及辛辣的调味品，多选用富含维生素C的食物。

（3）半流饮食：外观呈半流体状态，介于软食与流质之间，比软食易消化,适合高热、胃肠道疾病、咀嚼吞咽困难,或某些外科手术后第一次进食的病人。

(4)流质饮食:呈流体状、易消化、少渣,分流质、浓流质、清流质、冷流质及不胀气流质五种,适合高热、咀嚼吞咽困难、急性消化道症状、大手术后及危重病人。

六、康复护理

相关情景

李先生左腿胫骨骨折,住院治疗后回家休养,因为怕痛,一直不敢下床活动。两个月后才试着下地,结果站立不稳,就连右腿都使不上劲了。

 这是怎么了?

长期卧床的病人,如果关节制动超过3星期,肌肉和关节可发生萎缩和变形,从而导致功能障碍。所以,应当正确协助病人活动,鼓励病人在病情允许的情况下进行正确的功能锻炼。目的是改善肢体功能恢复的程度,预防肢体畸形和挛缩。努力使卧床病人病而不残,残而不废,早日康复。

我们该如何应对?

1. 维持功能位

(1)预防足下垂(图2-2-6-1)

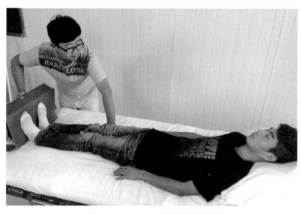

图2-2-6-1　预防足下垂

足下垂,又称垂足畸形,下肢瘫痪者极易形成。应在足部给予支撑,如使用足托板、枕头等物,使足与腿成直角,保持背屈位,以预防跟腱挛缩。冬天保暖时应注意到棉被对足部的压迫,可用支架或干净硬纸盒支撑被子,避免压迫足背,指导和帮助病人锻炼踝关节,避免肌肉萎缩和关节僵直。

（2）预防膝关节畸形（图2-2-6-2）

膝关节下放垫子,可防止膝肿胀和关节过度伸展,时间不可过长。每日数次,防止膝关节屈曲挛缩。

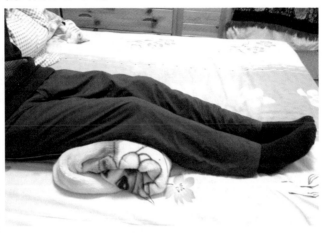

图2-2-6-2　预防膝关节畸形

（3）预防肩、髋部关节畸形

①平卧时,肩关节下放垫子,以防止肩关节脱位,腿、臀外侧放毛巾卷,防止髋关节外展、外旋。防止床垫太软,臀部凹陷,使得臀部长期处于屈曲位而发生曲髋畸形,一旦病人可以离床站立时,身体的髋关节屈曲而不能站立。

②偏瘫病人健侧卧（图2-2-6-3）时,患侧上肢内收于胸肘下放置垫子。患侧下肢屈曲,腿下放置垫子,背后放置枕头,防止躯干痉挛。

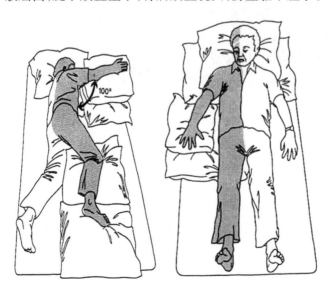

图2-2-6-3　偏瘫病人的卧位

③偏瘫病人患侧卧时,患侧上肢伸展位,健侧上肢屈曲于胸。患侧下肢屈曲,足下放置垫子。

④半坐位时,两臂离开躯干,上肢微屈,肘部下放置垫子,防止肩关节内收畸形。

2. 肌肉关节康复训练

肌肉关节康复训练可以防止关节僵直、肌肉萎缩、废用性改变。

(1)被动运动(图2-2-6-4):病人不能进行主动运动时,由照护者协助进行床上被动锻炼。方法:朝各方向(前、后、左、右、上、下)活动各关节(上肢:肩、肘、腕、指各关节),活动顺序由大关节至小关节,运动幅度(屈、伸、旋)从小到大;各关节各方向运动3~5遍,每日1~2次;速度宜缓慢,手法轻柔,循序渐进,同时配合按摩。

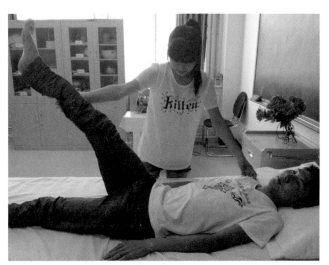

图2-2-6-4 床上被动运动

① 肩关节屈、伸、外展、内旋、外旋,以病人能耐受为度,不能用力过大,幅度由小到大,共2~3分钟为宜,防止肩关节脱位。

② 肘关节屈、伸、内旋、外旋,用力适宜,频率不可过快,共2~3分钟。

③腕关节背屈、背伸、环绕,各方位活动2~3次,不可用力,以免骨折。

④手指各关节的屈伸活动,拇指外展、环绕及与其余4指的对指。每次活动时间为5分钟左右。

⑤髋关节外展位、内收位、内旋位、外旋位,以病人能耐受为宜。内收、内旋、外旋均为5°左右,不可用力过猛,速度适中,共活动2~3分钟,各方位活动2~3次为宜。

⑥膝关节屈、伸、内旋、外旋,共活动4~5分钟。

⑦踝关节跖骨、跖伸、环绕位,共活动3分钟。

⑧趾关节各趾的屈伸及环绕活动,共4～5分钟。

(2)主动运动(图2-2-6-5):在病情允许的情况下,对不限制运动的部位要保持活动,进行锻炼。活动可以促进血液循环,是预防关节面发生退行性变的有效方法。适宜神志清楚,生命体征平稳的病人。方法:运动上、下肢各关节。按照生理活动范围,鼓励病人积极活动,做床上操(手关节:用力握拳和充分伸展手指;足关节:踝用力背屈,足趾伸展活动),并经常保持手的精细动作和训练,如写字、用筷子进餐等。

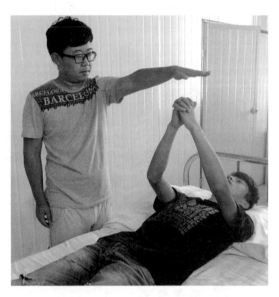

①双手插握:协助病人将患侧手五指分开,健侧手拇指压在患侧手拇指下面,其余四指相应交叉,并尽量向前伸直肘关节,以健侧手带动患侧手上举。在30°、60°、90°、120°时,可视情况要求病人保持5～15分钟左右,手不要晃动,不要憋气或过分用力。

图2-2-6-5　床上主动运动

②桥式运动(图2-2-6-6):病人平卧,双手平放于身体两侧或上举,双足抵于床边,操作者抱住病人髋部,尽量使病人臀部抬离床面,保持不摇晃,两膝关节尽量并拢。做此运动时,抬高高度以病人最大能力为限,病人不要过分用力、憋气等,保持平稳呼吸。时间可从2秒开始,渐增至1～2分钟,每日可做2～3次,每次5下。

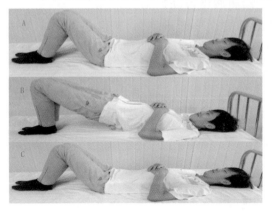

图2-2-6-6　桥式运动

③床上移行：病人以健侧手为着力点，健侧下肢为支点在床上进行上下移动。健侧手握紧床头栏杆，健侧下肢助患侧下肢直立于床面，臀部抬离床面时顺势往上或往下移动，即可自行完成床上的移动。如病人健侧手力量达到5级，可以以手抓住床边护栏，健侧足插入患侧下肢膝关节下向健侧或患侧翻身。

3. 行走练习

患病或受伤后，人体活动耐力下降，走路时往往需要他人的协助。有暂时或永久性骨骼肌肉组织或神经系统损伤的病人，也需要辅助器械

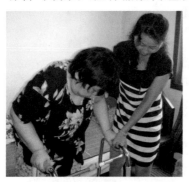

图2-2-6-7　协助病人使用助行器

帮助其行走（图2-2-6-7）。卧床病人会因为多种原因发生行走困难，卧床的时间越长，行走的困难也就越大。我们应根据病人的活动耐受量、协调性和平衡性、定位能力，确定其需要帮助的类型，为病人准备无障碍环境，如移开地面的障碍物、保持地面清洁干燥、设立休息地点等。病人行走练习所需要的协助程度取决于病人的年龄、健康状况、活动障碍的时间，照护者可以在病人走路时为其提供身体支持，或指导其正确使用辅助器械。

温馨提示

（1）协助病人活动与功能锻炼时，一定要有耐心，动作要轻柔、有节律，切忌粗暴，防止暴力造成软组织损伤和关节损伤。

（2）应多鼓励病人用健肢带动患肢做被动运动。

（3）协助病人活动与功能锻炼要循序渐进。如：被动运动→主动运动，主动运动→阻力运动，阻力运动→抗阻力运动；使病人能从翻身→坐起→坐位平衡→站立→站立平衡→步行。

（4）协助病人活动与功能锻炼时，要随时观察病人身体状况，发现异常或肢体其他问题时（如已经出现并发症现象），需及时就医。

反思与拓展

长期卧床病人，下肢静脉血回流缓慢，容易形成血栓，堵塞静脉，出现肢体肿胀、疼痛。血栓可以脱落，沿血管走行，造成重要脏器栓塞。为了预防此并发症，应该怎样处理呢？

可以对病人进行腰、腿、脚肌肉及踝关节训练,避免肌肉萎缩和关节僵化。肌肉的舒缩活动可使肌肉反复收缩、舒张,像泵一样,促进静脉血流动,防止下肢静脉血栓的形成。

长期卧床的病人容易出现骨质疏松症。为了预防此并发症,应该怎样处理呢?

长期卧床的病人由于肢体活动、运动能力受限或功能障碍而引起骨钙含量减少,所致的骨质疏松症是不可避免的,只是严重程度与发生部位不同而已,这与病人的年龄、原发疾病、卧床时间、是否可以坐起活动、四肢运动功能有无障碍有直接关系。有以下三方面的预防和护理措施:

①遵循基本原则:早期活动、早期锻炼、早期负重,是预防废用性骨质疏松症运动训练的基本原则。从小量开始,循序渐进。

②体现个性化原则:请康复医生根据具体病情设计运动处方。运动处方应针对具体病情,根据病人的一般情况和病变肢体的肌力和骨强度进行设计,做到运动方式个体化。

③必要时药物治疗:遵医嘱给予口服治疗骨质疏松症的药物,如骨肽片、阿伦磷酸盐、降钙素、钙剂和维生素 D 等。

第三节 怎样做到家庭合理用药

一、家庭常备药的应用常识

相关情景

王奶奶最近忙着在家带3岁的孙子迪迪,难得周末朋友聚会,她就带着孙子去了,结果聚餐吃得太油腻,孩子难受,王奶奶就给他吃了个冰激凌。半夜迪迪突然拉肚子,并喊肚子痛。王奶奶想起上个月迪迪拉肚子时医生开的止泻药"思连康",她打开家里的药箱,找到"思连康"给他吃了两片,可直到第二天早晨,迪迪还在拉肚子,肚子疼得更加厉害。王奶奶突然想起"思连康"是要冷藏保存的,放在常温下失效了,所以孙子吃了药没管用,便给孩子服用了成人用的止痛片,之后带孩子去医院诊治。可到了医院后,孩子虽不再喊肚子痛,但面色苍白,恶心、呕吐,医生无法对孩子的病情给出明确诊断。

😊 **这是怎么了？**

随着人民生活水平的提高，医药卫生知识的普及，以及公费医疗制度的改革，"家庭药箱"已成为每个家庭的必备品。如遇上小病小伤，自我用药，既方便及时，又经济实惠。但是，如果药品储存不当，很容易失去药效，有的甚至会有毒副作用。在家庭生活中，必须正确合理地用药，才能使人们的健康有所保障。王奶奶给小迪迪服用了"思连康"后症状没有缓解，是由于药物储存方法不当而引起的。"思连康"是一种活菌制剂，要求 2 ~ 8 ℃避光保存，一般要放在冰箱冷藏。如果放置在常温下，药的活性就降低了，没法起到药效。而到医院后，医生无法做出明确诊断，是由于王奶奶为减轻迪迪的疼痛，给他服用了成人的止痛片，从而掩盖了原有病情，属于用药不当。

👤 **我们该如何应对？**

1. 家庭常备药品的贮存

（1）合理安置

家庭药箱并不一定是一个箱子，多数可以利用一个合适的抽屉或小柜子。一般要求用木头或塑料等材质制成（图2-3-1-1），比较牢固严密，避光，不易滋长微生物，避免潮湿。药品的存放位置，应选择在家中最凉爽处。有些药物必须低温保存的，一定要放入冰箱内。

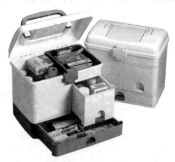

图 2-3-1-1　家庭药箱

（2）妥善存放

家庭常备药品必须存放在安全可靠的地方，必要时加锁，防止孩子和家庭某些特殊人群拿到，以免偷服、误服发生中毒。糖衣片或带甜味

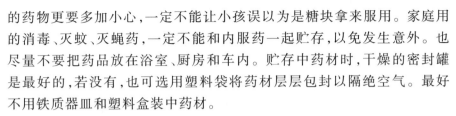

的药物更要多加小心，一定不能让小孩误以为是糖块拿来服用。家庭用的消毒、灭蚊、灭蝇药，一定不能和内服药一起贮存，以免发生意外。也尽量不要把药品放在浴室、厨房和车内。贮存中药材时，干燥的密封罐是最好的，若没有，也可选用塑料袋将药材层层包封以隔绝空气。最好不用铁质器皿和塑料盒装中药材。

（3）药名清晰

药物必须带原包装贮存，这样便于识别及掌握其服用方法、剂量、有效期等。内服、外用药要分开放置，做好明显标记，以免误服外用药造成更大的痛苦。

（4）避光

西药大多是化学制剂，遇光易变质，特别是维生素、抗生素类药物，遇光后都会使颜色加深，药效降低，甚至变成有害的有毒物质。因此，应该保存在避光的地方。

（5）密封

空气中的氧气能使药物氧化变质。所以，无论是内服药，还是外用药，用后一定要盖紧瓶盖，以防药物氧化变质失效。

（6）干燥

有些药品极易吸收空气中的水分，吸收水分后很快就会变质，一定要干燥保存，如阿司匹林。

（7）定期检查更换

任何药物，即使完全按照避光、干燥、密封、阴凉的要求存放，也会自然失效。因此，每隔3～6个月要对家庭备用药进行检查。如发现超过有效期、药片变色、松散、受潮、有斑点，胶囊有粘连、开裂，丸药有霉变，糖浆发霉、发酵，药水混浊、沉淀等情况时，均应及时处理和更换。

2. 家庭用药的基本要求

（1）不要随便用药

发病时的症状往往是疾病诊断的依据之一，随便用药会掩盖病情，造成诊断困难，甚至误诊。所以在医生诊断之前，最好不要随便用药。药物虽然能够治疗疾病，但也可能导致疾病，严重者还可能危及生命。因此，无严重症状时不必服药，尤其是镇痛类、解痉剂等药物，尽量以少用为佳。

（2）注意药物的相互作用

两种以上药物同时服用，彼此可产生相互作用，有时可使其中一种药物降低药效或引起不良反应。因此若要一次同服数种药物时，应经医生或药剂师指导，以免因药物的相互作用而失去药效，或加重毒副作用。

（3）注意服药方法

服药除了要注意时间、次数外，还须注意方法。绝大多数药物是吞服的，但有些药物如酵母片需嚼碎后吞服，硝酸甘油片宜舌下含服，这样可以保证药效。

（4）掌握用药剂量

用药一定要按剂量，超量服用可产生不良反应，甚至可引起死亡。如老年人和小孩不注意退烧药物的剂量，服用过量可因出汗过多而使体温骤降，引起虚脱。

温馨提示

1. 正确选购药品

所有用药必须到正规药店购买，不可贪图便宜购买一些质量不过关的药品，所有药品都要有标签和说明书，以便遵医嘱服用。

2. 正确服用药品

病人服用任何一种药物，都要严格按照医生的吩咐，切不可随意服药或改变剂量。对于非处方类药品，要注意掌握规律，一般用药剂量是从小剂量开始，如果无效再逐渐加大到最大允许量，再无效，则应及时到医院就诊。

3. 服药别当家常饭

是药三分毒，不要将药品当作家常便饭一样，有一点不舒服就用药。不要认为服药越多、服药时间越长对身体越好。应当尽量多采用非药物疗法（如运动、针灸、理疗等）来治疗一些疾病，一定要做到病愈药止。

4. 特殊患者特殊对待

不少老年人由于服药时间相对较长，认为自己也是半个医生了，吃起药来，无拘无束，还特别喜欢多种药品混合服用。实际上，老人用药应参照年轻人，适当减量，不论什么情况，都不可将药品的用量超过最大允许量，否则可能会带来难以预料的后果。对于未成年人，由于他们的身体还没有发育完全，服药时应严格遵循医嘱，千万不要自以为是，造成终生遗憾。对于患有精神紊乱等特殊疾病的患者，服药时一定要有家人在身边,以免滥用或多服药物,造成不良后果。

5.了解不良反应

有些药品在服用后会有一定的不良反应,这时要注意,不要把药物的不良反应误认为是疾病本身的加重,从而再次加大药物剂量,这样做会出现致命危险。正确的方法是,服药前先详细了解此种药物有哪些不良反应,在自己不能断定是否是药物不良反应时,要及时到医院就诊,以免出现更严重的后果。

6.误服药物及时处理

如误服了一般药品,如维生素、滋补药、抗生素等,应密切观察病情变化;如误服剧毒、强酸、强碱或腐蚀性药品,应想办法让病人将误服的药品吐出,并立即拨打"120",迅速送往医院救治。

◎ 反思与拓展

家庭购药应掌握哪些方法?

(1)处方药一定要由医师开处方到药房购药并遵医嘱使用(图2-3-1-2)。

(2)非处方药(OTC)可自行判断,购药前应向药店专业售药人员咨询,正确选购对症药品。用药前详细阅读说明书,严格按照说明书指导用药(图2-3-1-3)。

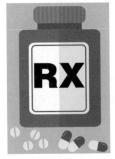

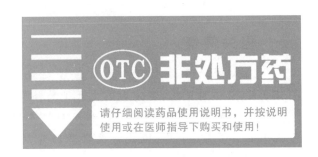

图2-3-1-2　处方药　　　　　　　　图2-3-1-3非处方药

(3)不购买无生产厂家、无批准文号、无注册商标、无有效期或无中文说明的药品。

(4)注意禁忌证,如患有说明书上所列禁忌证,不可自作主张用药,应慎重并请教医生。

(5)自行购药治疗时间一般为3~5天,最多不超过1周,如症状未见缓解或消失,应及时去医院诊断治疗,以免延误病情。

家庭药箱应常备哪些药物?

(1)解热镇痛药:如阿司匹林、去痛片、消炎痛、布洛芬等。

(2)治感冒类药:如扑尔敏、新康泰克、速效伤风胶囊、强力银翘片、白加黑感冒片、小儿感冒灵等。

(3)止咳化痰药:如咳必清、川贝枇杷膏、蛇胆川贝液、复方甘草片等。

(4)抗菌药物:如诺氟沙星、环丙沙星、乙酰螺旋霉素等。

(5)胃肠解痉药:如普鲁本辛654-2等。

(6)助消化药:如多酶片、健胃消食片等。

(7)通便药:如果导片、甘油栓、开塞露等。

(8)止泻药:如易蒙停、止泻宁等。

(9)抗过敏药:如扑尔敏、苯海拉明等。

(10)外用消炎消毒药:如酒精、安尔碘、高锰酸钾、氯霉素眼药水等。

(11)外用止痛药:如风湿膏、红花油等。

(12)其他基本的医疗用品:体温表、小剪刀、创可贴、镊子、风油精、清凉油、消毒棉签、纱布、胶布等。

家庭备药除个别需要长期服用的品种外,备量不宜过多,一般够三五日剂量即可,以免备量过多造成失效浪费。

二、口服给药方法

相关情景

王大妈是个急性子,前天感冒发烧,在家测得体温为38.7 ℃,就去看医生,看完后医生开了药物,让其回家服药,注意休息。王大妈出门后打了辆出租车想快点到家吃药,结果路上堵车非常严重,于是,她就将医生开的片剂药物直接干吞了下去,想着尽快缓解感冒症状。

这样可以吗?

口服给药是最常用、最方便、较安全的给药方法,也是人们治疗、预防疾病,维护自身健康的常见手段。但有时由于服药方法不当,达不到预期效果,甚至影响健康。因此,在口服用药过程中,应采取正确的服用方法,使药物发挥最佳疗效,避免一些不良反应的发生。我们应根据口服给药的特点,采用适当的药物、剂型、用量、用法和给药时间,正确口服给药,可起到局部治疗或全身治疗的作用。王大妈将药物干吞下去,不但不能保证药物被很好地吸收,甚至可能会出现药物黏附在食管内,或停留在食管狭窄处,以致局部溶解、渗透后刺激黏膜,导致食管炎或食管溃疡。因此,口服片剂药我们应用温水送服,它能一路护送药片至胃,使其发挥最佳作用。

我们该如何应对?

1. 保证正确的给药次数

给药次数是指每天服用药物的次数,较常见的是每天 3 次,即每 8 小时服用 1 次;每天 2 次,即每 12 小时服用 1 次,如罗红霉素等;每天 1 次,即每 24 小时服用 1 次,如阿奇霉素等。有的药要求每天 4 次,即每 6 小时服用 1 次,如阿昔洛韦;还有些药物在病情需要或必要时服用,如阿司匹林片、硝酸甘油片等。因此,口服给药一定要按照正确的给药次数和给药间隔时间给药,不可随意增加或减少给药次数,延长或缩短每次给药间隔时间。有些病人把每天 3 次给药的间隔时间理解成每天早、中、晚三餐吃饭的间隔时间,这是不正确的。

2. 选择适宜的给药时间

不同性质的药物有不同的服药时间,我们在家庭用药时一定要注意。

(1)需早上或上午服用的药物:应在早晨 7～8 点给药,可减少不良反应,如泼尼松、氢化可地松、地塞米松等;抗高血压药,高血压病人若每天服药 2 次,以早上 7 点和下午 4 点服为宜,若每天服药 1 次,多在早上 7 点给药;抗抑郁药,因抑郁症有暮轻晨重的特点,故百忧解、赛乐特等药物需在清晨服用;驱虫药宜在早上空腹服用,能迅速进入肠道,疗效更好;利尿药应择时服药,如氢氯噻嗪,早晨 7 时服药较其他时间服用的不良反应要小,而呋塞米于上午 10 时服用,利尿作用最强。

(2)宜晚上服用的药物:哮喘患者晚上在睡前服用平喘药,如氨茶碱、沙丁胺醇等;起效慢的催眠药如安定,需睡前半小时服用;缓泻剂,治疗便秘的温和泻药如酚酞、液状石蜡等,均需在睡前给药,第二天早晨排便,符合人体的生理习惯;抗过敏药如苯海拉明等服药后容易出现瞌睡、困乏的不良反应,睡前服用保证安全并有助于睡眠。

(3)宜餐前服用的药物:胃黏膜保护剂,如硫糖铝、氢氧化铝,这类药餐前服用可保护胃黏膜;健胃药宜于餐前10分钟服用,可促进食欲;糖尿病病人为了控制餐后血糖,降糖药需在餐前半小时服用;还有一些滋补性药物,如人参、鹿茸,于餐前服用吸收快。

(4)餐后服用的药物:大部分药物可在餐后服用,特别是对胃有刺激性的药物,如吲哚美辛、布洛芬、多西环素、硫酸亚铁等。

3. 采取最佳的服药方式

不同剂型的药物应选择不同的服药方式,使药效达到最佳,有利于病人的康复。

(1)冲服和泡服:剂型为颗粒剂的药物,用适量沸水冲服;剂型为茶剂的药物,用适量沸水泡服;剂型为散剂的药物,应用适量的温水冲服;剂型为泡腾片的药物,应用适量的温水泡服。凡是要冲服或泡服的药物,不可直接服用,否则容易黏附在消化道,对消化道产生一定的刺激并影响药物的药效。比如直接口服泡腾片,会出现打嗝、胃部不适等不良反应。

(2)直接饮用:剂型为液体药剂和浸出药剂的口服药剂,按照其说明书取准确剂量(图2-3-2-1)直接饮用,如芳香水剂、糖浆剂、汤剂与中药合剂、流浸膏剂、浸膏剂等。值得注意的是,口服止咳类的糖浆剂,不可用热水冲服,否则会影响疗效。

(3)直接吞服:口服片剂、胶囊剂、丸剂、滴丸剂等剂型的药物,用适量的温水直接吞服,不可干服。如肠溶片不能压碎、嚼碎或掰开服用,否则药效会被破坏,并引起胃部的不适;胶囊、糖衣片和薄膜衣片一般都有

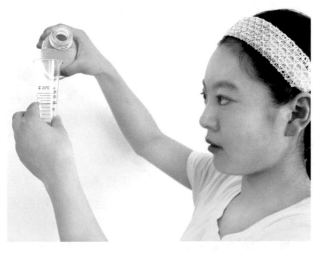

图2-3-2-1 准确剂量

降低药物口腔刺激性,或减少苦味的作用,所以最好完整吞咽。

(4)其他:剂型为咀嚼片的药物,要求咬碎后服用,如健胃消食片等;剂型为舌下片的药物要求舌下含服,如硝酸甘油;服用剂型为油剂的药物时,可先在杯中加少量冷开水,再将药物滴入,以避免损失药物。

4.对服药用水的要求

口服用药应用温开水送服,不宜用茶水、果汁等其他液体送药。冲剂和茶剂要求用适量的沸水冲服或泡服。服用其他口服药时一般都用适量温开水送服,特别是助消化药,如胃蛋白酶合剂、淀粉酶、多酶片等,不可用热水送服。在服用平喘药、利胆药、抗痛风药、抗尿结石药、口服补液盐时要让病人多喝水。

温馨提示

(1)服药后要稍活动再卧床休息,不宜服药后立即卧床,同时服药时宜取站位,应多饮水送下,以防引起药物性食管溃疡。

(2)口服给药因吸收速度较慢,故不适用于急、危重症病人,呕吐不止及吞咽有困难的病人。

(3)对牙齿有腐蚀作用的药物,应用吸管服用。

(4)服药前应认真听取医生建议,或认真阅读药物说明,尤其是不良反应部分,以便出现不适症状时能很好地应对。若病人出现较严重的过敏反应,应及时就医。

(5)在家自行服药时间通常为3~5天,若症状没能缓解,应及时就医。

反思与拓展

由于食道阻塞、口咽或食道干燥、病人体位不当、药物不可口等原因引起服药吞咽困难的病人,我们可以采取哪些方法来帮助病人顺利服药呢?

(1)改变药物型态,利用工具将药物磨碎。

(2)协助病人改变原有体位。

(3)吞药前先湿润口咽。

(4)在不影响药物作用的前提下,可将药物与果汁混合服下,或将药物放于舌根处,此处味蕾数少可减少异味的感觉。

三、局部用药方法

相关情景

刘先生,50岁,下班回家后感觉眼睛发痒、干涩,并有很多的分泌物,于是到社区卫生站让医生开了眼药水。回到家,他按医生的要求,每隔3~4小时滴一次眼药水,可是每次滴完眼药水他都用力眨眼睛。到了第二天早晨,他发现他的眼睛症状不但没有缓解,反而更严重了。

😊 这是为什么？

人们在预防、治疗疾病和促进健康恢复的过程中，经常会有针对性地在身体某些部位使用某些药物，也就是我们所说的局部用药。能否正确地局部使用药物，关乎我们每个人的健康。刘先生虽然认识到自己的眼睛疾病需要用药，也能及时就医，但因其不知道正确的滴眼药方法，每次滴完药水用力眨眼，使大部分药水都流了出来，没有发挥其真正的药效，所以导致病情不但没有缓解反而加重了。

😷 我们该如何应对？

1. 滴眼药法

滴眼剂是一类比较特殊的制剂，属于灭菌制剂。所以，滴眼剂一旦开始使用后，就不能长时间储藏，在保存时也应该注意避免污染。正确使用滴眼药的方法如下（图2-3-3-1）：

（1）滴眼药前先将手洗干净，然后检查药液是否为要点的眼药，是否有过期、沉淀、变色、异味，若发现变质，则不可使用。病人在滴眼之前，应用消毒棉签擦净患眼的分泌物、眼泪，以提高疗效。如果两只眼睛均有疾病，先滴病情较轻的眼睛。

图 2-3-3-1　滴眼药法

（2）滴眼时通常取仰卧位或坐位，头稍向后仰。

（3）用左手食指轻轻拉开下眼睑，眼睛向上看（图2-3-3-2）。

（4）右手持眼药瓶与眼睑和睫毛保持2~3 cm的距离，将药液滴在结膜囊内（下眼睑的沟槽里面），每次

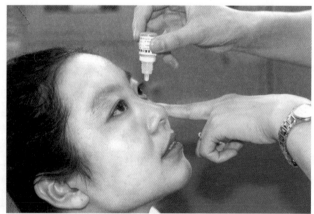

图 2-3-3-2　眼睛向上看

1～2滴。

（5）滴后轻轻闭上眼睛,用拇指、食指再将上眼睑轻轻提起,同时眼球上下左右转动,使药液均匀布满眼内。

（6）闭眼1～2分钟后再用棉签或干净毛巾按压内眼角处,保持2～3分钟(图2-3-3-3)。

2. 滴耳药法

耳部疾病局部用药非常重要,因其部位深,必须掌握正确的给药方法,才能达到消毒杀菌,预防或控制感染,以及稀释软化分泌物,使之易于排出等治疗目的。正确使用滴耳药的方法如下:

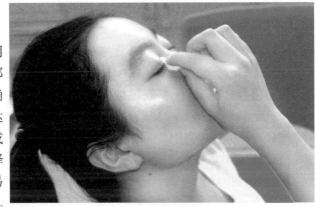

图2-3-3-3　按压眼内角

（1）滴耳药前先洗净双手,然后检查药液名称及药液的质量。

（2）病人取侧卧位,需用药的耳朵向上;或取坐位,头偏向一侧肩部,需用药的耳朵向上。先用棉签擦净外耳道分泌物。

（3）把药瓶握在手中数分钟,使药水温度接近体温,滴药时感觉较舒服。

（4）左手向后上方牵拉耳郭,使外耳道变直,右手持药瓶沿外耳道后壁向耳内滴药,每次4～5滴,缓缓流入耳内(图2-3-3-4)。

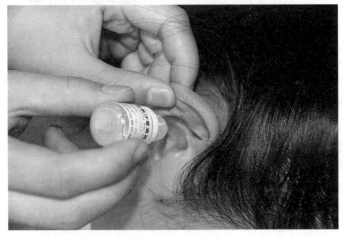

图2-3-3-4　滴耳药法

（5）轻轻按摩耳屏以使药液均匀充分进入耳内。

（6）滴药后保持原位5～10分钟，方可变换体位。取一棉球置于耳道外口，防止药液外流污染衣物。

3. 滴鼻药法

得了鼻炎时要使用滴鼻药，但如果滴药时操作不当，会影响药效。正确使用滴鼻药的方法如下：

（1）病人擤鼻，先排出鼻内分泌物。

（2）体位：①取坐位，头靠椅背上；②取仰卧位，肩下垫一枕头，头尽量后仰，使鼻孔向上；③取侧卧位，需滴药的鼻孔在下方。

（3）操作者洗净双手，用棉签蘸水清洁病人鼻腔，同时观察鼻腔内情况。

（4）左手轻推鼻尖部，使鼻腔内部充分暴露，右手将药液滴入鼻孔2～3滴，用纸巾擦去流出的药液。

（5）轻轻捏病人鼻翼，保持原位3～5分钟后病人方可起身。

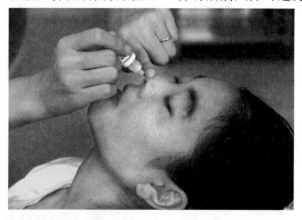

图2-3-3-5　滴鼻药法

4. 口腔疾病用药

口腔具有咀嚼食物、品尝滋味、吞咽食物、帮助发音、辅助呼吸等功能。当出现口腔溃疡、上火而导致口腔疱疹、牙龈肿痛等问题时，大多数人会认为这是一个小问题，不用太在意，其实并不是这样，口腔问题也有可能会导致身体的其他疾病。因此，正确口腔用药能及时缓解和治愈口腔疾病，营造良好的口腔环境，对我们的健康是极为重要的。

（1）溃疡贴的使用：先用淡盐水漱口，根据伤口情况处理。对较轻及较表浅而有渗出的伤口选用溃疡贴直接覆盖伤口治疗；对于较深且渗出较多的伤口，可用溃疡膏，外用溃疡贴覆盖（图2-3-3-6）。

（2）喷剂的使用：西瓜霜喷剂中的药物为粉剂，与口腔喷雾剂不同，在向口腔内喷药时须闭住呼吸，以防药粉进入呼吸道而引起呛咳。而且在用药后半小时内，患者应避免进食、饮水，以便使药物充分发挥作用。

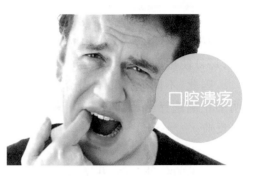

图2-3-3-6 贴溃疡贴法

（3）对于出现的牙周疾病，我们应及时去看牙医，尽量避免自行用药。

5. 皮肤用药

通常皮肤用药是为了发挥局部作用，有针对性地解决皮肤上出现的问题。常用的皮肤外用药的剂型和方法有以下几种（图2-3-3-7）：

（1）常用溶液湿敷。正确的方法是：使用比创面略大的消毒纱布4~6层（也可使用普通消毒口罩），浸透湿敷溶液，略拧干，以不滴水为度，放在创面上，保持纱

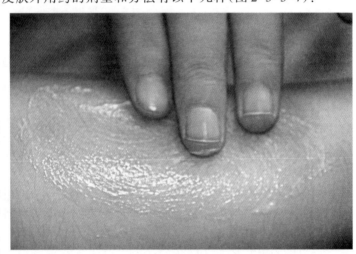

图2-3-3-7 皮肤用药

布清洁和潮湿，达到清洁创面的目的。

（2）洗剂的使用。所谓洗剂就是水和粉剂的混合制剂，储存时水在上层，粉剂沉淀在瓶底。皮肤科常用的洗剂有炉甘石洗剂、硫黄洗剂等。使用时先摇匀，再涂用。涂用洗剂的次数，每天应达到3次以上，在有毛发的部位不宜使用。

（3）冷霜制剂是皮肤科最常用的一种制剂。常用的冷霜制剂，除了加有止痒药物的止痒霜剂（如必舒膏）、防止皮肤水分蒸发的尿素霜（治

裂膏)外,最常见的就是各类皮质类固醇激素霜剂(如肤轻松、地塞米松、去炎松、肤乐霜等)。使用时像涂擦化妆品一样涂擦于患处,一般情况下,每日使用两次即可。

因此,不同形式和不同给药目的的皮肤用药必须按照医生嘱咐及说明书正确选择给药部位、剂量和时间,否则可能影响其疗效,甚至产生不良反应。

6.肛门用药

常见的各种栓剂、开塞露等都属于肛门用药。

(1)直肠栓剂的使用:因粪便对栓剂的使用影响较大,在可能的情况下,最好在排便后使用栓剂。①病人通常取侧卧位;②操作者洗手,戴好指套;③拿取栓剂,送入肛门内,成人一般推至6~7 cm,使药物发挥较好效果。

(2)开塞露的使用:开塞露是人们便秘时常用的药物,因此要确保药物的正确使用,才能尽快缓解便秘症状。①取下顶端盖帽,先挤出少量药液润滑开口处(如果为密闭性包装,用剪刀剪开时应注意开口处光滑无锐角,以免损伤肛门及直肠黏膜);②捏住药瓶膨大部分,将瓶颈部缓缓全部插入肛门,将药液全部挤入(成人20 mL,儿童10 mL);③取出药瓶,尽力保留药液5~10分钟后排便。

温馨提示

(1)在使用沉淀性药物时,应振荡摇匀后再用。

(2)在使用两种或两种以上的药物同时滴一只眼睛时,每种药液的使用要间隔2~3分钟。另外,滴眼药时还应注意不要直接将药液滴在角膜上(黑眼球上)。

(3)滴好眼药水后,切勿用力闭眼,以防将药液挤出。小儿点完眼药后,不要哭闹,防止泪水稀释了药液而起不到治疗作用。

(4)向耳内滴入药液时,滴管不要接触外耳道,以免污染。

(5)耳科疾患多用液体制剂,使用前需医生明确诊断。化解耵聍的药物在使用足够时间后,需到医院由医师拿出耵聍,不要自己擅用器械掏挖耳道,以防破溃感染。

(6)向鼻内滴药时,滴管头应悬空,不要触及鼻部,以免污染药液。

(7)滴鼻药后将头部略向两侧轻轻转动,以使药液均匀分布。

(8)不能长期擅自依靠滴鼻液来改善鼻腔疾病,当药液使用效果越来越差时,应停止继续使用,及时查找原因并请专科医生诊治,以免丧失治疗时机。

(9)口腔疾病重在预防。首先从饮食做起,避免过热过冷以及酸甜食物的刺激;一日三餐后及时漱口,早晚刷牙。一旦出现口腔疾病,若有条件,应及时就医诊断明确,局部处理非常重要。

(10)皮肤敏感者在外用药物前可先在耳后或患处小面积试搽2～3天,每天1～2次,若无不良反应再扩大至其他患处。用药后如局部出现灼热、红肿、刺痒、疼痛等不良反应,应立即停止使用,并及时就医,以免造成不良后果。

(11)使用肛门栓剂时,在用药后1～2小时内,尽量不要大小便,以保持药效。

反思与拓展

当耳朵内进入昆虫类异物应该怎么办?

耳朵内如进入昆虫类异物,可滴入酒精、2%酚甘油或植物油等,使昆虫活动受限,窒息死亡,滴后三分钟便可取出虫体。此外,天冷的时候应将滴耳剂适当加温片刻,以免过冷发生眩晕。耳痛剧烈时不用酒精制剂,以免加重疼痛。

四、自我注射胰岛素方法

相关情景

王女士,55岁,患糖尿病多年。近两年来,她一直在家自行注射胰岛素控制血糖,上个月去医院复查,医生检查发现其注射部位有硬结并伴有压痛感。

这是怎么了?

胰岛素是人体内唯一能降低血糖的物质,若胰岛素分泌不足,就会导致血糖升高,引起糖尿病,因此许多糖尿病病人需要补充胰岛素维持正常血糖。王女士一直用注射胰岛素的方法维持正常血糖,注射部位出现硬结并伴有压痛感,这是由于长期在同一个部位注射,导致局部产生硬结。如果继续在此部位注射,会影响药物的吸收,从而影响降糖效果,同时也会加重局部硬结变化。因此,自我注射胰岛素一定要采取正确的注射方法,才能很好地控制血糖,否则,还会引起更严重的后果。

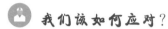 **我们该如何应对?**

(1)确定吃饭时间,根据不同胰岛素的注射要求来决定注射时间。

(2)准备好酒精棉球。

(3)正确安装胰岛素笔(图2-3-4-1)。

①选择匹配的胰岛素笔和胰岛素笔芯。

②检查笔芯中药液的性状、有效期并安装笔芯及针头,预混胰岛素一定要充分摇匀。

③垂直竖起胰岛素笔,将剂量选择旋钮旋至"1"再推至"0"位,排出气体,直至排出一滴胰岛素液为止。每次安装新笔芯和针头时都需要排气。

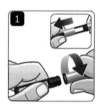

拆下笔芯架

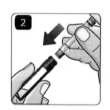

将胰岛素笔芯
装入笔芯架内
若为混悬液应先混匀

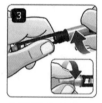

组装胰岛素笔
并装上新的针头

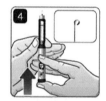

注射前排气

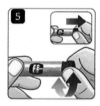

拔出注射推键
并调取注射计量

实施注射,注射后
停留至少10秒

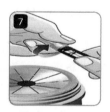

注射后应立即取下
针头,并放入专门
盛放尖锐物的容器

图2-3-4-1 安装胰岛素笔

(4)正确选择注射部位。注射部位按吸收速度由快到慢依次为腹部(脐周5 cm以外)(图2-3-4-2)、上臂三角肌、大腿内外侧、臀部。长期在同一部位注射会使局部组织吸收胰岛素能力下降,一旦出现皮下脂肪营养不良,会影响胰岛素的吸收,所以应注意轮换注射部位(图2-3-4-3)。

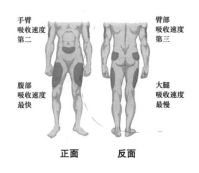

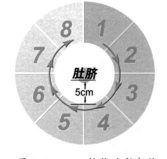

图2-3-4-2 注射部位　　图2-3-4-3 轮换注射部位

选好注射部位,消毒皮肤,将剂量选择旋钮旋至所需胰岛素量的刻度,左手轻轻捏起注射部位的皮肤(图2-3-4-4),右手持胰岛素笔将针头垂直扎入皮下,推注药液。若皮下脂肪比较薄,应45°角进针。剂量旋钮归"0"位,针头在皮下停留10秒钟以上,然后拔出针头,用干棉签按压针眼3分钟,注射应保证在皮下注射,避免误入肌肉层。

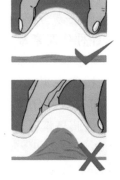

图2-3-4-4 捏起注射部位皮肤法

(5)注射完毕,旋下针头,将废弃针头放入专门盛放尖锐物的容器内。

温馨提示

为糖尿病病人注射胰岛素时须注意胰岛素的吸收速度和稳定性,注射的部位不同,吸收的速率不一样。注射时应避开疤痕组织,并有计划地轮换注射部位。

(1)胰岛素的吸收速度和稳定性受许多因素影响。其注射的深度与吸收的速率有关,注射在肌肉中的速率较皮下快,因此皮下注射胰岛素时,针头不能刺入过深,以免注入肌层,使胰岛素吸收加快。

(2)注射的部位不同吸收的速率不一样。胰岛素在皮下吸收由快到慢的顺序是上腹部到下腹部到上臂再到大腿。胰岛素在水肿的区域吸收较为缓慢。如果在水肿部位注射,胰岛素缓慢吸收会造成延迟性低血糖,同时在水肿部位注射易发生感染。

(3)避开疤痕组织注射,胰岛素在疤痕组织不易扩散,影响疗效。

(4)如果参加运动锻炼,不宜选在大腿部位注射。不应在注射胰岛素后短时间内洗热水浴或过度搓压注射部位或热敷等,以免胰岛素过快吸收发生低血糖。

（5）有计划轮换注射部位，用指尖或掌心轻按注射部位，局部有硬结、表皮凹陷或压痛、皮肤颜色改变，要立即更换注射部位。每周可在同一部位注射6~7次，每次注射点之间相距1~2 cm。

（6）针头不可反复使用，多次使用会造成针尖钝化，导致皮下脂肪增生。

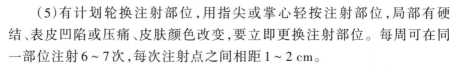 反思与拓展

你了解胰岛素吗？

胰岛素是由胰岛β细胞分泌的一种蛋白质激素。它不仅是体内唯一能够降低血糖的激素，也是促进机体合成代谢的重要激素。胰岛素主要在调节机体糖、脂肪、蛋白质等能量物质代谢上发挥着重要作用。正常情况下，人体可根据血糖的高低按需分泌胰岛素，把血糖控制在正常范围，一旦胰岛素分泌数量不足或机体对胰岛素的敏感性下降时，体内就会发生各种代谢紊乱，葡萄糖不能被很好地利用，就会引起糖尿病。因此许多糖尿病病人需要补充胰岛素来维持正常血糖范围。目前使用的胰岛素，按照来源可分为：动物胰岛素、人胰岛素和人胰岛素类似物。按作用时间长短可分为：超短效胰岛素、短效胰岛素、中效胰岛素、预混胰岛素、长效胰岛素。各种胰岛素均必须严格按照医嘱使用。

胰岛素就像一把钥匙，开启葡萄糖进入细胞的大门，只有进入细胞的葡萄糖才能为细胞提供动力，使人体具有正常的各种生理功能。为了使胰岛素发挥更好的效果，临床上还根据病人具体情况配合使用胰岛素增敏剂，它能起到什么作用呢？

胰岛素增敏剂的作用特点是激活脂肪细胞和骨骼肌细胞的过氧化物增殖体受体的活性，增强胰岛素的敏感性，减轻胰岛素抵抗，增加外周组织对葡萄糖的摄取和利用，同时促进脂肪消耗增加，从而发挥降糖与降脂的双重效应。

护理家园——家庭全过程健康照顾

五、输液看护

相关情景

刘阿姨，55岁，因病在社区卫生服务站行输液治疗，每天由其女儿陪同输液。一天，在输液的过程中，因不知如何看护，女儿在一旁不停地玩着手机，熟睡中的刘阿姨被手背输液部位的疼痛惊醒，仔细一看已有明显肿胀，液体早已不滴，护士只能为刘阿姨重新做静脉穿刺。看着妈妈如此痛苦，女儿非常内疚。

这是怎么了？

静脉输液作为一种迅速有效且常用的给药方法，在现代医疗中占有不容置疑的重要地位。它是将药液直接送入静脉而作用于全身的过程，在输液过程中，医务人员会经常巡视观察，但家人或陪护人员的陪伴看护也非常重要。因此，在看护过程中，一定要学会观察并判断输液中出现的异常现象，及时呼叫专业人员处理。刘阿姨在输液过程中出现的液体不滴及输液部位皮肤肿胀、疼痛是输液中常见的故障，是由于部分药液进入皮下组织而引起的。此时，刘阿姨的女儿应及时发现问题，并告知社区护士让其处理。决不可擅自采取措施，以免出现意外。

我们该如何应对？

1. 输液过程中做到"四看"

即观察液体滴入是否通畅；有无溶液外溢；病人有无输液反应；输液部位是否有不适感。

2. 观察输液瓶

观察药液的剩余量，确认已输入的液量；中途加药后有无引起液体变质现象；输液瓶与输液部位的高度是否适宜。如有疑问，及时呼叫护士处理。

3. 穿刺部位

有无局部发热或发凉、红、肿胀、疼痛、液体外渗（皮肤鼓包）；输液导管是否衔接良好，固定牢固。

4. 输液通路

（1）滴速是否符合要求：一般病人输液速度为40~60滴/分钟，老年人、婴幼儿及心肺功能不好的病人应20~40滴/分钟或按照医生要求。要注意观察，如果液体不滴、加快、减慢及输液部位皮肤肿胀并伴有疼痛等现象，提示液体没有完全进入静脉，应及时找护士处理，自身及陪护不得私自调节速度，以免发生危险。

（2）输液滴管内的液面是否在1/2~2/3的高度（图2-3-5-1）。

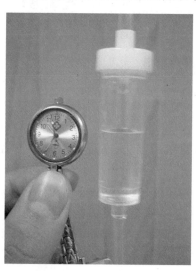

图2-3-5-1　输液滴管内液面高度

（3）输液管有无受压或扭曲，输液管中有无气泡混入。

（4）输液瓶中液体快滴完时，及时找护士更换液体；若护士不能及时赶到，应将输液速度调慢一点，等待护士更换液体或拔针，以免空气进入；不可将液体全部关闭或自行更换液体及私自拔针，以防出现针头阻塞及差错发生。

5. 病人的状态

（1）有无药物副作用，如发热、荨麻疹、恶心呕吐等反应。较常见的输液反应为发热反应，症状表现为输液或输血后的一段时间发生畏寒、寒战，体温增高可到38~41℃左右。这些表现可持续半小时或几小时不等。有时发热不寒战，有时寒战不发热，而有的病人伴有头痛、恶心、呕吐、皮肤潮红等现象，一旦发现这种情况不要慌，要及时报告护士处理。

（2）在输液过程中，若发现病人有心慌、心跳快、出冷汗和针头周围处疼痛等症状时，及时找护士处理。

（3）输液过程中在协助病人大小便时，注意输液部位的正确摆放，避免碰到针，致使输液出现故障。

6. 输液后处理

输液后帮助病人对针眼进行按压，防止血液流出对血管造成伤害。协助病人休息，变换体位。

温馨提示

（1）输液前提醒病人排空大小便，对不能自理的病人要协助排便。

（2）协助病人取较舒适的卧位，保持环境安静，消除干扰，便于护士操作。

（3）在陪同病人输液时，不能打瞌睡、聊天等，以防发生意外。

（4）对病人在输液中出现的一切问题，如气泡、输液反应、过敏等，及时找护士处理，不可擅自做主处理。

反思与拓展

静脉输液（俗称吊针、打点滴），以其见效快、节省治疗次数等优势已普遍被人们所接受。可是人们在看到它的优点的同时，却忽略了输液所带来的隐患。许多人都认为输液是小事一桩，对输液不当的不良后果知之甚少。那么输液不当会引起什么后果呢？

（1）肺水肿：由于输液时速度过快或输入液体过多而引起。输液时，由于液体多、时间较长，病人或家属有时会调快滴速，这样做是很危险的。因为滴速是医护人员根据药物的性质和病人的病情来设定的，如果擅自加快滴速，会使体内循环血容量急剧增加，心脏负荷过重而导致急性肺水肿，病人可出现呼吸困难（图2-3-5-2），不停地咳嗽，吐白色泡沫痰，严重者可吐粉红色泡沫样痰。这种情况尤易发生在原有肺部疾患（肺炎、肺气肿）的病人及心脏功能不全（冠心病、高血压、心肌病）的病人身上，特别是老年人，应该引起警惕。

（2）发热反应（图2-3-5-3）：这是最常见的一种输液反应，是由于输入了致热源或输入的液体保存不当、换输液瓶时消毒不严密、不会无菌操作导致瓶口污染等原因造成。多在输液1小时左右发生，病人出现寒战，继而高烧，体温可达40 ℃以上，伴恶心、呕吐、头痛等。

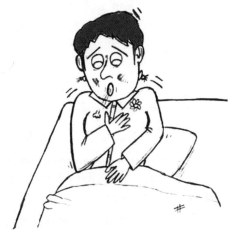

图2-3-5-2　呼吸困难

（3）药物过敏反应：由于某些药物易引起过敏，即使皮肤试验阴性后也不可大意。有些人认为皮试阴性就万事大吉了，殊不知危险依然存在。

（4）空气栓塞：由于在输液过程中更换液体时带入大量的空气或输液管连接不紧漏气而引起。这种情况比较危险，如果进气量小，可在肺内毛细血管被吸收，如果进入气体量多，可阻塞肺动脉，造成严重缺氧，病人出现呼吸极度困难、呛咳、嘴唇青紫，可因重度缺氧导致死亡。

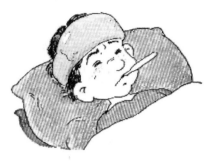

图2-3-5-3　发热反应

第四节　怎样在家庭进行消毒隔离

一、常用消毒剂

相关情景

陈女士因为家里最近来过很多客人，故请了一个家政服务员到家里帮忙做清洁，在清洗床上用品时，家政服务员提出要用消毒剂。陈女士之前从没用过家用消毒剂，不知如何选择和和使用。

 这是怎么了？

家用消毒剂已逐渐跻身于人们的生活必需品之列，那么，日常生活中应该如何选择家用消毒剂，消毒剂应如何使用，是我们当今社会每个人必备的常识。目前国内市场上消毒剂琳琅满目、品种繁多，既有纯粹的家庭消毒剂，也有不少作用宽泛、界限不清的消毒剂。其作用、用途以及剂量浓度均有所不同。使用时需要认真阅读说明书内容，选择适合的家用消毒剂，以保证使用安全。

我们该如何应对？

1. 家用消毒剂种类的选择

目前家庭用消毒剂种类繁多，消毒剂的选择和使用也要讲究科学性，否则会事与愿违。常用消毒剂的种类有：

（1）含氯消毒剂：剂型有液体、片剂、粉剂等，液体含氯消毒剂和泡腾片剂计量方便，更适于家用。如84消毒液、漂白粉以及市面上的威露士等。84消毒液是一种强效含氯消毒剂，可杀灭包括乙肝病毒在内的各种常见病原微生物，有乙肝患者的家庭可选用这种消毒剂，用来消毒患者的衣服和相关生活用品。

（2）含碘消毒剂：家庭常用的有碘伏、安尔碘，可杀灭细菌繁殖体、真菌和部分病毒，可用于皮肤、黏膜消毒，以及创伤清理、感染伤口处理等。在家庭中可用于伤口的简单处理，十分方便、有效。

（3）高锰酸钾：即PP粉，属低效消毒剂，只能杀灭细菌繁殖体。不过如果家里不做大型消毒，只是局部清洁，那么用PP粉或漂白粉液就可以了。使用时，按每升水放100～200 mg PP粉配制，做皮肤黏膜消毒，如痔疮或外阴部疾患坐盆浴消毒。

2. 家用消毒剂的使用

正确选择消毒剂后，还应注意正确使用，防止因配制、使用不当对人体造成伤害。

（1）配制消毒液的容器要清洁，不能留有洗涤剂，消毒液要现配现用，不宜久存。

（2）消毒剂浓度要按说明书精确配制，特别是对皮肤、织物、金属物品，消毒液如使用过量会产生损害作用，浓度不足则无效。

（3）消毒过程中被消毒物品必须完全被消毒液浸没或湿润，并达到规定作用时间才能具有消毒效果。

（4）避免消毒剂与肥皂、洗涤剂等接触，以免其与消毒剂产生拮抗作用。如被消毒物品太脏，最好进行消毒→清洁→再消毒过程。

（5）各种消毒剂均系外用品，有的对人体有刺激或损害，配制消毒液时应戴口罩和手套，做好个人防护，严防进入口腔和眼睛，如果不慎进入，需立即用清水冲洗或及时到医院治疗。被消毒物品经消毒后，要用清水清洗，除去残留，以免对皮肤黏膜产生伤害。

（6）不同的消毒剂严禁混合使用（图2-4-1-1），以免发生化学反应，

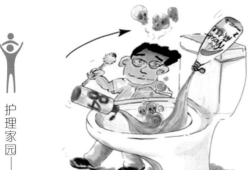

图2-4-1-1　消毒剂不可混合使用

产生氯气等强毒性物质。不宜让儿童独自接触和使用各种消毒剂，需应用时应在成人帮助下进行。

🔒 **温馨提示**

家庭使用消毒剂时除了考虑消毒效果外，还应考虑消毒剂对被消毒物品或对象是否有损害作用。

（1）含氯消毒剂对织物有漂白作用。

（2）含酒精的消毒药物不能用于黏膜。

（3）过氧乙酸对金属物品有腐蚀作用。

（4）醛类、酚类消毒剂不能用于食具消毒。

反思与拓展

消毒剂的消毒作用是万能的吗？只要是消毒剂就能杀灭各种细菌吗？

其实，消毒剂的消毒作用分为高效、中效、低效三种。低效消毒剂只能杀灭抵抗力较低的微生物，如一般肠道致病菌与呼吸道病毒；中效消毒剂除能杀灭抵抗力较低的微生物外，还能杀灭抵抗力中等的结核杆菌、肝炎病毒、真菌等绝大部分致病微生物；高效消毒剂，又称灭菌剂，可杀灭一切微生物，包括抵抗力最强的细菌芽孢与真菌孢子。因此，首先必须根据消毒对象污染情况来选择相应水平的消毒剂。打破只要是消毒剂即消毒什么都有效的观念。

当家里有婴幼儿时为了保护孩子不受微生物的侵袭，是否应大量使用家用消毒剂呢？

这是一个误区。孩子0~3岁是免疫系统发育的重要阶段，接触正常菌群能逐渐增强孩子的身体免疫力。如果家庭经常大量使用消毒剂，孩子的免疫系统就得不到锻炼，一旦外出接触到病菌，免疫系统立即缴械投降，反而容易生病。

二、常用消毒灭菌法

相关情景

王伯伯,52岁,因痔疮急性发作疼痛难忍去看医生,医生为其开了药物,建议其回家坐浴。回家后,王伯伯发现家里没有干净的盆子,于是想起用燃烧法对家里的搪瓷盆进行消毒,他倒了一些酒精点燃,对盆子进行消毒,结果发现酒精量太少了。于是,他拿起酒精瓶直接往燃烧的盆子里倒去,引发了火灾。

这是怎么了?

正确使用消毒剂,掌握消毒和灭菌的方法,是确保健康、防治疾病传播和交叉感染的重要措施。王伯伯虽然知道消毒的常识,但是由于没能掌握燃烧法灭菌的正确操作方法,直接往燃烧的盆子里添倒酒精,后果不堪设想。所以,我们不但要有家庭消毒灭菌的观念,还要掌握正确的操作方法,才能达到理想的效果,保证我们的健康和安全。

我们该如何应对?

家庭常用的消毒灭菌方法有以下几种:

1. 天然消毒法

利用日光等天然条件杀灭致病微生物,达到消毒目的,称为天然消毒法。

(1)日光曝晒法(图2-4-2-1):日光由于其热、干燥和紫外线的作用,而具有一定的杀菌力。日光杀菌作用的大小受地区、季节、时间等因素影响,日光越强,照射时间越长,杀菌效果越好。日光中的紫外线在通过大气层时,会因散热和吸收而减弱,而且它不能全部透过玻璃,因此,必须直接在阳光下曝晒,才能取得

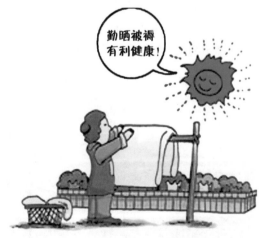

勤晒被褥有利健康!

图2-4-2-1 日光暴晒

杀菌效力。日光曝晒法常用于书籍、床垫、被褥、毛毯及衣服等的消毒。曝晒时应经常将被晒物品翻动，使物品各面都能与日光直接接触，一般在日光下曝晒4~6小时可达到消毒目的。

（2）通风（图2-4-2-2）：通风虽然不能杀灭微生物，但可在短时间内使室内外空气交换，减少室内致病微生物。通风的方法有多种，如用门、窗或气窗换气，也可使用换气扇通风。居室内应定时通风换气，通风时间一般每次不少于30分钟。

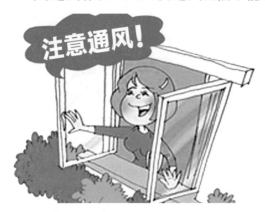

图2-4-2-2　通风

2. 物理消毒灭菌法

利用热力等物理作用，使微生物的蛋白质及酶变性凝固，以达到消毒、灭菌目的，称为物理灭菌法。

（1）燃烧法：是一种简单易行、迅速彻底有效的灭菌方法，但对物品的破坏性大，多用于耐高热，或已带致病菌而又无保留价值的物品，如被某些细菌或病毒污染的纸张、敷料。搪瓷类物品如坐浴盆，也可以用火焰燃烧消毒灭菌，但应先将盆洗净擦干，再倒入少许95%酒精，点燃后慢慢转动浴盆，使其内面完全被火焰烧到。应用此法时，要注意安全，须远离易燃或易爆物品，以免引起火灾。

（2）煮沸法：是一种经济方便的灭菌法，一般等水开后计时，煮沸10~15分钟即可杀死无芽孢的细菌。可用于食具（图2-4-2-3）、毛巾、手绢等不怕湿而耐高温物品的消毒灭菌。

（3）高压蒸汽灭菌法：利用高压锅内的高压和高热释放的潜能进行灭菌，此法杀菌力强，是最有效的物理灭菌法。待高压锅上汽后，加阀再蒸15分钟，适合消毒棉花、敷料等物品。

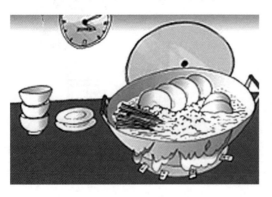

图2-4-2-3　煮沸法

3. 微波消毒灭菌法

微波对各种生物都有很好的杀灭作用,所用时间短、杀灭效率高,凡能耐热的非金属物均可用此法进行消毒,例如内衣、内裤、瓷碗、磁盘、竹筷木筷、玻璃器皿等。任何一种国家批准生产的合格品牌的普通民用微波炉高温档3分钟以上,对一般细菌病毒等有害微生物均可起到消灭的目的。

4. 化学消毒灭菌法

化学消毒灭菌法是利用化学药物渗透细菌体内,破坏其生理功能,抑制细菌代谢生长,从而起到消毒的作用。家庭常用化学消毒灭菌方法有以下四种:

(1)擦拭法:用化学药液擦拭被污染的物体表面,常用于地面、家具、陈列物品的消毒(图2-4-2-4)。如用0.5%～3%漂白粉澄清液、84消毒液等含氯消毒剂(购买时要看好有效期及使用方法),擦拭墙壁、床、桌椅地面及厕所。

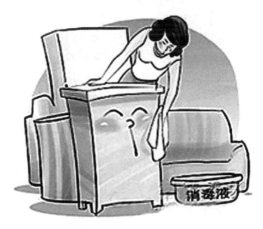

(2)浸泡法:将被消毒物品浸泡在消毒液中,常用于不能或不便蒸煮的生活用具。浸泡时间的长短因物品及溶液的性质而有不同。如用1%～3%漂白粉澄清液浸泡餐具、便器需1小时,用0.5% 84消毒液浸泡需15分钟,而用0.02%高效消毒片浸泡只

图2-4-2-4 擦拭法

需5分钟,就可以达到目的。若浸泡呕吐物及排泄物,不但消毒液浓度要加倍,而且浸泡时间也要加倍。

(3)喷雾法(图2-4-2-5):是用喷雾器将化学消毒灭菌剂均匀地喷洒于空间或物体表面以达到消毒灭菌效果的方法,该法常用于地面、墙壁、周围环境等的消毒,须注意的是喷洒消毒剂时必须使物体表面完全湿透才能起到消毒作用。如,厕所:经常冲洗厕所是降低污染的一个有效方法,家庭成员如有发生肠道或

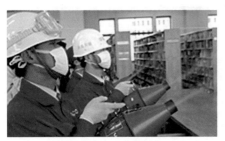

图2-4-2-5 喷雾法

其他传染病时可用含氯消毒液 5000 mg/L 喷洒冲洗消毒；鞋柜：保持清洁干净，必要时可用含氯消毒液 500 mg/L 喷洒冲洗消毒。喷雾消毒法的缺点是保持时间较短，2 小时后空气含菌率又有回升。

（4）熏蒸法：家庭常用食醋熏蒸，每立方米用 3 ~ 10 mL 食醋，加水 2 ~ 3 倍加热熏蒸，用于室内空气消毒（图 2-4-2-6），对于预防流感等呼吸道传染病有效。

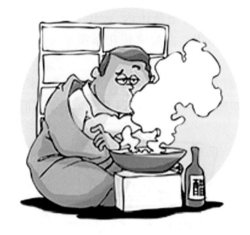

图 2-4-2-6　熏蒸法

温馨提示

（1）日光曝晒法照射时间不少于 6 小时，注意定时翻动，使物品各面均受到阳光照射。

（2）燃烧法使用时要注意安全，远离氧气、汽油等易燃易爆物品；在燃烧过程中不得添加乙醇，以免引起烧伤或火灾。

（3）煮沸消毒法用来消毒玻璃制品时，应用纱布包裹，在冷水或温水时放入。

（4）高压蒸汽灭菌时，包裹不宜太大，不宜过紧，放置时各包之间应留有空隙，保证灭菌效果。

（5）金属制品不能用微波消毒灭菌法。

反思与拓展

现在市面上有售家庭用的紫外线灯，应该如何正确使用呢？

紫外线属于一种低能电磁辐射，其波长在 210 ~ 328 nm 之间，一般认为具有最大杀菌作用的波长为 253.7 nm。由于紫外线消毒法经济、安全、方便，被广泛用于空气、物体表面等的消毒处理（图 2-4-2-7）。紫外线对细菌、病毒、真菌等微生物甚至部分芽孢均有杀灭作用，但杀菌效果易受到穿透力、温度及相对湿度等环境

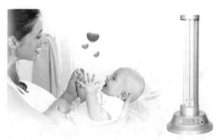

图 2-4-2-7　紫外线灯

因素的影响。

（1）消毒时房间内应保持清洁、干燥，空气中不应有过多灰尘或水雾，以减少对紫外线的影响。若温度过低或相对湿度过高，应适当延长照射时间。

（2）保持紫外线灯管外表洁净：紫外线灯管表面应经常用乙醇棉球轻轻擦拭，除去上面的灰尘和油垢，以免影响照射效果。关灯后，待灯管冷却 3～4 分钟再开灯或移动灯管，以免灯管损坏。

（3）合理掌握照射时间和照射方法：照射时间应从开灯 5～7 分钟后开始计算。用于空气消毒时，室内每 10 m² 应安装 30 W 紫外线灯管一支，有效照射距离不应超过 2 m，照射时间为 30～60 分钟；用于物品消毒时，应选用 30 W 的紫外线灯管，有效距离为 25～60 cm，消毒过程中应定时翻动物品，使物体的各个表面均能被紫外线直接照射，每个表面均应照射 20～30 分钟。

（4）有效防护：由于紫外线对人的眼睛、皮肤均有强烈的刺激，紫外线照射时产生的臭氧也对人体不利，故紫外线照射时人应尽量离开房间，必要时戴防护镜并穿防护衣或用纱布遮盖双眼、用被单遮盖暴露的肢体。照射后应开窗通风。

三、家庭隔离法

相关情景

王大妈的儿子今年 30 岁，外出打工，至今已两年多，最近常常咳嗽，感觉疲乏无力，食欲不振，逐渐消瘦，熟睡时经常出汗，几乎湿透衣服，睡醒之后出汗停止。他以为是受凉感冒了，便请假去看医生，结果被诊断为肺结核。因为目前处于活动期，症状较明显，医生建议其回家修养、治疗。家里人得知他患了肺结核，都非常恐慌，不知所措。

这是怎么了？

肺结核是由结核分枝杆菌引发的肺部感染性疾病，是严重威胁人类健康的疾病。结核分枝杆菌的传染源主要是排菌的肺结核患者，通过呼吸道传播。很多传染病不但危害患者的身体健康，而且还威胁着周围人的身体健康，所以家庭隔离与消毒是千万不可忽视的。家庭隔离是指将病人安置在尽量避免与家中成员直接或间接接触的环境中,无条件者可建立以床周围为单位的小面积隔离区。目的主要是防止病人将疾病传染给他人,以免传染病扩散而引起流行。其实,如果我们采取了相应的家庭隔离措施,就可以很好地预防和控制疾病的传播,反之,则容易将疾病传染给他人,威胁他人的健康。那么如何进行家庭隔离呢?

 我们该如何应对?

当家里有传染病病人的时候,搞好家庭隔离是预防疾病传染的重要措施。

1. 居住隔离

如果有条件病人应单住一室,如果与健康人共居一室,也应做到分床分被。需要进行隔离的病人包括流感、麻疹、流行性脑脊髓膜炎等呼吸道传染病人,传染性肝炎、肺结核病人等。

2. 用具隔离

病人所用的食具、衣服被褥、毛巾、脸盆、水杯等生活用品,最好分开专用,单独保管,单独洗涤消毒。尤其是消化道传染病如痢疾、伤寒、肝炎等病人,更要着重做好这些隔离消毒。

3. 生活隔离

不吃病人剩下的食物,不接触病人和病人用过的东西,一旦接触,要彻底清洗。告诉病人不要随地吐痰,不对别人打喷嚏,不把自己吃剩下的东西给别人。

 温馨提示

(1)消化道传播的传染病病人不要和家里其他人合餐,吃剩下的食物不要给其他人吃,不能给小孩喂饭、喂奶,更不能让病人做饭。

(2)不是出于护理病人之必需,健康人尽量不要去接触病人用过的东西。

(3)为了及时消毒,可在病人床旁准备一盆0.5%的过氧乙酸消毒液(每天更换一次),接触病人之后正确洗手(图2-4-3-1),然后将双手放在消毒液中浸泡5分钟。市售的84消毒液也可,或用肥皂流水反复彻底地冲洗双手多遍。

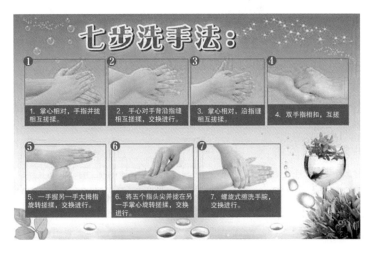

图 2-4-3-1　七步洗手法

（4）家里其他人在病人患病期间要注意个人卫生,最少要做到饭前、便后多洗几次手。

（5）对病人的餐具每天洗刷后最好进行煮沸消毒,其他用品能煮的也可煮沸消毒,煮沸时间为30分钟。

（6）有小孩的不要搂抱小孩。对病人的活动范围要限制,行动要约束,不要到健康人家去串门、聊天、玩耍,不去电影院、舞厅、图书馆等公共场所,不要毫无防备地对着别人咳嗽、打喷嚏和随地乱吐痰,禁止拥抱、接吻,患病期间尽量不要过性生活。

（7）病人外出或与他人见面、谈话时要戴口罩。病人居住的房间要经常保持通风,有条件者可用紫外线照射消毒。

反思与拓展

和乙肝病人一起就餐、握手、拥抱,会被传染吗? 医学研究发现,如下的行为都不能引起乙肝病毒的传播:

1. 一起就餐

消化道不适合乙肝病毒的生存,一起就餐不会被传染乙肝。

2. 相互握手

尽管在乙肝病毒携带者的汗液中可能检测到乙肝病毒标志物,但握手仍是安全的。不是病菌、病毒落到手上就一定发病,人体还有自己的抗病能力,汗水中也含有一种酸类,不利于病菌、病毒的生长。

3. 礼仪性接吻

乙肝病毒携带者的唾液中可能含有乙肝病毒，但礼仪性接吻不沾染唾液，属于"干接吻"，即使口唇相互接触也没有问题。

4. 相互拥抱

这是一种常用的礼节性行为，因为没有实质性接触，不会造成乙肝病毒的传播。

5. 共同游戏、旅游

在野外进餐、相互搀扶、说笑谈话都不能引起乙肝病毒的传播，因为乙肝带毒者体内的病毒和对方没有传播的渠道，只是一般的接触，不会被传染。

6. 同室居住

同学们在一个集体宿舍里，其中有乙肝病毒携带者，是不会发生传染的，乙肝病毒不能在空气中存活和复制。每一种病菌和病毒，都有自己独特的传播渠道，乙肝病毒主要通过血液这一渠道传播，不会从呼吸道侵入人体，即使对方打喷嚏或咳嗽，也不能构成传染。

第五节　怎样照护留置导管的病人

一、胃管

相关情景

李姐的妈妈今年78岁了，半年前突发脑血栓偏瘫，最近经常出现喝水呛咳，甚至食物从口鼻处喷出的情况，没办法顺利进食。医生说要插一根胃管，这样可以把食物经胃管灌入胃内，李姐觉得这的确解决了妈妈吞咽困难的问题，但是要长期鼻饲，怎么才能做好居家护理呢？

这是怎么了？

如果病人有吞咽困难、口腔疾患、昏迷等情况不能经口进食，或者病人拒绝进食时,将鼻饲管由鼻腔经咽部插入胃内(图2-5-1-1),从管内灌注流质食物、水分和药物,可以维持其营养,满足治疗的需要。

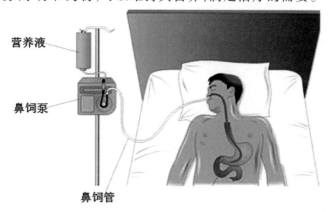

营养液

鼻饲泵

鼻饲管

图2-5-1-1 鼻饲

插管和拔管的过程是由医院的护士或者上门服务的居家护士来完成的,家人自己千万不要尝试,因为不掌握得当的方法有可能会误入气管而造成危险。

鼻饲管固定好以后,配制鼻饲饮食以及每日的鼻饲注入可由家人自己操作,而插好的鼻饲管一般可以保留一个月左右,如果鼻饲管质量上乘,再加上精心的护理,最长还可以保留到三个月,所以家人一定要做好留置胃管期间的护理。

我们该如何应对?

1. 准备鼻饲液

经由胃管灌入胃内的必须是流质的液体,药片也要研碎用温水化开才可以灌入。否则有可能堵塞胃管,同时还不利于消化。

(1)常用的鼻饲液有牛奶、豆浆、果蔬汁、汤类等,也可以购买鼻饲膳食的产品如蛋白质粉、能全素等。

(2)如果病人的消化功能没问题,为了保证营养全面,完全可以将各种食材用料理机打碎成匀浆来制作鼻饲饮食(图2-5-1-2)。下面举个例子,大家可以照着做,也可以自己根据病人的需要来搭配。

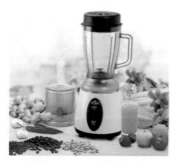

图2-5-1-2 鼻饲饮食

混合奶配方:4枚鸡蛋、100 g白糖、15 g香油、100 mL果汁混合,调打均匀。然后把牛奶煮沸,稍晾凉一会,冲入上述混合物中,边冲边搅,勿使鸡蛋结块,加入食盐,滤去粗渣,待温度降低至38～40℃即可鼻饲。上述例子中的牛奶亦可替换为奶粉、面粉炒、米汤清、豆粉、米粉、藕粉、肉汤、鸡汤等流质,煮沸后冲调鸡蛋、白糖、香油等的混合食物。

2. 鼻饲方法

(1)照顾者洗手,协助病人坐起,如果不能起床,可以抬高床头,这样可以防止鼻饲液的倒流。

(2)将灌注器(图2-5-1-3)连接于鼻饲管末端,回抽活塞,如果有胃液抽出,证明鼻饲管在胃内之后才能向胃内灌注食物。

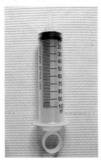

(3)注入10～15 mL温开水冲管,同时观察病人有没有呛咳等异常反应,再缓慢注入鼻饲液,最后注入少量温开水冲洗鼻饲管,防止胃管中残留的食物变质或干结堵塞。

(4)鼻饲结束后塞好胃管末端盖子,或者将胃管末端反折,用纱布裹住,再用皮筋扎牢,妥善固定。

(5)清洗灌注器及餐具,晾干后备用。

图2-5-1-3 灌注器

 温馨提示

(1)配制鼻饲液所用的用具要注意清洗彻底,配制过程也要注意卫生,否则会使食物污染,这样不但不利于保存,还会引起病人腹泻。

(2)酸性的果汁、菜汁会使蛋白质凝固成颗粒堵塞胃管,所以不能与牛奶同时喂服。

(3)将准备好的鼻饲液冷藏保存,每次使用时倒出150～200 mL,加热至适宜温度后使用,要注意如果是用牛奶制作的鼻饲液,不能放于炉子上直接加热,可以在热水中坐热。

(4)每次灌注鼻饲液后应反折鼻饲管末端,避免注入空气,以免引起腹胀。

(5)每次鼻饲量不能超过200 mL,间隔时间为2～3小时,每天6～7次。

(6)鼻饲后半小时尽量保持喂食时的体位,半小时内不要进行翻身、拍背。

(7)长期鼻饲的老人应每日进行2次口腔护理,也就是用生理盐水棉球擦拭牙齿及口腔黏膜,可有效预防口腔感染。

（8）鼻饲管要做好标记，以便脱出时能及时发现。如果鼻饲管有脱出，要请护士来处理，自己不要擅自插入。

反思与拓展

除了供给病人水分及流质饮食外，还有哪些情况下需要插胃管呢？

1. 胃肠手术前

放置胃管是为了防止麻醉及手术过程中的呕吐、误吸，同时也可以排空胃腔便于手术操作。一般会在手术后3~4天胃蠕动恢复后拔除。

2. 肠梗阻、重症胰腺炎

放置胃管是为了吸出胃肠道内的气体和液体，减轻腹胀、降低肠腔内压力，减少肠腔内的细菌和毒素，有利于改善局部病变和全身情况。一般也会在病情缓解时拔除。

二、导尿管

相关情景

王先生，43岁，半年前开车上班时发生了车祸，经过抢救脱离了生命危险，但导致了外伤性截瘫，大小便失禁，这半年来一直带着导尿管，由妻子在家照顾。这几天，王先生每天下午就开始发烧，同时妻子发现其尿液比较浑浊。

这是怎么了？

留置导尿是将导尿管由尿道插入膀胱后固定，外接集尿袋，将膀胱中的尿液持续引流出来的一种技术。王先生的情况是外伤性截瘫引起的排尿功能障碍，也就是尿失禁，尿液不受控制地流出，浸湿被褥，不但让病人觉得不舒服，也是压疮发生的一个危险因素。为了保持病人皮肤和床铺的干燥，要进行留置导尿，同时也可以借助导尿管进行膀胱功能的训练，帮助排尿功能的康复。还有一些病人因各种原因引起尿路梗阻，这就会导致尿潴留，留置导尿可以将尿液持续引出，减轻病人痛苦。但是留置导尿后，导尿管长期刺激尿道和膀胱黏膜，破坏了正常的生理环境，细菌容易侵入发生泌尿系感染，同时，如果引流不畅，还会导致肾积水，甚至肾衰竭。所以做好留置导尿的居家护理非常重要。

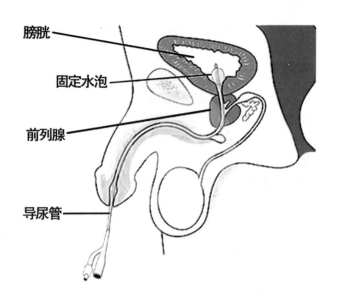

膀胱

固定水泡

前列腺

导尿管

图 2-5-2-1　留置导尿

我们该如何应对？

　　导尿管的插管和拔管最好由护士或者经过专业培训的人操作,自己不要擅自拔除和插入导尿管,以防损伤尿道黏膜。留置导尿的居家护理重点是要做到预防尿路感染和促进膀胱功能恢复。

1. 预防尿路感染

　　(1)导尿管要定期更换,不同材质的导尿管更换时间是不一样的。橡胶导尿管应每周更换一次;乳胶导尿管需要每两周更换一次,硅胶导尿管(图2-5-2-2)每月更换一次即可。

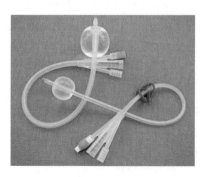

图 2-5-2-2　硅胶导尿管

　　(2)一定要让病人多喝水,保证每天饮水量在 2000 mL 以上,如果有出汗则增加饮水量,使每日的尿量在 1500 mL 以上。这样可以产生很多的尿液,对膀胱起到自然冲洗的作用,预防尿路结晶和尿路感染。但不要喝浓茶和咖啡,以防结石的生成。

　　(3)尿袋和导尿管要保持在病人耻骨联合以上,也就是说不能低于膀胱,这是为了防止尿液倒流引起的感染。尤其是病人下床活动或者为病人更换尿袋的时候要特别注意,不要使尿液倒流。

（4）尿道口每天要用0.5%碘伏消毒1～2次,保持局部的干燥和清洁。

（5）定时进行膀胱冲洗（图2-5-2-3）。可以用生理盐水瓶连接输液器冲洗,也可以用1:1000的呋喃西林溶液连接专用的膀胱冲洗器冲洗,根据病人情况冲洗,每周不少于2次。冲洗方法如下:

冲洗瓶悬挂在床旁输液架上,瓶高距病人骨盆40～60 cm,输液管下端接三通管,另外两端分别连接尿管和引流管。冲洗时先将引流管夹闭,以60滴/分钟的速度输注冲洗液,每回注入100 mL之后夹闭输液管开放引流管,使冲洗液流出,如此反复,每次冲洗3～4回。

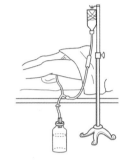

图2-5-2-3　膀胱冲洗

（6）定时排放集尿袋中的尿液,并注意观察有没有浑浊、沉淀和结晶,如果发现要警惕是不是发生了泌尿系感染,要及时求助于医生。

2. 加强功能锻炼

（1）定期开放导尿管:一般每3～4小时开放一次,在放尿时提醒病人有意识参与排尿,这样保持一个类似于自然排尿的节律,可以使膀胱壁逐渐地、有规律地承受一定压力,利于训练膀胱的收缩功能。

（2）手法按摩:经过关闭尿管,病人膀胱充盈时,由外向内按摩下腹部,由轻到重,均匀用力,待膀胱缩成球状,开放导尿管,一手托住膀胱底,向前下方挤压膀胱,加压排尿,尽量使膀胱排空。

经过以上两种方法结合训练,如果病人能感觉到膀胱胀满和尿液溢出,即可在医院试行拔管。

温馨提示

（1）导尿管护理还要时刻小心,不能使导尿管受压、弯曲,甚至脱出,这都会导致引流不畅,甚至尿道损伤。

（2）如果发现病人经常有尿液从尿道流出来,有可能是气囊内的水太少不能很好地堵塞尿道口,只需要再向气囊内注水就可以了。也有可能是因为长期留置导尿形成的挛缩性膀胱,这个时候最好是求助医生。

（3）长期留置导尿难免会发生各种并发症,所以如果条件允许,可以采用间歇导尿法,最后达到拔除导尿管的目的。

反思与拓展

除了引流尿液外,还有哪些情况下需要插导尿管呢?

(1)做腹部手术时需要用导尿管排空膀胱内的尿液,防止术中膀胱胀满导致误伤。

(2)病人病情危重时,可用导尿管引流出尿液,以便随时监测尿量。

(3)膀胱癌患者需要借助导尿管向膀胱内灌注药液,来做局部化疗。

三、膀胱造瘘管

相关情景

75岁的王大爷有严重的前列腺增生,一直排尿困难,这两天完全排不出尿液,小腹又涨又疼,急坏了家人,赶紧带他上医院,医生说是因为前列腺压迫尿道导致的急性尿潴留,鉴于各种原因,建议做膀胱造瘘。

 这是怎么了?

膀胱造瘘是经小腹切开或穿刺进入膀胱,放置导管,引流出尿液的一种方法(图2-5-3-1)。除了高位截瘫病人之外,还适用于老年性前列腺炎、尿道肿瘤、神经性膀胱炎导致的排尿困难。这些病人无法经尿道进行留置导尿或者长期留置导尿引起反复感染时,医生就会建议病人进行膀胱造瘘。

膀胱造瘘术的病人改变了正常的排尿途径,承受着身体的痛苦和心理上的压力,而且还容易发生感染、漏尿等并发症,所以照顾者一定要耐心、细致,做好膀胱造瘘的居家护理。

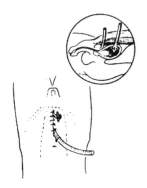

图2-5-3-1 膀胱造瘘

 我们该如何应对?

(1)为病人准备清淡、易消化的食物,保持大便通畅,以免排便用力,腹压过高引起伤口渗血和瘘管脱出。多吃富含蛋白质和维生素的食物,有利于细胞组织的恢复及营养神经的作用,避免食用动物内脏和高钙、高草酸食物,防止结石的形成。

（2）要适当饮水，可以起到稀释尿液冲洗尿路的作用，但一定注意每日饮水量要分配均匀。

（3）要保持造瘘口的清洁和干燥（图2-5-3-2），及时清理造瘘口的分泌物，每天用5%的碘伏消毒造瘘口的皮肤，定期更换敷料，若有尿液外渗的情况，可使用防漏膏。

（4）引流袋的位置应低于造瘘口10 cm左右，不可高于造瘘口，防止尿液回流造成逆行感染。外出要备好尿袋，可用别针固定在裤子内面，适当喷点香水减轻尿液异味。引流袋每周更换两次，若被污染应立即更换。

（5）要经常观察引流出的尿液颜色、性状、排放量、气味是否正常，若尿液出现混浊，坏死脱落组织较多，则提示膀胱内有感染，应立即到医院就诊。

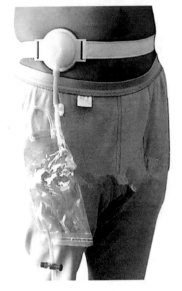

图2-5-3-2　造瘘口

温馨提示

学会膀胱造瘘的居家护理，既能方便生活，又能节约住院费用，减轻家庭经济负担。但一定要注意，下列情况下还是要去医院处理，自己不能在家处理。

（1）当造瘘口周围红肿、疼痛，有尿液漏出时。

（2）当需要更换尿管时。

（3）当发现尿液混浊，甚至有血性渗出物时。

（4）当引流管堵塞时。

反思与拓展

永久性膀胱造瘘者多以老年人为主，由于体质较弱且需长期带管生活，所以家庭支持和自我管理显得非常重要。照顾者要掌握相关知识和操作方法，减轻病人痛苦，使病人维持自尊，乐观面对现实，实现自我生存价值。

四、人工肛门

相关情景

　　45岁的张先生一个月前被诊断为直肠癌,医生告诉他,如果能尽快手术切除,预后是很乐观的。但让张先生苦恼的是,手术后要安装人工肛门,也就是说他以后要通过腹部的一个造瘘口来排泄,这多难堪啊!

这是怎么了？

　　当病人由于各种原因无法正常使用肛门排便时,就必须以人工手术的方式由另一个出口来排泄每日产生的粪便,这个出口不是我们正常的肛门,而是在腹部的一个人工造口,即人工肛门,又叫作造瘘(图2-5-4-1)。大部分人工肛门因为没有直肠感觉神经和括约肌,早期的时候病人感觉不到便意也无法控制排便,通常有粪便就会不自主地流出,所以病人经常会觉得很难堪,他们总是担心别人会嫌弃他们的气味。照顾者一定要理解病人,要认识到人工肛门并不是一种疾病,只是一种治疗方式而已,只要护理得好,就不会对健康有影响,完全可以正常生活。

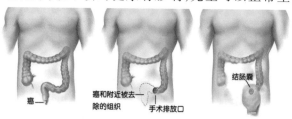

图2-5-4-1　人工肛门(肛门癌症手术与结肠开口术)

我们该如何应对？

1. 饮食照顾

　　(1)手术后1～3周先进食低渣饮食,以后可以进食普通饮食。

　　(2)要注意食物的种类会影响大便的气味,所以尽可能避免食用引起胀气的食物,如豆子、山芋、洋葱、香蕉、青椒、甘蓝、啤酒、蒜、木瓜、牛奶等,可多食用米饭、馒头、面条、豆腐、豆干和除了上述禁忌水果之外的所有水果和无梗的蔬菜。

（3）有严重的腹泻问题时，避免食用果汁、绿豆、花菜和粗纤维的水果，可食用苹果酱、花生酱、米饭和煮沸过的牛奶，可硬化粪便。如果有便秘，食物选择宜富含纤维素，多吃水果蔬菜等。

（4）在食物的烹调方法上，尽量选择蒸、煮，避免煎炸。

2. 要避免病人从事重体力劳动

特别是不能提重物，这样会使腹压增加，导致造口周围疝气发生。待病情稳定后可以适当参加体育锻炼，如慢跑、网球等。如果要进行长时间的活动，为了防止疝气发生可以用束腹带保护（图2-5-4-2）。

3. 保持清洁

水对人工肛门并无害处，洗澡时可用造口袋覆盖造口，如果造口没有粪便持续溢出，可以拿开造口袋洗澡。当然，采用淋浴的方式最好，注意避免洗澡时间太长。

4. 衣着舒适

人工肛门的病人穿着的衣服以柔软、舒适、宽松为原则。

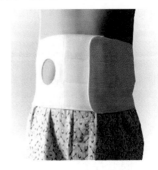

图2-5-4-2　束腹带

5. 有效防漏

肛袋大小一定要合适，这样可以有效防漏（图2-5-4-3）。同时应准备多个肛袋，及时更换，交替使用，当袋内积有三分之一粪便就应该及时倾倒，将换下的肛袋放于0.5%的洗必泰溶液中浸泡30分钟后洗净晾干备用。如果病人粪便成型，并能定时排便，可不用肛袋，在造口处覆盖纱布即可，因为肛袋粘贴过久会损伤造口黏膜和周围的皮肤。

6. 建立定时排便的习惯

一般以早餐后为佳，排便时选择左侧卧位，可在腹部以顺时针的方向按摩，促使粪便排出。也可

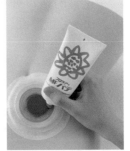

图2-5-4-3　肛袋防漏

以定时进行结肠灌洗训练肠道规则地蠕动，以达到规律排便的目的。

7. 保护造口周围皮肤

要经常观察造口周围皮肤有无红肿、破溃、疼痛等现象，每次排便后用温水、中性肥皂液清洗，并涂上氧化锌软膏以保护皮肤。

8. 社会支持

病人可正常工作、生活和参加社会活动，照顾者要多和病人沟通交流，

帮助其乐观地看待人工肛门,鼓励其参加造瘘病人协会,重拾自信。

 温馨提示

如果日常护理按照上述要求做,人工肛门病人完全可以像正常人一样生活,但也要注意观察,如果出现以下几种情况,要警惕人工肛门的并发症:

1. 肠梗阻

大部分是因为造口部位的肠管疝出导致的梗阻,病人会出现腹胀、呕吐,并且腹部可以明显观察到疝的突起,如果疝出较多不能回纳,应及时就医进行手术治疗。

2. 粪便嵌顿

是由于饮食不当导致的粪便干结,不易排出。平时应注意养成定时排便的习惯,如果出现粪便嵌顿,可用液状石蜡100 mL口服或者用淡盐水灌洗。如果不能解决应及时就医。

3. 脱垂

肠管脱出造口外。如果是轻度的脱垂不需要治疗,但要注意避免肠管黏膜受摩擦损伤,如果脱出的部分较长,易造成肠黏膜的炎症和溃疡,应及时就医。

4. 肠管坏死

正常的造口处黏膜应该是红润、富有光泽的,如果黏膜呈紫色、灰色或者黑色,并常有恶臭的分泌物,造口周围的皮肤红肿,伴有发热的症状时,应及时就医。

反思与拓展

人工肛门病人能否自我控制排便呢?

虽然人工肛门没有感觉神经和括约肌,但是经过定时的灌洗,很多病人是可以建立定时排便的习惯的,而且灌洗能明显减少排便的次数,消除或者减轻人工肛门的气味,降低造口周围皮肤刺激反应的发生率,病人只需要在造口上盖一块纱布即可,免去了戴造口袋的麻烦,会觉得轻松很多(图2-5-4-4)。

(1)灌洗方法:①将清水倒入灌洗袋中,每次400~800 mL,以不感到腹胀为宜;②导管一头插入造口;③打开开关,让水流入肠内,控制速度在每分钟100 mL左右,保留30~45分钟;④接上引流袋,让粪便排出,可同时用手按摩腹部;⑤擦干净造口。灌洗后长时间内不会有粪便排出,故贴上简易造口袋或者纱布即可。

（2）灌洗时需注意：①灌洗液的温度为 36 ℃左右，时间一般选在早餐或晚餐后 30~60 分钟，最好每天在固定的时间，用一定量的水灌洗，有利于促进排便规律的形成。灌洗过程中如果有腹痛、恶心、呕吐的症状，先暂停，待症状消失后再继续。②进行造口灌洗，一定要先征得医生的同意，前两次也要在造口师的指导下完成。熟悉之后，可由病人自行操作，准备专用的灌洗用具，独立的卫生间（图 2-5-4-5）和适量温开水即可。

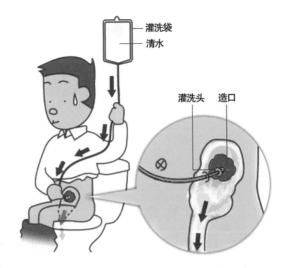

图 2-5-4-4　灌洗

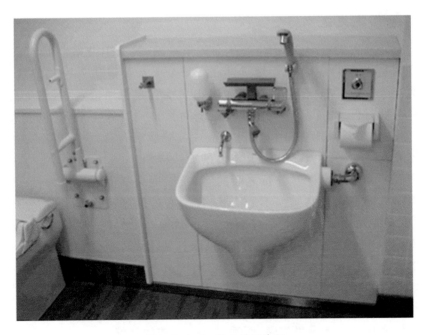

图 2-5-4-5　独立的卫生间

第六节　怎样护理居家临终病人

一、临终关怀

相关情景

> 58岁的王阿姨患乳腺癌,已发生骨转移,自知不久于人世。她的女儿不愿意放弃希望,带王阿姨四处求医,鼓励她做各种治疗。女儿在的时候,王阿姨故作坚强,和女儿说说笑笑,似乎很开心,可当女儿不在的时候,她经常一个人偷偷抹眼泪。

 这是怎么了?

人最宝贵的是生命,出生是生命的第一站,给人生带来生机与活力,临终则是生命的最后阶段,换句话说,每个人都要经历一个临终状态。虽然当今医学科技飞速发展,但也有很多疾病是无法治愈的,当生命走到尽头的时候,每个人都希望平静而有尊严地离开这个世界,但完成这个过程,大多数人需要一根"拐杖"——一半是家人、社会不离不弃的支持与关爱,还有另一半是对死亡本身的安然接纳。

临终关怀就是针对弥留之际的病人,以提高其生活质量为目标,通过消除或减轻病痛和其他不适症状,排解心理问题和精神烦恼,令病人宁静、安详地面对死亡。临终病人的照顾者一定要体会临终病人的心理,不要一味地以延长生命为目的,采取各种使病人痛苦的治疗措施,而忽略了病人的感受。

我们该如何应对?

1.为临终病人提供温暖、舒适、安静、整洁的环境

(1)临终病人的卧室以20 m² 左右为宜,太大会让病人觉得空旷孤独,可以在室内摆放鲜花和绿色植物,在墙上贴一些字画、照片,使房间充满生机,这样可以使病人心平气静,减少对死亡的恐惧。

(2)床边可以放一些便于取用的生活必需品,便于病人做一些力所能及的自理活动。

(3)还可以播放一些病人喜欢的戏曲、音乐、电视剧等,增加生活的乐趣,分散注意力减轻痛苦。

(4)此外,定时开窗通风,保持房间空气清新,温、湿度适宜,有利于病人休息和睡眠。

2. 做好基础护理

(1)弥留之际的病人食欲一般比较差,家人不应该为了补充营养强迫他吃,要注意食物的色香味,少量多餐,能吃多少就是多少,可以多征求病人的意见,为他准备他想吃的食物,不要严格地忌口,也不要把自己的意愿强加在病人身上。

(2)在饭后要协助病人漱口,如果昏迷不能漱口,则可以用棉球蘸盐水擦拭口腔黏膜及舌面,预防口腔感染,增进病人舒适感。

(3)要给病人提供舒适的卧位,每1~2个小时翻身一次,保持床单、衣物的干燥清洁和平整。

(4)定期给病人进行床上擦浴,以增进病人舒适感,同时可以消除临终病人身上特殊的气味,干燥的皮肤可以涂橄榄油润滑,对受压的部位可以进行按摩。

3. 观察病情,减轻病痛

当病人出现疼痛时,可根据医生指导使用止痛药,具体方法可参照癌症病人的三阶梯止痛疗法。同时做好临终病人恶心呕吐、呼吸困难、畏寒发冷等常见症状的对症护理,注意选择护理措施时以不给病人带来新的痛苦为标准。

4. 做好心理护理

(1)许多调查发现,临终的病人最后消失的是听觉,也就是说,即使病人是在昏迷状态,他也有可能听见周围的声音,所以要注意不要在病人身边谈论他的病情以及他不愿意听到的琐事,可以多握握病人的手,说一些他希望听到的话,让他不要在临终时感到孤独。

(2)照顾者也要善于调整自己的情绪,不能以悲观、恐惧,甚至厌烦的态度对待病人,以免增加病人的心理负担。

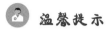 温馨提示

1. 以照料为中心

对临终病人来讲,治愈希望已变得十分渺茫,而最需要的是身体舒适、控制疼痛、生活护理和心理支持,因此,目标由以治疗为主转为对症处理和护理照顾为主。

2. 维护人的尊严

尽管病人处于临终阶段,但个人尊严不应该因生命活力降低而递减,个人权利也不可因身体衰竭而被剥夺,只要生命尚存,就应该被尊重,照顾者要注意保护病人隐私,尊重病人自己的意愿和选择。

3. 提高临终生活质量

有些人片面地认为临终就是等待死亡,生活已没有价值,病人也变得消沉,对周围的一切失去兴趣。家人不知该如何面对病人。临终关怀则认为:临终也是生活,是一种特殊类型的生活,所以正确认识和尊重病人最后生活的价值,提高其生活质量是对临终病人最有效的服务。

4. 共同面对死亡

有生便有死,死亡和出生一样是客观世界的自然规律,是不可违背的,是每个人都要经历的事实,正是死亡才使生显得有意义。而临终病人只是比我们早些面对死亡的人。死赋予生以意义,死是一个人的最终决断,所以,我们要珍惜生命、珍惜时间,要迎接挑战、勇敢面对。

反思与拓展

在照护临终病人时应掌握病人千变万化的心理活动,从而进行有效的护理。那么,临终病人会有哪些心理反应呢?

科学家研究发现,临终病人在得知自己生命即将结束时,一般会有以下几个阶段的心理变化:

(1)否认期:当病人间接或直接听说自己可能会死亡时,他第一个反应就是否认,"不可能","他们一定是搞错了",否认病情恶化的事实,希望出现奇迹。有的病人到临终前一刻仍不愿意接受事实。对此期病人,不可将病情全部揭穿。与病人交谈时,要认真倾听,表示热心、支持和理解,经常陪伴在病人的身边,让他感到没有被抛弃,而时刻受到人们的关怀。同时也要防备少数病人心理失衡,以扭曲方式对抗此期的负重感。

(2)愤怒期:当病人经过短暂的否认而确定无望时,一种愤怒、妒忌、

怨恨的情绪油然而起,"为什么是我?这太不公平了",于是把不满情绪发泄在接近他的医护人员及亲属身上。照顾者要把临终病人这种愤怒看成是正常的适应性反应,是一种求生无望的表现。做到谅解、宽容、安抚、疏导病人,让其倾诉内心的忧虑和恐惧,这样对病人是有益的,切不可以怒制怒。

(3)协议期:承认死亡的来临,为了延长生命,病人会提出种种讨价还价的要求,希望能缓解症状。有些病人认为许愿或做善事能扭转死亡的命运,有些病人则对所做过的错事表示悔恨。这种情绪对病人是有益的,能提供合作,延缓死亡的到来。因此,要尽可能地满足病人的需要,即使难以实现,也要做出积极努力的姿态。

(4)忧郁期:尽管采取多方努力,但病情仍日益恶化,病人已充分认识到自己接近死亡,心情极度伤感,抑郁寡欢。此时病人可能很关心死后家人的生活,同时急于交代后事。对这期病人,允许其哀伤、痛苦和诉说他的哀情,并耐心倾听。同时还应鼓励与支持病人,增加其和疾病做斗争的信心和勇气。

(5)接受期:经历一段忧郁后,病人的心情得到了抒发,面临死亡已有准备。此时病人极度疲劳衰弱,常处于嗜睡状态,表情淡漠,却很平静。照顾者应尊重病人的信仰,延长护理时间,让病人在平和、安逸的心境中走完人生之旅。

病人李某,男,68岁,因患胆囊癌转移在家接受一般性治疗。由于病人疼痛难忍,多次恳求妻子张某帮他结束生命。夫妇俩平日感情深厚,妻子不忍丈夫在生命的最后再经受这些痛苦,于是含泪给丈夫服了大量安眠药,丈夫不久后死亡。事后李某的弟弟向法院起诉张某,结果张某被判处有期徒刑3年。张某的行为到底错在哪里?该如何理解"安乐死"?

"安乐死"有"好的死亡"或"无痛苦的死亡"的含意,是一种给予患有不治之症的人以无痛楚,或更严谨而言"尽其量减小痛楚地"致死的行为或措施,一般用于个别病人出现了无法医治的长期显性病症,因病情到了晚期,对病人造成极大的负担,不愿再受病痛折磨时采取的了结生命的措施。安乐死要经过医生和病人双方同意后进行,是一种为减轻痛苦而进行的提前死亡。对于安乐死目前虽无法律规定,但安乐死是否道德还是人们密切关注的领域,寻求安乐死需满足以下条件:病人疼痛难忍、疾病晚期、有诚挚解脱之意愿、家属同意。

本案例中,家属成员未达成一致意见,而且死亡方式也不舒适,病人很痛苦,这便触犯了法律。一般来说,法律和道德是一致的,道德是法律的基础、依据,法律为道德提供保障,但有时二者并不一致。本案例中病人的妻子本质上是为丈夫提供帮助,自己忍受精神的痛苦而帮助丈夫死亡,道德上值得人们同情,但是,在法律上她考虑得不周全,与法律相抵触,事先未解决好可能存在的纠纷,因此受到法律的制裁,这是未处理好医学中法律与道德关系之苦果,也是后人应吸取的教训。

二、遗体护理

相关情景

惠子听说庄子的妻子去世了,前去吊唁,刚进门,却看见庄子在敲着瓦盆唱歌,心中很是气愤,说道:"你的妻子和你相伴多年,她去世了,你难道不伤心不流泪吗?还要唱歌。"庄子淡淡地说:"我妻子过世,我刚开始是很难过,但仔细想想,一个生命从无到有,最终又由有到无,这就像是春夏秋冬的更替,现在她走了,就像回到了最初的状态一样,我为什么要哭哭啼啼的呢!"

这是怎么了?

生老病死是不可改变的自然规律,当我们身边有人离世时,我们在悲伤之余做好遗体护理,是对逝者最好的致敬。遗体护理可保持遗体的清洁与整齐,使病人干干净净地离开,还可保持遗体适当的姿势和容颜,以维持良好的遗体外貌。

我们该如何应对?

1.清洁

(1)先将逝者身体上所有的治疗用物撤去,比如输液管、伤口引流管、导尿管、鼻饲管等等,复杂的伤口要请专业的护士或者入殓师来做。

(2)使用温水毛巾擦洗头面部及身体。操作者可以一边擦拭一边告诉逝者在干什么,就好像和生前的他讲话一样,这样不但是对逝者生命的尊重,同时也可以缓解操作者心里的悲痛以及恐惧,比如:"现在没有病痛了,我给你清洁身体,你就安心地去吧!"以后的每一个操作也要用这样柔和的语气来向逝者说明。

(3)死亡后的肌肉会松弛,肛门的括约肌也是一样,所以有可能会有排泄物流出,为了避免污染遗体,可以在清洁后穿上尿裤,待入殓时再移除。或者可以用不脱脂的棉花填塞肛门、口腔、鼻腔、耳道等孔道,注意填塞的棉花不要露出体外。

(4)擦拭时翻动遗体有可能会使胃内容物流出,所以要在头、肩下垫上一次性垫单或者毛巾,防止污物弄脏衣服。

(5)头部要枕一个枕头,防止头面部瘀血影响逝者遗容。

2.更衣

(1)人体死亡后会在6～8小时左右出现肌肉僵硬的现象,会使穿衣不便,如果可以,要在医生宣布死亡后尽快进行更衣。

(2)遗体如果要在太平间存放,最好先不要穿正式衣服,以免在冰柜中存放损坏衣服,可先穿上逝者生前喜欢的衣服,待入殓时再更换。

3.合眼

如果逝者眼睛未闭,可用手指按摩眼睑,即可使双眼自然闭合。如果还无法闭合,可使用纸胶带将眼皮向下粘贴,6～8小时再移除胶带即可。

4.合嘴

(1)如果逝者生前有假牙,可将其置回口中,以求相貌完整。

(2)如有张口情形,可轻揉下颌,帮助闭合。如果还无法闭合,可用毛巾或者布条将下颌向上托起,6～8小时后移除。

5.整理遗容

帮助逝者梳头,也可以化一个淡妆,让其相貌看起来柔和一些,和生前一样,达到维持死者尊严,安慰家属的目的。

温馨提示

(1)在做遗体护理时,要怀着对生命的敬畏感,尊重逝者,严肃认真地进行。

(2)如果是传染病者的遗体,要使用消毒液擦拭,并且用消毒液浸泡的棉球填塞身体孔道,尸体用一次性尸单包裹,还要注明传染标识,必要时要将遗体交给医疗部门处理。

反思与拓展

如何判断一个人已经死亡?

以前我们认为死亡就是"心跳停止""呼吸消失"和"血压为零",但随着医学科技的发展,病人的心跳、呼吸、血压等生命体征都可以通过一系列药物和先进设备加以逆转或长期维持。但是如果脑干发生结构性损伤破坏,无论采取何种医疗手段都无法逆转。因此,与心脏死亡相比,脑死亡显得更为科学,标准更可靠。

护理家园——家庭全过程健康照顾

第三章

常见疾病的家庭照护

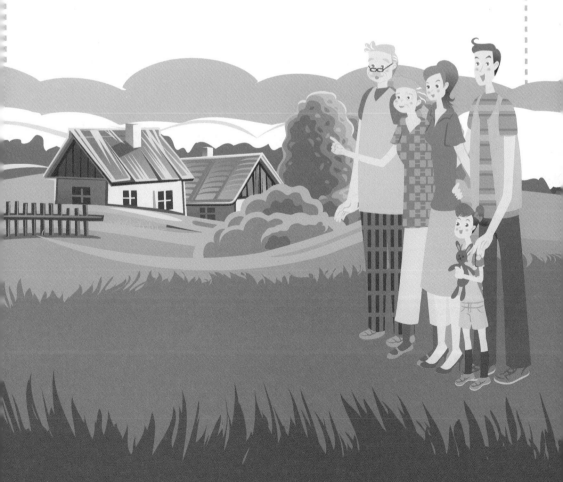

第一节　怎样对常见症状进行居家照护

一、高热

相关情景

张女士,23岁,公司职员,昨晚无明显诱因出现全身乏力、头痛,但不剧烈,咽喉部疼痛。晨起后头痛加剧、发冷,继而寒战、高热。入院后测得:体温39.5 ℃,脉搏132次/分钟,呼吸30次/分钟,血压90/60 mmHg。医生诊断为急性扁桃体炎。经对症支持治疗后病情好转,现已出院。

这是怎么了？

高热是指病理性的体温升高,是人体对于致病因子的一种全身反应。高热时体温在39.0~40.9 ℃之间。引起发热的病因可分为感染性和非感染性两大类。前者最为多见,如细菌、病毒引起的呼吸道、消化道、尿路及皮肤感染等,像本案例中,张女士的高热就是由于急性感染即急性扁桃体炎引起;后者主要由变态反应性疾病如药物热、血清病以及自主神经功能紊乱和代谢疾病所引起。高热时人体各系统产生一系列相应的变化,如新陈代谢加强,呼吸、心跳次数增加,特别是神经系统兴奋性增高,严重时可出现烦躁、谵妄、幻觉、全身抽搐,甚至昏迷等,因此对高热病人应积极降温,避免高热给病人带来的痛苦。

我们该如何应对？

1. 物理降温

体温在38 ℃以上者,应给予物理降温,如冷敷、温水擦浴、温水泡澡、冷生理盐水灌肠等,以降低代谢率,减少耗氧量。

(1)头部冷敷:将毛巾浸于冰水或冷水中,拧至半干(以不滴水为度),或用冰袋(具体做法:从冰箱中取出冰块放入冷水中,冲去棱角后装入热水袋或用专用冰袋中,连水带冰装 1/2 袋,排出空气盖紧盖口即可)敷于额部,5~10分钟更换一次。有胃寒、寒战的病人不宜使用冷敷。注意后背、前胸区、腹部和足底等部位切勿冷敷,以免引起胸闷、腹泻等不良反应。

(2)温水擦浴:用温水(32~34 ℃)毛巾或蘸 30 ℃的 25%~35%酒精先从一侧颈部开始,自上而下沿臂部外侧擦至手背,再从腋下沿上臂内侧向下擦至手掌心,擦完一侧再以同样方法擦另一侧。擦下肢时要从大腿外侧至足背,再从腹股沟沿大腿内侧擦至内踝。擦至腋下、肘窝、掌心、腹股沟和腘窝处稍用力,并延长时间,以促进散热。擦洗后及时用干毛巾擦干水珠。降温同时,应在足底置热水袋,头部敷冰袋。擦浴时如病人出现皮肤苍白或全身皮肤发凉应立即停止。

(3)温水泡澡:将病人置于温水(37~38 ℃)浴槽内,用软毛巾或海绵轻轻擦拭全身 15~20分钟,使血管扩张达到散热目的。

(4)冷生理盐水灌肠:用冷生理盐水(30~32 ℃)灌肠,对疑为中毒型菌痢者更为适宜,既可降温,又便于取粪便标本送检。

2. 药物降温

成人可口服复方阿司匹林(APC),按照说明书服用即可。但应避免用药过量或在短期内反复用药以免发生虚脱。小儿可用退热栓(扑热息痛栓),1~6岁,每次 1 粒,每日 1~2 次,将栓剂塞入肛门。

3. 卧床休息

高热时体能消耗较快,应注意卧床休息,补充体力,以利康复。

4. 注意体温变化

至少每 4 小时测量体温一次。

5. 补充营养和水分

高热病人的消化吸收功能降低,而机体分解代谢增加,糖、脂肪、蛋白质及维生素等营养物质大量消耗,因此高热时病人应多吃富含维生素、易消化、清淡的汤类、粥类饮食,以增强抵抗力。高热致水分大量丧失,应鼓励病人多饮水,每日不少于 2000 mL,以促使毒素排泄,带走体内部分热量,可选用糖盐水,各种水果汁如西瓜汁、梨汁等,忌酒、浓茶、咖啡。

6. 保持口腔清洁

发热病人由于唾液腺分泌减少,口腔黏膜干燥,同时机体抵抗力下降,极易引起口腔炎和黏膜溃疡。应协助病人在清晨、餐后及睡前漱口,或用生理盐水棉球清洁口腔,以防细菌滋生,口唇干燥可涂润唇膏保护。

7. 皮肤护理

高热病人退热时往往大量出汗,应及时擦干汗液、更换床单和衣服,保持皮肤清洁,防止受凉。

温馨提示

(1)病人高热时切忌采用捂被子发汗的办法。要保持居室空气流通,千万不可关窗闭户。

(2)鼓励病人多饮水,保持口舌滋润,小便通畅。

(3)注意营养,不要随意忌口,无明显咳嗽的可多吃点水果,尤其西瓜,既能补充水分、糖分和维生素,又有清热的功效,此外还应注意大便通畅。

(4)行物理降温时,胸前区、腹部、后颈、足底为擦浴的禁忌部位。新生儿及血液病高热病人禁用酒精擦浴。冰块降温时要经常更换部位,防止冻伤。

(5)药物或物理降温后30分钟应复测体温一次,防止体温骤降。

(6)物理降温(除头部冷敷外)与药物降温不能同时应用。

(7)对高热伴烦躁不安、反复惊厥或一般降温措施效果不显著者,应及时送医院就医。

反思与拓展

病人在高热的过程中,很多情况下并不是持续高热,其体温变化有起伏。而且,在发热之前必有发冷的感觉,如果出现寒战,之后可能就是高热,这是为什么呢?

其实,人体发热的过程大致可分为三期,各期的临床症状有所差异。

(1)体温上升期

此期特点为产热大于散热。主要表现为疲乏无力,皮肤苍白、干燥,畏寒或寒战,口唇发绀,自觉外界非常寒冷。

(2)高热持续期

此期特点为产热和散热在较高水平趋于平衡,是体温达高峰并保持于一定水平的时期。主要表现为皮肤潮红、皮肤灼热、口唇干燥、呼吸脉搏加快、头痛头晕、食欲减退、全身无力、软弱无力。

(3)退热期

此期特点是散热大于产热,体温恢复至正常水平。表现为大量出汗、皮肤潮湿。体温下降可有骤退和减退两种方式。体温骤退者由于大量出汗，体液大量丧失，易出现血压下降、脉搏细速、四肢厥冷等虚脱或休克现象。

二、咳嗽、咳痰

相关情景

张大爷，70岁，20年来反复出现咳嗽症状，咳白色泡沫样痰，时而咳黄痰，偶有气短，尤以过劳、受凉后症状明显。10天前，他在感冒后开始咳嗽，咳黄痰，夜间、活动后加重，并出现气短及发热。无咯血，无心悸、胸痛，无盗汗。在家自行用药治疗后，病情未见缓解。遂由家人送医院就诊，入院医生诊断为慢性支气管炎急性发作，给予抗炎止咳平喘等对症治疗后，症状缓解出院。

 这是怎么了？

咳嗽是呼吸系统疾病的常见症状，也是机体的一种保护性反射动作。借助咳嗽可将呼吸道内的分泌物或异物排出体外。但是，频繁而剧烈的咳嗽，会影响休息与睡眠，危害身体健康，失去其保护性意义。咳痰是借助支气管黏膜上皮的纤毛运动、支气管平滑肌的收缩及咳嗽反射，将呼吸道分泌物经口腔排出体外的动作。引起咳嗽和咳痰的病因很多，常见致病因素有：

（1）感染因素：上呼吸道感染、支气管炎、支气管扩张、肺炎、肺结核等。

（2）理化因素：肺癌生长压迫支气管，误吸各种刺激性气体、粉尘的刺激。

（3）过敏因素：过敏体质者吸入致敏物，如过敏性鼻炎、支气管哮喘等。

（4）其他：后鼻部分泌物滴流、胃食管反流、服用β受体阻滞剂或血管紧张素转换酶抑制剂等均可引起咳嗽、咳痰。

本案例中，张大爷就是由于上呼吸道感染即慢性支气管炎急性发作引起咳嗽咳痰。

我们该如何应对？

1. 病情观察

密切观察咳嗽、咳痰情况，如症状加重，应到医院进行治疗。

2. 环境和休息

为病人提供安静舒适的环境，保持室内空气清新、洁净，注意通风。保持合适的室温（18～20℃）和湿度（50%～60%），气候干燥时，可常用湿拖把拖地，或在地上洒些水。环境过于干燥，空气湿度下降，黏膜发干、变脆，小血管可能破裂出血，纤毛运动受限，痰液不易咯出。剧烈、频繁咳嗽时应注意适当休息，以减少机体的能量消耗。

3. 体位指导

为减少病人咳嗽时的痛苦并减轻疲劳，应指导或协助病人尽可能采取舒适的坐位或半坐位，并注意让脊柱挺直，有利于膈肌运动和肺扩张，促使腹肌收缩和增加腹压，利于咳嗽及排痰。

4. 水和营养物质的补充

慢性咳嗽者如无心、肝、肾功能障碍，应补充足量水分，每日饮水量应在1500 mL以上，以保持黏膜湿润与痰液稀释。长期大量咳痰者，蛋白质消耗较多，宜给予高蛋白、高热量和富含维生素、易消化的饮食，尤其是维生素C及维生素E的摄入，有利于黏膜的修复。

5. 促进有效排痰

对于呼吸道分泌物多、黏稠，病人疲乏、胸痛等导致咳嗽无力，排痰不畅的病人，应采取措施促进有效排痰。包括：深呼吸有效咳嗽、胸部叩击、气道湿化等物理治疗措施。

（1）深呼吸有效咳嗽：可帮助维持呼吸道通畅，防止肺不张等并发症。病人尽可能取坐位或半坐位，以增加腹压，减低胸部压力，利于肺扩张。采用缩唇式呼吸方法做几次呼吸，深呼吸（收缩腹部），在吸气末屏气片刻，然后用力进行两次短而有力的咳嗽，同时用手压在腹部，这样，可使痰液从气道深部向大气道移动，而后咳出。咳嗽时间不宜太长，宜在早晨起床后或餐前半小时及睡前进行。

（2）胸部叩击：适用于长期卧床、久病体弱而无力排痰者，应定时协助其翻身、叩背。病人取侧卧位，操作者手指并拢成杯状，手腕部放松，迅速而规律地叩击背部，自下往上，由外向内，每一肺叶反复叩击1～3分钟，同时鼓励病人做深呼吸和有效咳嗽。每次叩击的时间以10～15分钟为宜,一般不超过30分钟,每日2~3次,宜在餐前进行,并在餐前至少30分钟内完成。如病人感到不适应立即停止叩击。

(3)湿化和超声雾化吸入:①湿化:湿化是通过湿化装置将液体或药物分散成悬浮于气体中极微小的雾滴与微粒,使进入呼吸道的气体饱含水蒸气,以保持呼吸道湿润,促进痰液排出,减少痰栓,防止肺不张、器官黏膜损伤和由此引起的感染。②雾化吸入:使药物以雾化(气溶胶)状态经呼吸道吸入,发挥局部治疗作用的方法,称为雾化吸入治疗。达到祛痰、止咳、解痉、平喘、抗感染的作用,在此基础上改善呼吸功能。条件允许的家庭可在家中给病人做湿化和超声雾化吸入。常用的湿化剂有蒸馏水、生理盐水、低渗盐水(0.45%)。

(4)水蒸气排痰法:具体方法是让病人的口鼻对准盛有开水的杯子,深吸气、深呼气,从而使水蒸气吸入气管、支气管达到稀释痰液、减轻呼吸道黏膜充血和水肿的目的,每次持续20分钟左右。

6.食物疗法

许多蔬菜、水果也有良好的祛痰止咳效果,如干咳、少量黏痰难以清除时,可食用梨子、萝卜、蜂蜜、白木耳、百合根等。枇杷叶刷去叶面的毛后水煎代茶,有祛痰作用;食用陈皮或袖子适合湿性咳嗽;梨子汁加入姜汁和蜂蜜,既可止咳化痰,也对减轻发热、咽喉疼痛有效;剧咳者可用莲藕水煎或榨汁饮用。

温馨提示

(1)咳嗽、咳痰可由多种原因所致,治疗的关键在于病因治疗。可遵医嘱服用抗生素、止咳及祛痰药物。

(2)痰多及排痰困难的病人禁用可待因等强力镇咳药物。因为该药会抑制咳嗽反射,加重痰液的积聚。

(3)治疗期间病情未减轻者,应尽快去医院诊治,以免耽误病情。

(4)养成良好的生活习惯,不抽烟。

(5)必须在重油烟处工作的人员,应尽量做好自我防护,比如戴口罩、定时出去呼吸一些新鲜空气、每年做一次检查等。

反思与拓展

1.小儿咳嗽的家庭缓解护理方法

(1)夜间稍微抬高宝宝头部

如果宝宝入睡时咳个不停,可将其头部抬高,咳嗽症状会有所缓解。头部抬高对大部分由感染引起的咳嗽是有帮助的,因为平躺时,宝宝鼻腔内的分泌物很容易流到喉咙下面,引起喉咙发痒,致使咳嗽在夜间加剧,而抬高头部可减少鼻分泌物向后引流。此外,注意咳嗽的宝宝喂奶后不要马上躺下睡觉,以防咳嗽引起吐奶和误吸。

（2）水蒸气止咳法

咳嗽不止的宝宝在室温为20 ℃左右,湿度为60%～65%的环境下症状会有所缓解。如果宝宝咳嗽严重,可让宝宝吸入蒸汽,或者抱着宝宝在充满蒸汽的浴室里坐几分钟,潮湿的空气有助于帮助宝宝清除肺部的黏液,平息咳嗽。

（3）热水袋敷背止咳法

热水袋中灌满热水,不要过热,外面用薄毛巾包好,然后敷于宝宝背部靠近肺的位置,这样可以加速驱寒,能较快止住咳嗽。这种方法对伤风感冒早期出现的咳嗽症状尤为灵验。

2. 慢性咳嗽的食疗法

（1）梨白萝卜方:白萝卜1个、梨1个、白蜜1两、白胡椒少许,放入碗内,蒸熟即可服用,每天服两次。

（2）红糖红枣生姜饮:红糖50 g、红枣50 g、生姜15 g混合,加水3碗,煮沸即可。宜趁热服用,每天服三次。

（3）百合粉粥:百合粉30 g（鲜百合60 g,晾干后磨成粉）、粳米100 g淘洗干净后加水煮粥,粥快熟时加入百合粉和适量冰糖,再煮至粥熟。此方源于《本草纲目》。每天服用1～2次,可作为早、晚餐服食。适用于老年慢性支气管炎、肺热干咳等症。

（4）蜂蜜藕粉饮:先用少许沸水将30 g藕粉溶开,再用开水冲,稍静置,加入30 g蜂蜜搅拌均匀即可。宜温热时食用,每天服两次。

三、咯血

相关情景

　　王女士,50岁,工人,一天前出现无明显原因的咯血,量约10 mL,鲜红色,伴有左侧胸部隐痛。自述一年来下午或夜间偶有低热、盗汗。咯血后出现轻度的咳嗽,无呼吸困难、头痛、头晕的症状。王女士咯血是什么原因呢?

这是怎么了?

咯血是因为喉部以下呼吸道或肺血管破裂,血液随咳嗽从口腔咯出。咯血可分痰中带血、少量咯血(每日咯血量少于 100 mL)、中等量咯血(每日咯血量 100~500 mL)和大咯血(每日咯血量达 500 mL 以上或一次咯血 100~500 mL)。痰中带血丝或小血块,多由于黏膜或病灶毛细血管渗透性增高,血液渗出所致;大咯血,可由于呼吸道内小动脉瘤破裂或因肺静脉高压时支气管内静脉曲张破裂所致。目前已知可引起咯血的疾病有近 100 种,按其解剖部位的不同,可将其分为四大类:①气管、支气管疾患;②肺部疾患;③心血管疾患;④全身性疾患。

引起大咯血的常见病因依次为:支气管扩张(约占 30%);肺癌(约占 20%);肺结核(约占 15%~20%)。王女士出现的咯血多考虑为左肺结核引起。

 我们该如何应对?

1. 卧床休息

发生咯血时病人应绝对卧床休息,头侧向一边,如果明确出血部位,要取患侧卧位,这样可以起到一些压迫止血及局部制动的作用。加强生活护理,口腔有血、痰或其他分泌物,一定要及时清除,保持口腔清洁。给予温凉半流质无刺激饮食。

2. 心理护理

大部分咯血病人有明显的恐惧心理,应耐心解释,告诉病人不必过于担忧,只有放松自己,消除紧张,安静休息,对疾病的恢复才会更有利。如果精神紧张、恐惧、不能自控时,可口服安定 2.5~5 mg。

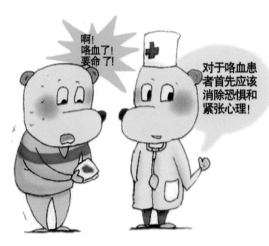

图 3-1-3-1　心理护理

3. 药物治疗

小咯血时可口服复方甘草片或可待因 15～30 mg,以防剧烈咳嗽震破大血管。亦可口服云南白药,每次 0.5～1 g,每日 3 次,有很好的止血作用。

4. 大咯血的处理

大咯血的病人往往由于咯血量大,涌入口腔中的血液、血块不能及时排出体外,滞留在支气管或肺内,易造成窒息。

(1)病人一人时,应立即取头低脚高俯卧位。

(2)当病人发生大咯血时,一人应立即抱起病人下身,使其臀部抬高 45°～90°,另一人将病人头部略向背部屈曲,轻拍其背部(不可太重),以利于血块排出,必要时可用手指清除口、鼻、咽、喉部的血块,以防窒息。

(3)在采取上述措施的同时,立即拨打急救电话"120",向急救中心呼救。

温馨提示

不仅要对大咯血采取有效止血及抢救措施,即使少量咯血也应做详细检查,查明原因,妥善处理。

(1)凡 40 岁以上出现血痰者,估计有 1/4 为肺癌,咯血常常是其早期症状,多数由癌组织侵犯黏膜引起。咯血量一般很少,呈血丝痰,可持续数周、数月或呈间歇性,由于量少,间歇出血,常常易被人忽视。因此,切莫麻痹大意,即使身体比较健康,当出现不明原因的咯血时,也必须去医院检查。

(2)对于不明原因的咯血应及时行纤维支气管镜检查,进一步排除支气管结核或支气管肺癌的可能。

(3)如果在家中或其他地方出现了咯血病人,首先要尽量保持病人的呼吸道通畅,同时安慰病人,保持镇静,并给予立即止血,如口服云南白药、三七粉等止血治疗。

(4)大咯血时出现咯血不畅、胸闷气促、情绪紧张、面色灰暗、喉鸣音等往往是窒息先兆,应予以警惕。

(5)大咯血时出现表情恐怖、张口结舌、双手乱抓、抽搐、大汗淋漓、唇指发绀后神志突然丧失,提示发生了呼吸道窒息,如不及时抢救可因呼吸停止而死亡。

反思与拓展

1. 咯血与呕血的区别

(1)咯血:属呼吸道出血随咳嗽排出。血的颜色鲜红,血内含有气泡混有痰液。很少有黑便。

(2)呕血:属上消化道出血。血的颜色暗红或呈咖啡色。如为胃内出血,血内可混有食物残渣。可有柏油样便。

2. 怎样预防咯血

有呼吸道疾病的病人,在秋冬季节要注意防护。

(1)预防感冒:外出时要根据天气变化增加衣服,防止受寒感冒。

(2)注意饮食:饮食以富含维生素的食物为首选。

(3)"管理空气":房间经常通风,保持适宜温度(一般18～25 ℃)和湿度(一般40%～70%)。

(4)锻炼身体:要进行适度的体育锻炼和呼吸功能锻炼。

(5)备急救药:家中要备小药箱,备止咳药物、止血药物如云南白药、镇静的药物如安定等。注意要定期检查更换小药箱里的过期药物。

(6)戒烟、限酒:患有呼吸道疾病的病人,一定要戒烟、限酒,以减少发生咯血的诱因。

(7)情志调畅:中医认为,情志变化和疾病有一定的关系,如"喜伤心""忧伤肺"。像《红楼梦》中患有肺结核的林黛玉平时忧虑过度,对花落泪,悲天悯人,最后因咯血而死。所以,预防咯血还要注意修身养性。

(8)40岁以上建议定期胸透检查。

四、腹痛

相关情景

岳先生,21岁,学生,晚餐进食油腻食物后出现持续性右上腹疼痛,伴恶心、呕吐,在附近诊所口服药物(具体药物不详)治疗,效果不佳。来院后B超检查:胆囊炎。查体:墨菲氏征阳性。医生诊断为急性胆囊炎。给予抗炎等治疗后,疼痛缓解。

这是怎么了?

腹痛是家庭中常见症状之一,多由腹内组织或器官受到某种强烈刺激或损伤所致,也可由胸部疾病及全身性疾病所致。临床上一般将腹痛按起病急缓、病程长短分为急性与慢性腹痛。急性腹痛多由腹腔脏器的急性炎症、扭转或破裂,空腔脏器梗阻或扩张,腹内血管阻塞等引起;慢性腹痛的原因常为腹腔脏器的慢性炎症、腹腔脏器包膜的张力增加、消化性溃疡、胃肠神经功能紊乱、肿瘤压迫及浸润等。此外,某些全身性疾病、泌尿生殖性系统疾病、腹外脏器疾病如急性心肌梗死和下叶肺炎等亦可引起腹痛。岳先生的腹痛就是由于急性胆囊炎引起的。

我们该如何应对?

1. 卧床休息

急性腹痛应卧床休息,取俯卧位或侧卧位可使腹痛缓解,也可双手适当压迫腹部使腹痛缓解。

2. 局部热敷

除急腹症外,对疼痛部位可应用热水袋进行热敷,从而解除肌肉痉挛而达到止痛效果。

3. 合理饮食

明确原因的腹痛,可以进食清淡、易消化、营养丰富的饮食,忌辛辣、刺激性食物,少量多餐。

4. 行为疗法

适合于慢性腹痛的病人。包括指导式想象(利用一个人对某种特定事物的想象而达到特定的正向效果,如回忆一些有趣的往事可转移对疼痛的注意力)、深呼吸、冥想、音乐疗法、生物反馈等。

温馨提示

(1)对急性剧烈腹痛的病人,在未明确诊断之前尽可能不使用止痛药物,防止掩盖病情真相,延误治疗。

(2)在去医院就诊之前,不宜进食、饮水,避免加重呕吐,另外,需要急诊手术的时候,病人需要禁食水。

(3)老年腹痛病人要格外注意。由于老年人对痛觉反应较迟钝,当病人感到疼痛明显的时候,可能疾病已经很重了。

(4)婴幼儿腹痛也应该加倍注意。婴幼儿以哭闹来反映各种疾病,一旦孩子持续哭闹不止,一定要想到是否有腹痛情况。小儿肠套叠、嵌顿疝、阑尾炎等都是常见急症。

（5）由于腹腔脏器较多，病情复杂，在家中不易判断清楚，所以腹痛病人最好到医院就诊，不要随意用药。

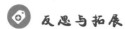 反思与拓展

1.腹痛性质与疾病的关系

腹痛的部位常为病变的所在。腹痛可表现为隐痛、钝痛、灼痛、胀痛、刀割样痛、钻痛或绞痛等，可为持续性或阵发性疼痛，其部位、性质和程度常与疾病有关。如胃、十二指肠疾病引起的腹痛多为中上腹部隐痛、灼痛或不适感，伴畏食、恶心、呕吐、嗳气、反酸等；小肠疾病多呈脐周疼痛，并有腹泻、腹胀等表现；大肠病变所致的腹痛为腹部一侧或双侧疼痛；急性胰腺炎常出现上腹部剧烈疼痛，通常为钻痛或绞痛，并向腰背部呈带状反射；急性腹膜炎时疼痛弥漫全腹，腹肌紧张，有压痛、反跳痛。

2.小儿腹痛可能与蛔虫病有关

（1）腹痛特点

当环境改变或孩子发烧、腹泻、饥饿以及吃刺激性食物时突然腹痛，孩子哭叫打滚、屈体弯腰、出冷汗、面色苍白，腹痛以肚脐周围最为严重。常伴有呕吐，甚至可吐出蛔虫。有时腹痛能自行缓解甚至消失，孩子则显得疲惫，等完全恢复后又可以照常玩耍。每次疼痛发作数分钟，这种疼痛可能隔天发作，也可能每天发作数次。

（2）腹痛原因

蛔虫的幼虫在小肠发育为成虫后，对小肠有毒性作用和机械刺激作用，使人产生腹痛、腹泻、消化不良等症状。当成虫的数目多达数十条或数百条时，虫体可以互相扭结成团，引起肠梗阻。且蛔虫有钻孔习性，常钻入阑尾、胆道引起阑尾炎和胆道蛔虫症，从而出现腹痛。

（3）如何应对

近年来有许多对症的新药，如左旋咪唑、甲苯咪唑、阿苯达唑（肠虫清）等都有较好的疗效。但是，一次驱虫不一定能根治，因此治疗后两周应再复查大便，必要时再服驱虫药。对有并发症的患儿，应立即送医院治疗。

（4）特别提醒

蛔虫病在我国流行相当广泛，农村高于城市，儿童多于成人。所以应该以预防为主：蔬菜要洗净煮熟，瓜果要洗净去皮，不喝生水，饭前便后要洗手。给孩子勤剪指甲也很重要，因为指甲下面的污垢中常含有许多蛔虫卵。

护理家园——家庭全过程健康照顾

3. 小儿腹痛需警惕"急性阑尾炎"的发生

（1）腹痛特点

开始时孩子感觉胃疼或肚脐周围疼,数小时后才转为右下腹部疼痛。用手按小儿右下腹时会加剧孩子的哭闹,孩子还常伴有恶心及呕吐等症状,然后出现发烧,体温可高达39 ℃左右。腹痛一般不太剧烈,但孩子常常蜷曲着右腿卧床或弯着腰走路,如果孩子还不能用语言来表达疼痛的话,他的哭闹也与平时不一样,会蜷缩着身体,并且出冷汗。哭闹如果超过3小时以上,家长应怀疑是否有患阑尾炎的可能。

（2）伴随症状

小儿各年龄均可以得急性阑尾炎,而且比较常见。除了腹痛,还会伴有以下症状:

①恶心、呕吐:大多数孩子伴有呕吐,呕吐物多为未消化的食物。

②发烧:大多数患儿在腹痛出现后不久开始发烧,也有表现为哭闹与发烧同时出现的。

③怕揉肚子:患儿怕家长用力按压右下腹,该处腹壁肌肉发紧,孩子拒绝大人揉按腹部。也有些患儿症状不典型,如有的患儿一开始就腹泻,很像肠炎。

（3）如何应对

小儿阑尾炎病情发展较快,如治疗不及时,可发生阑尾穿孔、化脓性腹膜炎,严重者会危及孩子的生命。所以,如果发现孩子出现以上症状,应尽快送孩子去医院。

（4）特别提醒

由于急性阑尾炎常伴有发烧,所以腹痛不典型的患儿易被家长误认为是感冒、腹泻,应该引起重视,仔细观察。

4. 小儿哭闹后腹痛有可能是嵌顿疝

（1）腹痛特点

孩子阵发性哭闹、腹痛、腹胀和呕吐,在站立或用力排便时腹股沟内侧出现一肿胀物,或仅表现为一侧阴囊增大。经医生治疗后,这种情况还可能反复发生。

（2）腹痛原因

由于小儿哭泣、咳嗽、大笑、打喷嚏、用力（比如解大便时）等原因引起腹压增加,从而使腹腔脏器（多为小肠）进入腹股沟或阴囊进而造成腹痛。小儿疝气以脐疝和腹股沟疝为多见。脐疝发生嵌顿的机会很少,多数由于腹股沟疝发生嵌顿而造成腹痛。

（3）如何应对

立即送孩子去医院治疗。

五、腹泻

相关情景

刘先生，42岁，职员，两天前外出进食后出现腹泻，每天解稀水样便4~5次，量中，带少许黏液，无脓血，无明显臭味，伴腹痛、腹胀，无黑便，进食后偶有呕吐，非喷射性。医院就诊给予对症支持治疗后病情有所好转，回家继续服药、休养。

这是怎么了？

腹泻是一种常见症状，是指排便次数明显超过平日习惯的频率，粪质稀薄，水分增加，每日排便量超过200 g，其中粪便含水量大于80%，或含未消化食物或脓血、黏液。腹泻常伴有排便急迫感、肛门不适、失禁等症状。腹泻分急性和慢性两类。急性腹泻发病急剧，病程在2~3周之内。慢性腹泻指病程在两个月以上或间歇期在2~4周内的复发性腹泻。急性腹泻每天排便可达10次以上，粪便多稀薄，如为细菌感染（细菌性痢疾）常带血及脓液。如为糖稀或果酱样粪便，提示可能是阿米巴痢疾。稀薄水样便常见于食物中毒。出血性坏死性肠炎排出洗肉水样血便，带有腥臭的气味。病变在直肠或乙状结肠者，便意频繁，每次粪量不多并有里急后重感；小肠病变则无里急后重感。腹痛在下腹或左下腹，排便后腹痛可减轻者，往往为乙状结肠或直肠病变。小肠病变腹泻，疼痛多在脐周，排便后疼痛多不缓解。分泌性腹泻往往无腹痛症状。本案例中刘先生的腹泻就是由食物中毒引起的。

我们该如何应对？

1. 注意休息

急性腹泻病人多半体质虚弱，机体抵抗力降低。因此，应注意休息，以利康复。

2. 多饮水

腹泻次数越多，体内水分丢失也越多。因此，患病期间要多喝白开水、淡盐水、红糖水、米汁、青菜汤、扁豆汤等，可交替饮服。饮用的方法是多次少量，以补足丢失的水分和氯化钠等成分。

3. 注意饮食调养

腹泻期间肠黏膜充血、水肿、肠管痉挛、肠蠕动加快，消化吸收功能紊乱。此时，绝对不可以乱吃。宜吃无油少渣、易消化的流食，如藕粉、大米粥、小米粥、粳米山药粥、细面条、薄面片、咸面糊等，少食多餐，勿食生冷、坚硬及含粗纤维多的食物，禁吃油炸、油煎食品。另外，如牛奶、豆浆等应暂时不喝，以免引起腹胀。

4. 药物治疗

腹泻的治疗以病因治疗为主，遵照医嘱按时按量服药。应用止泻药时应注意观察病人排便情况。

5. 注意腹部保暖

腹泻病人抵抗力比较差，胃肠容易并发感染，必须随时增添衣被，防止感冒，尤其要重视腹部保暖，以利恢复健康。

6. 做好肛门周围皮肤的清洁卫生

由于腹泻次数多，肛门周围多次受到刺激，容易沾染病菌、病毒和其他不洁之物，如果便后不及时清洁干净，往往会导致这些部位产生炎症，甚至糜烂。因此，腹泻病人每次便后一定要用温开水充分洗净肛门，然后用卫生纸或软布擦拭干净，这样病人自己也感到舒服。

温馨提示

1. 注意饮食卫生

食物要生熟分开，饭前、便后手要洗净，预防交叉污染。不要进食隔夜或变质的食物，少吃刺激性食物。尽量减少在外就餐，更不要在环境脏、乱、差的饮食店里就餐，否则腹泻容易反复发作，更难以治愈。

2. 勿滥用抗生素

许多轻型腹泻不用抗生素等消炎药物治疗就可自愈；或者服用微生态制剂，如蒙脱石散（司迈特、思密达等吸附水分的药物）。

3. 注意饮用水卫生

养成不喝生水的习惯，易患腹泻的人应少饮冷水，饮用水也要煮沸后再用。

4. 减少肛门刺激

有腹泻时，不要通过直肠测量体温，以免刺激肛门排便。如伴有发烧,禁用肛门栓剂,可改服口服药。

5. 就医提醒

孕期腹泻对怀孕妈咪来说是个危险的信号,它有可能导致流产或早产,所以应该立即就医,千万不能忽视。对于孕期腹泻,不论是用药或是日常饮食都必须谨慎。

⊙ 反思与拓展

1. 生活中腹泻人群以小儿为多见,为什么小儿易发生腹泻呢?

其实,小儿容易发生腹泻的原因与小儿的生理特点有关。

(1)由于小儿胃肠道未发育成熟,杀菌能力差,致使病菌很容易进入肠道而引起腹泻。

(2)小儿脾胃虚弱,不利于食物消化,易引起消化不良。

(3)婴幼儿在添加辅食时,辅食花样、种类繁多,小儿胃肠道不能很好地适应,容易导致小儿出现腹胀、腹泻、食欲下降、呕吐等一系列症状。

2. 宝宝发生腹泻妈妈及其他家人都很着急,你是否也走入了以下误区呢?

(1)大便次数比平时增多就是腹泻吗?

腹泻是比宝宝平时排便次数增多,轻者4～6次,重者可达10次以上,甚至数十次。除此之外,还需根据宝宝大便性状来辨别,腹泻时宝宝不仅大便次数增多,所排大便多为稀水便、蛋花汤样便,有时是黏液便或脓血便,并伴有腹胀、发热、烦躁不安,精神不佳等表现。

(2)腹泻一定要吃抗生素吗?

大家都知道当机体有细菌感染的证据时才使用抗生素,殊不知小儿腹泻主要是轮状病毒感染,服用抗生素只会引起肠道菌群紊乱,加重腹泻。这时只要查一下大便就可以了,如果有细菌感染,就可以加用抗生素。

(3)腹泻就要马上止泻吗?

腹泻是因为有外在邪气入侵,倘若邪气尚未清除就止泻,岂不就是闭门留寇,邪无出路,腹泻反复发作,缠绵不愈。

(4)腹泻意味着营养丢失,马上就要补吗?

腹泻可以从两个方面来考虑,一方面就是宝宝一次吃得过饱,脾胃不能正常地消化吸收,这时如果补的话,只会增加胃肠道的负担,适得其反;另一方面是腹泻是胃肠功能紊乱的表现,应该给胃肠道一个休息的时间,宝宝脾胃虚弱,虚则补,但补也要注意方法得当。

中医药治疗腹泻,效果安全、可靠,但需注意辨证施治。

①湿热泻:可见大便水样,或如蛋花汤样,排便急迫,量多次频,或见少许黏液,食欲下降,或伴呕吐、恶心,精神欠佳,或发热烦闹,口渴,小便黄等症状。可选用中成药香连丸、珠芽蓼止泻颗粒,或采用食疗法:橘皮12 g、荷叶9 g、扁豆衣9 g、大枣5枚,加水500 mL煎汤,酌加红糖,少量频服。

②风寒泻:可见大便清稀,夹有泡沫,肠鸣腹痛,或伴有怕冷发热,鼻流清涕等症状。可选用藿香正气液,或采用食疗法:取生姜、陈茶叶各9 g,水煎服,连服数次。

③伤食泻:可见大便稀溏,夹有乳凝块或食物残渣,气味酸臭,腹胀,拒按,嗳气酸馊,或有呕吐,舌苔厚腻等症状。可选用加味保和丸、小儿健胃消食片,或采用食疗法:山楂、麦芽各15 g,白萝卜籽6 g,水煎服,少量频服。

④脾虚泻:可见大便稀溏,色淡不臭,多于饮食后泻,面色萎黄,形体消瘦,体倦乏力等症状。可选用参苓白术颗粒,或采用食疗法:取大米适量,炒至焦黄,加水煮粥,频服;或选用山药薏米粥。

⑤久泻:可见泻下过度,目眶及囟门凹陷,皮肤干燥,啼哭无泪,小便减少等症状。此时可在补液的基础上,适当选用参苓白术颗粒、补中益气颗粒,或加用食疗法:取桂圆、大枣各10枚,生地、山药各15 g,加水煮汤,每天1次。

3. 小儿腹泻的简单中医外治方法

(1)艾灸:在宝宝的肚脐周围进行艾灸。点燃艾条之后,先将左手的食指、无名指分别放在宝宝肚脐的两侧,然后将艾条悬置于宝宝的肚脐上方,距离以操作者手指感觉不烫手为度(注意观察宝宝的表情),一般灸10~20分钟左右,当然也需视宝宝的配合程度而定。

(2)推拿:操作者可将手心搓热了之后,轻放于宝宝脐周,以逆时针的方向给宝宝按摩腹部10分钟,不仅有止泻作用,还可以缓解腹部不适,减轻胃肠道症状。

(3)熏洗:取银杏叶20 g或银杏枝50 g,加水3000 mL,煮至沸腾后10分钟即可,先用药水熏蒸小儿双脚,待可耐受药液温度后,再将双脚泡到药液中,洗至双膝下方,每次20分钟,隔日1次,用2~3次。

(4)中药外敷:用小儿止泻贴或复方丁香开胃贴敷贴脐部,每24小时换药1次,3天为一疗程。方法简单易操作,无毒副作用,易被接受,且效果可靠。

六、鼻出血

相关情景

　　刘先生,男,65岁,退休职工,平素身体健康。近期因儿子结婚,事多繁忙,常常无缘无故流鼻血,特别是饮酒之后,鼻出血的情况更加严重。老伴吓坏了,担心得了血液病,赶紧抽时间陪丈夫去医院看病,经抽血化验、鼻镜检查均无明显异常,但测得血压为160/110 mmHg,明显增高。刘先生的鼻出血是否与他的血压高有关呢?

这是怎么了?

　　鼻出血是家庭常见病症之一,可由鼻腔本身的病变或者一些其他诱因引起,如环境空气太冷、太干燥,鼻梁受外力撞击,用手或其他坚硬的物体挖鼻孔等都可导致鼻黏膜损伤,毛细血管破裂出血。此外,鼻出血也有可能是身体其他疾病病变引起。像本案例中,刘先生的鼻出血就是血压高所造成的,只要血压控制好了,该症状就能自行缓解。好多中老年人常会问:"我以前或年轻时鼻子不爱出血,为什么现在老了鼻子总容易出血呢?"这与年龄大、鼻中隔表面黏膜的血管老化易破裂有关,而且有些中老年人患有高血压、糖尿病、全身血管硬化后,血管内压增高,动脉脆性增加,就会更容易出现鼻出血现象。因此患高血压或动脉硬化的中老年人要预防鼻出血,则应在家庭护理中重视原发病的治疗。

我们该如何应对?

1.快速止血

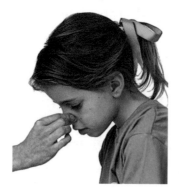

图3-1-6-1　压迫止血法

（1）压迫止血法(图3-1-6-1)

　　治疗鼻出血的首选方法。出血后,先不要惊慌,用拇指和食指按压鼻翼两旁,可使鼻出血的部位受到压迫,同时张口用嘴呼吸。注意用力适中,不要过大,对于凝血功能正常的人压迫止血需要5～10分钟。同时,若用冰袋或冷水毛巾冷敷鼻部,低温下血液易凝结,可有加速止血的效果。

（2）填塞止血法

快速用比较清洁的纱条、棉花等填塞在出血鼻腔内，如果能蘸一些肾上腺素或云南白药等，效果会更好。

2. 不要抬头

走出流鼻血要仰头的误区。平时我们见到有些人鼻出血时仰头或躺下，这种做法其实是错误的。流鼻血时仰头或躺下，鼻血易沿着口腔呼吸道流入气管甚至进入肺，容易引起呛咳造成危险；鼻血也可能经口腔流入食管和胃内，刺激食管黏膜和胃黏膜，可反射性地引起血再从胃里呕出。这样，就掩盖了鼻出血的真相，误认为已不出血，实际上并未真正止血。因此，鼻出血时不要仰头或躺下，保持正常的直立或稍向前倾的姿势。

3. 鼻部保健

在天气寒冷干燥的秋、冬、春季节，需加强鼻部卫生保健，每天早晚用淡食盐水或生理盐水冲洗鼻腔，或滴入适量湿润鼻腔的外用药，或用液状石蜡、薄荷油、香油、甘油等蘸棉签涂抹鼻腔，尤其是鼻中隔部位，以润滑鼻腔黏膜。外出时务必戴口罩，减轻冷空气对鼻黏膜的刺激，这是预防鼻腔干燥和鼻出血的好方法。

4. 湿化环境

寒冷干燥的秋冬季，特别是南方人来北方后对环境的不适应，往往导致鼻出血。这种情况更需要平时注意增加室内环境的湿度，以起到湿化的作用。可以在室内使用加湿器，或在屋内放一盆清水，地面洒一些清水，改善干燥的室内环境。平时注意多喝水。

5. 改变不良嗜好

保持良好的生活习惯、起居规律，适当锻炼，避免剧烈运动；注意保暖，预防感冒；日常饮食要清淡，多吃蔬菜水果，以补充维生素C，增强呼吸道黏膜的抵抗力。另外，吸烟、大量饮酒可加重呼吸道黏膜干燥，因此戒烟限酒可以防止鼻出血的发生。

6. 清洁口腔

出血停止后，用温水漱口，去除口腔内血渍异味。

7. 清除血渍

被血渍污染的面部用清水洗干净，被血渍污染的衣服应及时更换。

8. 治疗原发病

如高血压鼻出血病人要控制血压，调整血脂在正常范围，并保持良好稳定情绪,防止血压再次升高,诱发鼻出血。

9. 就医信号

若出血量多,按压、填塞止血效果不好时,鼻血持续不断地流可能会引起休克,应尽早去医院治疗;长期反复出血,可导致贫血,需要就医查明原因。

 温馨提示

(1)保持鼻腔清洁:注意不要用卫生纸、手绢等乱塞出血侧鼻孔。不干净的卫生纸、手绢会引起鼻部的炎症反应。

(2)保持呼吸道通畅:防止血液误咽误吸,若鼻血误入口中,要将口中的血液及分泌物吐出,切勿咽下,同时避免打喷嚏和咳嗽,禁止用力擤鼻涕,大声哭闹等。

(3)避免鼻腔损伤:平时不要用手或棉签等硬物进鼻腔乱抠或乱掏。

(4)防止鼻腔血管扩张:高血压病人忌热水泡浴及桑拿,禁止倒立,避免用力排便,以防血管扩张、张力增加,导致鼻出血。

(5)避免外因刺激:感冒期间或有急性上呼吸道感染时应避免乘坐飞机或从事水下工作,因气压差可导致比较严重的、痛性的鼻出血。

(6)注意妇女经期保健:妇女月经期或青春期月经初潮时,发生的鼻出血是由于鼻黏膜的结构受人体内分泌影响,鼻黏膜血管扩张出现代偿性出血,这种情况下女性朋友只需注意经期保健,无须过分担心。

(7)警惕出血性疾病:再生障碍性贫血、白血病、血友病、出血性紫癜等多种血液疾病也会引起鼻出血,应尽早去医院全面检查。

(8)定期体检:鼻与鼻窦以及鼻咽部的病变,特别是恶性肿瘤,可能最早出现的症状就是鼻出血,因此中老年人经常出现鼻出血,要提高警惕,及时就诊治疗。

反思与拓展

儿童鼻出血现象也非常普遍,当看到自己的孩子流鼻血时,家长们就立刻慌乱起来,不知所措,怎么办呢?现在教你几招,帮助家长做好对小孩鼻出血的家庭预防。

小孩的鼻部丰富娇脆的血管是鼻部较易出血的生理性因素,外界干冷环境是常见的发病诱因,尤其春天,是儿童鼻出血的易发季节。入春转暖,空气温度增加,而湿度降低,使冬天过久收缩的鼻腔血管扩张,鼻内产生干燥、发痒等不适感,此时,爱挖鼻孔的小孩稍一抠挖,即会出血。

家长平时要培养小孩良好的卫生习惯,勤洗手,剪指甲,多喝水,均衡饮食,尤其要纠正小孩挖鼻、揉鼻、好奇在鼻腔内放置异物等易导致鼻黏膜损伤的不良习惯,并教育孩子不要做有危险的游戏,防止鼻子碰伤等。

家中应备有金霉素眼药膏,必要时可在小孩鼻腔内均匀地涂抹,以滋润鼻黏膜,若夜间孩子发生鼻塞呼吸不畅,可用呋麻液润鼻,切不可在小孩睡眠时抠挖其鼻腔。

家长还可在空闲时间征得小孩的配合下多按摩小孩鼻孔两边的迎香穴,先按后揉1～2分钟,以局部有酸胀感为度,或以拇指峰用力掐小孩的人中穴或双侧合谷穴各1～3分钟,起到预防保健的作用。

七、大小便失禁

相关情景

刘大爷,77岁,有高血压病史,目前药物控制血压基本平稳,身体其他方面尚健康。可是最近一年里常常出现大、小便失禁的症状,散步的时候会忽然尿急,来不及回到家就不由自主地浸污了裤子,甚至有时在家里,也会来不及去厕所。曾试过吃偏方,效果欠佳。

这是怎么了?

大、小便失禁包括大便失禁和小便失禁,两者常同时发生,有时单独也可出现。大便失禁是指当病人的肛门括约肌失去了控制能力时,排便就不再受意志支配,会在毫无知觉的情况下排便。小便失禁亦称尿失禁,即尿液失去意志控制不自由地流出。生活中老年人大、小便失禁的情况较多见,其生理性因素主要与年龄老化有关,随着年龄的变化,盆骨处肌肉、韧带和能够使膀胱和肠道保持紧密的组织慢慢变得薄弱并且功能逐渐衰退,再加上老年人常伴有脑血管疾病,这样更容易出现大、小便失禁,刘大爷就是这样的例子。其次,有多次生育史的女性或女性在临产时也常发生大、小便失禁的现象,这是女性盆骨肌肉在生育时所受的损伤或临产时子宫压迫尿道及直肠,引起尿道及肛门括约肌松弛所导致的。大、小便失禁的病理性因素多见脊髓损伤和颅脑神经系统疾患。此外,由于日常生活活动障碍及痴呆,有的人不会表达尿意,来不及脱裤子;或突然受到惊吓、过度紧张、服用精神安定药等,导致大、小便失禁。还有些人在大笑、咳嗽、打喷嚏或者运动时也会出现大、小便失禁。

 我们该如何应对?

1. 小便失禁病人的家庭照顾

(1)使用失禁护理产品

家人要根据病人的情况,选择合适的失禁护理产品,女性病人多选用尿垫(如尿不湿)、吸水棉垫、尿布、尿裤、大小便专用护理器等。男性病人可采用尿套(阴茎套连接引流袋),或用一次性食品薄膜袋系在阴茎上,存有一定尿液时取下丢弃。

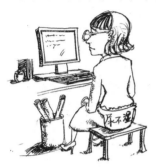

图3-1-7-1 使用尿垫

(2)预防皮炎

及时更换失禁护理产品并清理排泄物,保持床铺干净整洁,避免排泄物直接接触皮肤。

(3)预防压疮

长期卧床者,家人要帮助其勤翻身,经常按摩受压部位,每1~2小时一次,防止受压骨突处皮肤受损。

(4)保护局部皮肤

每次更换失禁护理产品时都要清洗阴茎、会阴部1~2次,女性病人可用高锰酸钾溶液稀释后冲洗。清洁后再用干净柔软的毛巾或消毒纸巾由前往后擦干会阴,并使用一些皮肤保护剂,如爽身粉、滑石粉、凡士林油膏等。

(5)功能锻炼

指导病人每天锻炼会阴部肌肉2~3次,该项运动有助于减轻小便失禁的现象。具体方法:①病人仰卧,垫高臀部,两腿之间垫一小枕,嘱病人用力夹紧小枕的同时收缩会阴部肌肉持续5秒;②坐位或站立,双脚交叉,互相用力,收紧会阴部肌肉5秒后放松。两种方法可反复练习。该项运动也可配合日常生活进行,如看电视、乘车、排队等。

2. 大便失禁病人的家庭照顾

(1)清洁肛门

每次排便后用温水、柔软的小毛巾或纸巾清洗干净,留意肛门皱折处的大便残留物,可用棉签蘸清水将肛门皱折清洗干净,避免肛门感染。及时更换衣裤,清理床单或撤掉衬单,保持清洁舒适。

（2）肛周皮肤护理

每次清洗后用吹风筒吹干肛周皮肤，再涂上油剂或油膏；也可在肛门内塞入清洁棉布，定时取出，可缓解肛周皮肤损害；若肛周皮肤有轻微破损时，可先用碘伏消毒，待干燥后再涂抹油剂或油膏；肛周皮肤已出现湿疹、皮炎时可用派瑞松等乳膏类药物外擦患处。

（3）提肛运动

指导和监督病人每天做提肛锻炼，具体方法：收缩肛门括约肌（如忍住大便动作）2～3秒，再放松肛门括约肌（如排大便动作）2～3秒，合计为一个动作，每天早、中、晚各做50～100个动作。

（4）饮食调节

多吃高纤维素及富有营养的食品，忌刺激性或油腻的食物，平时多饮水，使大便成形，避免腹泻及便秘，消除粪便刺激的不舒适感。

3. 大、小便失禁病人的家庭照顾，我们还需要做到什么？

（1）鼓励病人自我护理

在床旁放置病人伸手可以拿到的专用便器（小巧、便利），鼓励其进行自我护理。如果能完成自我护理，病人常信心大增，久而久之，能够提高病人的生活质量，改善病人的心理状态。

（2）观察二便规律

如果病人身体虚弱无力，不自主地排泄大、小便，家人可通过观察病人的二便规律，有目的、有准备地主动护理，减少在床上排尿、便的次数。

温馨提示

（1）居室要定期通风，保持空气新鲜。

（2）当大笑、咳嗽、打喷嚏或提重物时，切记要收缩会阴肌或肛门括约肌。

（3）治疗大、小便失禁需要时间和恒心，家人需对病人多关怀、多鼓励，帮助病人克服自卑心理。

（4）在喝了水想排尿的时候，可以适当熬一熬，训练自身的控制能力；可以养成定时排尿的习惯，慢慢延长间隔的时间。

（5）保持有规律的性生活，盆底肌肉的收缩可以减少尿失禁的发生。

（6）患了糖尿病、前列腺增生或者妇科疾病的人要及时去治疗，因为这些慢性疾病都会诱发大、小便失禁。

（7）脊髓损伤和颅脑神经系统疾病引起的大、小便失禁，可在医生指导下长期留置导尿管,并做好留置导尿的护理。

(8)安装呼叫尿湿报警器的家庭,请注意安全使用。

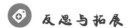 **反思与拓展**

朋友聚会的酒桌上、婚宴的餐桌上或酒吧的柜台上,只要是喝酒的场所,经常会遇到有些人喝多了酒以后,突然出现尿失禁,这是为什么呢?该怎么办才好?

这主要是过度饮酒以后出现的神经系统短暂麻痹,一过性的小便失禁,其原因是大量饮酒以后造成的膀胱过度充盈膨胀,膀胱内压升高,尿道括约肌控制不住尿液,而酒的麻痹作用使神经中枢系统处于深度抑制状态,大脑无法控制排尿的自主行为,常在喊不醒或意识不清的情况下,尿液就被迫溢出,出现尿失禁现象。因此大量饮酒对身体有很大的损害,为了身体健康,建议饮酒不可过量,少吃辛辣等刺激性食物,对有些严重的病人,需立即去医院醒酒治疗。

好多家长反映,刚送进幼儿园的小朋友,总是会出现大、小便失禁,家长们很是焦虑,怎样才能控制这种情况呢?

3岁以上的儿童不自主地排尿属于遗尿症。有的小孩会延迟到7~8岁。遗尿症分为原发性和继发性两种。如果没有遗传因素的影响,那么就可以判断是继发性遗尿症。大便失禁是指4周岁以后,在无器质性疾病情况下仍存在粪便排泄方式异常的功能性消化道疾病。

小孩出现大、小便失禁,家长要做好以下一些工作:

(1)注意观察或询问孩子的大、小便规律,看看孩子是否患有慢性便秘或存在变换环境引起精神紧张、害怕老师责骂不敢上厕所等因素。

(2)如果原因是慢性便秘,便秘会使肠壁扩张,儿童的排便意识减弱,肌肉的控制能力减弱,从而引起大便失禁。家长应首先确定便秘的原因是躯体的,还是心理的,躯体因素需请医生进行诊断测试,心理因素的话,家长要引导孩子放松压力。

(3)给孩子多吃含丰富纤维的食物,鼓励孩子多饮水。

(4)不管是遗尿还是大便失禁都是孩子自己也不愿意发生的事,所以一旦发生,家长千万不要打骂孩子,更不能在同学面前羞辱他。相反要注意安慰好孩子,将问题淡化,会有利于情况的好转。

(5)指导孩子进行排便训练,形成良好的定时排便习惯。

八、头痛

相关情景

白女士是一家广告公司的策划总监,公司平时业务多,需要经常加班。近一个月来,每到下午她就感到头部持续地胀痛,就像头上勒了个紧箍咒一样,同时伴有记忆力的减退和睡眠质量的下降。白女士非常痛苦,在家人的陪同下来到医院,医生根据头颅CT检查和头痛的特征最后诊断为紧张性头痛。

 这是怎么了?

随着生活、工作、学习节奏的加快,社会生存压力的加大,紧张型头痛的人群在不断增加,这些人的症状主要表现为头部双侧疼痛或不适,有压迫感、沉重紧缩感,就像戴了一顶沉重的帽子,或者头部周围像戴了个紧箍咒。

这种紧张性头痛又称肌收缩性头痛,是一种常见的"都市病",亦是慢性头痛中最多见的一种。处于考前冲刺阶段的学生、电脑族、都市白领等脑力工作者构成了其"主力军"。这些人往往存在焦虑或者抑郁、容易发脾气、心事较多、心境不开阔等不健康的心理因素,这是引起头痛的重要原因之一。大部分紧张性头痛的人都是长期伏案工作者,由于长期维持一个固定姿势,很容易造成慢性、持久的颈部肌肉收缩,从而引起头痛。另外,作息不规律、经常处于精神高度紧张状态、过度疲劳等均会引起头痛发作。

 我们该如何应对?

1. 笑口常开

保持心情愉悦是自疗头痛的良方。抑郁、焦虑、急躁等不良情绪不利于缓解头痛,应尽量克制、转移。

2. 松弛疗法

把紧张性头痛看成是一种信号或警告,提醒自己需要放松,暂时放下手头上的工作,消除疲劳,听听音乐,从而缓解头痛症状。

3. 活动颈部

长期伏案工作者,宜采用推拿、按摩的方法,使颈部、肩胛带的肌肉紧张得以松弛,并经常活动身体。

4. 头部按摩

对头部进行力度适中的按摩,是缓解紧张性头痛的有效方法。风池穴、太阳穴是紧张性头痛的按摩穴位,双手放平,四指并拢,缓慢均匀地在该穴位处轻轻来回按摩(图3-1-8-1)。

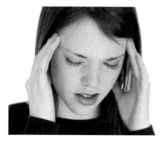
图3-1-8-1　按摩太阳穴

5. 经常梳头

头皮血管丰富,神经末梢分布广泛,梳头可促进头皮血液循环,预防头痛。每天清晨和临睡前,持梳向前、向后、向左、向右各刮梳百余下,梳齿与头皮约呈45°角,力度柔韧适中。

6. 作息规律

保证充足的睡眠,切忌熬夜,睡眠姿势以平躺为宜,侧卧和俯卧皆会收缩颈部肌肉而引发头痛。

7. 适度运动

是预防头痛的有效方法。坚持长期锻炼,能提高体质,增强自主神经的调节功能,使自主神经功能紊乱引起的功能性疾病得以恢复。但若头痛剧烈,切勿运动,尤其是偏头痛患者。

8. 冷敷或热敷

是缓解头痛的小窍门。把热水袋或者冰袋放在前额或者其他疼痛的部位就可以缓解痛苦。如果选择冷敷,应该先用毛巾包裹冰袋,然后再放在痛处。另外还可配合按压太阳穴来减轻头痛。

9. 合理饮食

减少摄入巧克力、咖啡、乳酪、茶叶等易诱发疼痛的食品;戒烟禁酒;忌食辛辣刺激、生冷的食物。饮食宜清淡,多食新鲜水果和蔬菜。

10. 就医信号

病人突然出现剧烈头痛,伴有手足冰凉、呕吐、意识不清等表现,应立即前往医院检查。

温馨提示

(1)注意矫正各种不良姿势,如长期低头伏案书写、阅读与工作,操作电脑距离屏幕过近等。

(2)避免嘈杂、过多噪音的家居生活环境。

护理家园——家庭全过程健康照顾

（3）尽量不要嚼口香糖，勿用味道浓烈的香水。

（4）偏头痛者注意避风寒，不要吹冷风、淋雨或暴晒，因气候变化也可诱发头痛发作。

（5）防止用眼过度，调节眼睛疲劳，佩戴合适度数的眼镜，平时多做眼保健操。

（6）注意保暖，预防感冒，女性月经期勿洗头着凉。

（7）中、青年人的头痛可能与耳、鼻、眼、牙齿的疾病有关，请到各专科咨询。

（8）中、老年人出现慢性头痛，要警惕高血压、动脉硬化、糖尿病、颅内肿瘤等疾病。

（9）儿童尤其是学龄前儿童，或患有流行性腮腺炎的小孩，若出现剧烈头痛，同时有发热、恶心、呕吐等症状，要高度怀疑脑膜炎。

◉ 反思与拓展

每个人，都有过头痛的经历。患了头痛，有些人休息一下就好了，有些人却持续头痛，还有些人则是阵发性头痛，为什么会出现头痛呢？

其实，头痛的病因非常复杂，大致来说，可以分为两大类，即由于其他疾病引起的头痛和原因不明的头痛。前者需要咨询专科医生检查诊断，治疗主要是针对病因治疗。后者往往又被称为习惯性头痛或者血管搏动性头痛，以偏头痛为多见，比如，有的人吹了冷风、受了风寒就头痛，有的人喝点红酒就头痛，有的女性来月经就头痛，还有的人一生气就头痛或是一吃腌制品就头痛，这些头痛都属偏头痛。各种偏头痛的病因尽管不明确，但这些病人往往都具有如下几个特征：

（1）具有遗传方面的因素，且以女性为多。

（2）具有过敏性体质的人较多。

（3）在各方面过于认真，片面追求完美主义的人以及有神经质性格的人较多见。

（4）半数人是在15岁之前发病。

（5）有的人在头痛发作之前往往有多种症状出现。比如全身有倦怠感、耳鸣、眼花、看东西常有双影像，有时眼前好像有火花在飞舞或者相反地在眼前出现一瞬间的黑暗感，以及味觉和嗅觉的异常。

（6）严重者脸、嘴唇、手、脚有麻木感或失去知觉，一时性的失语、思维混乱等。

（7）伴随产生头痛、恶心、呕吐、畏光、畏声、心悸等表现。

这类偏头痛病人,服用药店出售的多种化学成分合成的镇痛药会有效果,但经常服用,会出现副作用,应谨慎使用。所以,头痛还是以预防保健为主,必要时咨询医生辅以各种止痛疗法,这样才是最根本的解决方法。

九、便秘

相关情景

小袁是一名即将毕业的大学生,半年来她一直为考研备战,每天从早到晚十几个小时都在图书馆坐着看书,慢慢地她发觉自己有了便秘现象,刚开始2～3天排便一次,后来发展到一星期排一次,同时脸上还长了痘痘,她很着急,试了很多通便的方法,效果时好时坏。后来她去医院咨询,医生告知是功能性便秘。

 这是怎么了?

便秘是干扰人们日常生活的常见症状之一,主要表现是排便次数减少,粪便干结、量少,排便费力等。每个人的排便习惯差别很大,这与个体差异、生活起居、饮食习惯等有关。在我国,患有习惯性便秘的老年人较多,主要是由于不健康的饮食,不规律的排便,运动过少造成肠蠕动减慢,依赖泻药或灌肠引起肠道功能应激性减退等多个方面的致病因素。近年来,年轻人便秘的现象也日趋增多,尤以女性多见,就如上述小袁的经历一样,这与女性的生理解剖结构有着直接关系。女性子宫在盆腔内挤压直肠,使直肠的弯曲度增大,大便通过比男性慢,同时女性肛门前方是阴道,附近肌肉薄弱,加之长期久坐,肛周皮肤血液循环不畅,更易致病。这种功能性的便秘病程较长,精神因素也是一个主要原因。长期便秘会导致很多毒素残留在体内,对人体的身心健康都是非常不利的。

 我们该如何应对?

1. 定时排便

培养每天定时排便的习惯,不管是否能解出大便,都要定时临厕,以便建立良好的排便条件反射。

2. 饮食指导

(1)饮食宜清淡,多吃新鲜蔬菜、水果、菌类等,尤其要补充含有粗纤

护理家园——家庭全过程健康照顾

维多的食物,如芹菜、燕麦、红薯、地瓜等;适当吃一些润肠通便功效的种子、坚果类食物,如芝麻、核桃、松子、花生等;老年人若咬不动坚硬的果仁类食物,可吃蜂蜜、香蕉等柔软的食物。忌食用烈酒、浓茶、咖啡、可乐、蒜、姜、辣椒等刺激性较大的食物,也不要食用荤腥肥甘的食物(图3-1-9-1)。

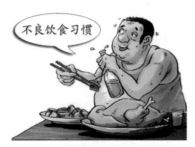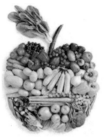

图3-1-9-1　饮食指导

（2）在烹调菜肴时可以适当多放一些食用油,如豆油、菜油、茶树油、橄榄油、花生油等,因其中的油脂能直接润肠,分解产物脂肪酸还有刺激胃肠蠕动的作用。

3. 晨起饮水

早起空腹饮水或饮蜂蜜水可以调理肠胃,空腹饮水量以500 mL为宜;也可冲一杯淡食盐水,一口气喝完,可以刺激下腹部,有效改善便秘问题。

4. 腹部按摩

促进肠道蠕动可加速排便。方法是晨起时或晚上入睡前平躺在床上,双腿弯曲,腹部放松,均匀呼吸,以肚脐为中心用手掌按照顺时针的方向按摩(图3-1-9-2),每次8～12分钟。

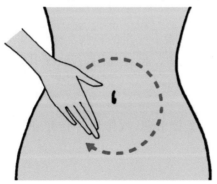

图3-1-9-2　腹部按摩

5. 穴位疗法

穴位点按和穴位贴敷都是以经络学说为理论依据的中医疗法。穴位点按疗法可在腹部按摩后进行,以食指或中指点揉气海、中脘、天枢等穴,每穴各点按 1 分钟。穴位贴敷疗法是把药物皮硝 9 g 研成细末用水溶解后加入皂角末,调和均匀后贴敷于脐部,每天贴敷 1 次,坚持贴敷 30 天。

6. 有氧运动

有氧运动是改善便秘的良好途径。剧烈的运动起不到通便的功效,相反,散步、慢跑、骑自行车、打太极拳、仰卧起坐、游泳(图 3-1-9-3)、腹式深呼吸及提肛锻炼,这些相对缓慢、温和的有氧运动不仅可以起到增强体质的作用,还可以使腹肌、肛提肌、肛门外括约肌等收缩能力增强,刺激结肠蠕动,促进排便。

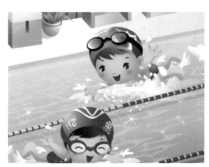

图 3-1-9-3 有氧运动

7. 戒烟限酒

长时间抽烟和大量饮酒会引起肠道不适,尤其是每天吸烟可导致肠道发黑,肠壁的水分被烟渍吸收,致使肠道蠕动缓慢,加重便秘。因此要想有效地缓解便秘,就要和手中的香烟和烈酒说拜拜,只有这样才能保护你的肠道健康。

8. 服用微生态制剂

调节体内微生态环境,使体内双歧杆菌等益生菌明显增多,有效酵解肠内的腐败物质,防止毒素、致癌物质等被肠道吸收,有利于排便习惯的建立。常用的微生态制剂有金双歧、丽珠肠乐、整肠生等。

9. 慎用泻药

正确选择家庭药物,能不使用的药物尽量不用,必须使用时,用量要少,用药次数也要尽可能少。已经使用泻药,尤其是形成药物依赖者,要设法停用,否则会加重便秘。

10. 就医信号

长期便秘与腹泻交替出现,或排便时有鲜血、黏液血、脓血时,请及时就医。

温馨提示

（1）调整饮食结构，保证平衡膳食。饮食要多样化，尽量避免食物单一、太过精细；切忌暴饮暴食或不进食、少进食、偏食等。

（2）生活起居要规律，切莫贪睡与熬夜，保持愉悦心情，克制不良情绪及精神过度紧张。

（3）平时不要系束腰腰带、穿塑身内衣或紧身衣裤，也不要长期久坐。

（4）孕妇应忌用泻药，以免伤胎气，甚至引起流产。

（5）高血压或心脏病病人若同时伴有便秘，勿要用力排便，以防引发脑血管意外、心绞痛或急性心肌梗死等危险。

（6）改正如厕时看书、阅读报纸、玩手机、听音乐、听广播、抽烟等习惯（图3-1-9-4）。

（7）纠正"每天不解大便是不行的"错误观点。有些人2～3天排便一次，只要无排便困难及其他不适，均属正常现象，不必担心。

（8）不能忽视便意。经常忽视便意或强忍不便，粪便在肠道滞留时间过久，大便容易干燥，从而引起或加重便秘。

（9）用开塞露治疗便秘只能治标，是家庭用药中临时缓解便秘痛苦的应急措施，不要经常使用。

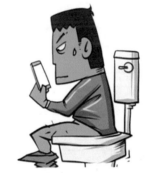

图3-1-9-4 不良排便习惯

反思与拓展

生活中，很多人为了防止便秘，都有饭后立刻吃水果的习惯，这样做真的有效吗？

其实这是一个误区，饭后马上吃水果不仅不能治疗便秘，还会影响消化系统的正常功能，引起消化功能紊乱。刚吃完饭，食物进入胃肠道，需要经过2～3小时消化吸收的过程，最后食物中没有被吸收的成分和毒素才能被缓慢地排出，如果在吃饭后马上吃水果，水果就会被阻滞在胃中，不仅不能参与正常的胃内消化，还会影响先前饭食在胃肠中的消化。水果在胃内停留时间过长，容易发酵腐败变质，从而引起腹痛、便秘等症状。尤其是老年人，肠胃功能较弱，胃肠蠕动较慢，饭后吃水果更容易引起便秘的症状。因此，建议大家在饭后2～3小时之后再吃水果。

刚出生的宝宝，有的是纯母乳喂养，有的为人工喂养，如果出现便秘，爸爸妈妈该怎么办？

宝宝便秘，不能不想到与母乳或奶粉喂养不当有关。吃母乳便秘的宝宝很少见，但也有可能发生，问题关键是妈妈的母乳不足，宝宝总是处在吃不饱的半饥饿状态，可能2～3天才大便一次。另外，母亲的饮食情况，也直接影响着母乳的质量，如果母亲顿顿喝猪蹄汤、鸡汤等富含蛋白质的汤类，乳汁中的蛋白质就会过多，宝宝吃后，大便偏碱性，表现为硬而干，不易排出。

对策：妈妈要保证饮食均衡，多喝水或粥，汤要适量，饮食不要太过油腻。针对母乳不足者，及时补充配方奶粉，这样宝宝的情况会马上好转。

喂配方奶粉的宝宝，特别容易出现便秘，主要原因是奶粉原料中的牛奶含酪蛋白多，钙盐含量也较高，在胃酸的作用下容易结成块，不易消化；并且奶粉中添加了各种营养素，有些宝宝的肠胃不适应，以至于喝了特定品牌的奶粉后就会便秘。这一般与宝宝的肠胃有关，每个宝宝的体质是不一样的，有些宝宝吃国外品牌的奶粉不适应，但喝国产品牌的奶粉就没问题。

对策：配方奶粉要按照说明冲调，不要冲调过浓；两顿奶间给宝宝喝些水或果汁（如橙子半个挤汁，加等量温水）；在奶中加一勺糖也能有效缓解便秘。若宝宝的便秘还是没有改善，不妨试着更换其他品牌的奶粉，尤其是添加双歧杆菌的奶粉有助于防止宝宝便秘。

十、偏瘫

相关情景

田大爷，69岁，五年前诊断为高血压，医生给他开了降压药。刚开始，田大爷还能按时服用，后来想起来就吃药，忘记了就不吃。结果在一次饮酒后，田大爷突然不省人事，被送往医院抢救，清醒后，他感到半个身子麻木动不了，医生告诉他，那是因为突发脑梗引起了偏瘫。

这是怎么了？

偏瘫又叫半身不遂，是指一侧上下肢、面肌和舌肌下部的运动障碍，它是急性脑血管病的一个常见症状。按照偏瘫的程度可分为轻瘫、不完全性瘫痪和全瘫。轻瘫表现为肌力减弱,肌力在 4 ~ 5 级,一般不影响日常生活;不完全性瘫痪较轻瘫严重,肌力是 2 ~ 4 级,日常生活受此影响;全瘫的肌力只有 0 ~ 1 级,瘫痪的肢体完全不能活动,日常生活不能自理。引起偏瘫的原因复杂多样,总的来说都与血脂增高、血液黏稠度增加等心血管疾病密切相关。其中,高血压和动脉粥样硬化是最主要和最常见的危险因素。据报道,脑出血病人 93% 有高血压病史,脑梗死病人中也有 86% 的人患有高血压,70% 的脑血管病人患有动脉粥样硬化和高脂血症。像上述的田大爷就是典型的例子,有高血压病史 5 年,长期没有按时服用降压药物或突然停药,再加上不良的生活习惯如吸烟、饮酒,诱发脑梗后并发了偏瘫。另有资料表明,脑血管疾病中约 30% ~ 40% 的病人有糖尿病,说明偏瘫还有一个潜在危险因素是糖尿病。偏瘫常突发性或急性发作,但病理过程多是缓慢的,在这个病理变化过程中,诱发脑血管疾病的因素,如情绪不佳、饮食不当、服药不妥、气候变化、过度劳累、超量运动等也会促使偏瘫的病变程度加重。

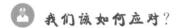 **我们该如何应对?**

1. 心理疏导

首先要解除病人思想负担,告知病人通过康复锻炼,偏瘫表现均可在 1 ~ 3 年内逐步改善,使病人摆脱烦恼,保持乐观积极的心态和持之以恒的决心。

2. 卧床护理

病人卧床期间,定时为其翻身,变换体位,每 1 ~ 2 小时从仰卧位转向健侧或患侧卧位(图 3-1-10-1),注意观察皮肤变化,以防褥疮;病人休息时维持身体正常姿势,不管何种体位,关节部位、背部、腘窝(俯卧位时,胸部、小腿等处)都要用衬垫,保持各关节功能位;同时做好大、小便的护理,尤其是训练自行排尿排便,每两小时给病人使用尿壶或便盆一次,便后及时清理,保持干净。

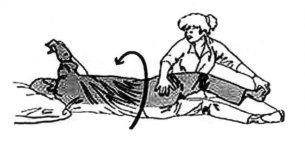

图 3-1-10-1 勤翻身

3. 功能锻炼

协助病人进行关节活动训练,防止关节废用性挛缩,可先做被动运动。方法是一手握住病人关节近端,另一手握其肢体远端,缓慢地活动关节,达关节最大活动度或引起疼痛时为止(图3-1-10-2),每天3~4次,每次时间由短到长,并按摩肌肉,以防肌肉萎缩。

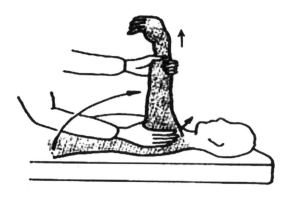

图3-1-10-2 被动运动

4. 肢体康复训练

待瘫痪肢体肌力有所恢复,家人要在专业治疗师的指导下,帮助病人进行主动运动,如练习仰卧伸手、抬脚、大小关节屈伸转动,逐渐坐起、站立、行走、下蹲,并配合复式墙拉力器、滑轮吊环训练器、下肢功率车等康复仪器,逐步提高肌力和关节功能。这一过程需进行6~7周,重点是训练病人的坐起、站立和行走,训练强度因人而异,适可而止,循序渐进。具体如下:

(1)坐起的训练(图3-1-10-3)

第一步:一手托起病人的肩胛骨,使病人缓慢坐起,健手放在床上支撑身体。

第二步:另一手置于病人的腘窝,把病人双腿放在床旁,脚下垫合适的硬物,身体倾向患侧。

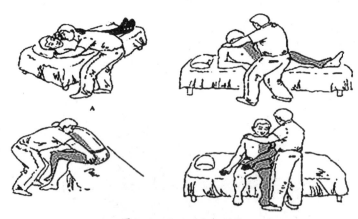

图3-1-10-3 坐起训练

（2）站起的训练

第一步：病人坐位，双足平放在地上，双手叉握并放在面前的小桌上（双上肢尽量伸直）。

第二步：家人站在病人的患侧，一手扶持患膝，另一手放在病人臀部。

第三步：嘱病人上身前屈，抬臂站起。

（3）患侧下肢的训练

第一步：家人双手扶住病人髋部，让病人尽量站直，并用患腿负重。

第二步：健腿向前跨出半步，或踏在前方的矮凳上。

（4）训练患腿向前迈步

第一步：病人站立，并尽量站直，用健手扶栏杆。

第二步：家人在病人患侧后方，一手扶病人髋部，另一手帮助患脚先向后退一步，再向前迈一小步。

（5）在侧方帮助病人行走

第一步：家人站在病人患侧，一手握住患手使其掌心向前，另一手放在患侧腋下。

第二步：帮助病人缓慢行走，并纠正异常姿势。

（6）在后方帮助病人行走

第一步：家人站在病人身后，双手扶住病人髋部，并让其站直。

第二步：在抬起健侧下肢时，协助病人用患侧下肢站稳，并将身体重心缓慢前移。

第三步：在抬起患侧下肢时，协助病人将患侧髋部向前、向下转动。

5. 头颈部活动操

病人可坐起或站立时，指导其做头颈部活动操。方法：让病人向前、向后、向左、向右活动头部，四个方向各50次，动作要轻柔，速度要缓慢。若活动头部时有眩晕感，可适当紧闭双眼，量力而行。头颈部活动操结束后，家人还可在病人整个头皮做提捏按摩，力度稍大，这样可以起到舒缓神经、缓解肢体麻木的作用。

6. 精细动作训练

根据病人肌力恢复的情况，布置日常生活作业，进一步训练手的精细动作，利用如抓握、捻动、扣纽扣、用匙筷、翻书报、洗脸、拧毛巾、刷牙、梳头发等日常行为来提高生活技能，并使肩关节、肘关节、腕关节和掌指关节的功能逐步恢复。

7. 语言康复训练

家人与病人进行对话时要讲简短易懂的话语,清楚而且缓慢地表达,并给病人留充分时间回答问题。还可通过写字、手势等身态语言来弥补和完成讲话内容。

8. 扶梯训练

病人肌力恢复情况良好者,可以利用阶梯扶手完成上下楼梯的训练,或进行户外行走,每日2次,每次40分钟左右。

9. 中医疗法

病人康复训练期间,可配合理疗、穴位按摩等方法。

10. 调整饮食

膳食应调整为足量优质蛋白,低糖、低盐、低脂肪饮食,每天定时定量就餐;避免抽烟、喝酒及饮用含咖啡因的饮料。病人需要家人喂食时,取半坐位,将少量食物由病人健侧放入口中,以利下行。如病人吞咽反射障碍则以半流质饮食为宜,并注意防止呛咳。食后漱口避免食物残留在口腔。

11. 病因治疗

积极治疗心脑血管疾病及颅脑系统等原发疾病。尤其是高血压、糖尿病和高血脂病人要特别注意控制好"三高"指标。

12. 危险信号

病人无法微笑,嘴巴或眼睛下垂;病人单手或双手无力、麻木或动弹不得;病人无法流利对答及说话含糊不清,或尽管处于清醒状态,却无法说话。若上述三种表现出现其中之一者,家人应立即拨打急救电话。

温馨提示

(1)"包办一切"的照顾方式很容易让偏瘫病人低估自己的能力,病人常常被家人"宠"坏,这样往往不利于其运动功能的恢复。

(2)营造一个和谐、温馨的家庭氛围,解除病人各种顾虑和精神负担,避免情感刺激。

(3)康复治疗关键要趁早。如果错过了康复训练或康复训练半途而废,将会失去恢复的最佳时机,还可能导致严重的并发症。

(4)康复训练要有专业人员指导,家人从旁协助,要从翻身、坐、站、走练起,循序渐进,切忌急于求成。

(5)床铺应选软硬适中的床垫,床高以两脚下床刚好碰到地面为宜,勤换床单,保持床铺清洁卫生。

(6)卫浴设备宜将门槛拆除,并加装扶手及防滑垫,厕所以坐式马桶较安全。

(7)病人衣物以穿着舒适、方便更换及容易洗涤为原则。

(8)病人使用拐杖、轮椅外出时,家人必须在旁陪同,防止跌倒等意外发生。

(9)注意居室卫生,经常开窗通风,但又要避免穿堂风,当心病人着凉感冒。保持大、小便通畅,多喝水,切忌用力排便或排尿。

(10)病人测血压时,应测健侧手臂。

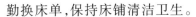 **反思与拓展**

偏瘫病人卧床时,睡姿需要经常变换,卧位姿势需朝向患侧(卧向中风一侧),不提倡坐位和半卧位,这是为什么呢?

偏瘫病人卧床时床褥不可太软,需要3~4个枕头来保持正确睡姿,多采用侧卧在患侧的一边(如病人没有肩痛及其他不适)。其优点是可以抑制上肢屈肌和下肢伸肌的痉挛并持续牵拉患侧躯干,还对患肢产生压力刺激,通过各种感受器的传入,有利于使病人获得患肢的实体感,促进感觉功能的恢复,同时使健侧肢体解放,病人感到舒适也可以进行自我照顾。

患侧卧位的正确方法是:

(1)用一个枕头承托头部。

(2)健侧背部可垫一个枕头,使躯干向后微倾。

(3)患侧的肩膀应向前伸展,手肘伸直,双手间可放置一个枕头。

(4)患侧的髋部要伸直,膝部微曲。

(5)健侧腿可放置在舒适的位置,双脚间可放置小枕头。

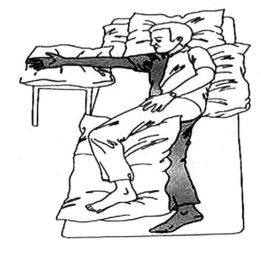

图3-1-10-4 患侧卧位(注:阴影部位是患侧)

不提倡坐位和半卧位的原因有：

（1）屈颈程度较大，易引起紧张性颈反射，导致上肢屈肌和下肢伸肌的挛缩，容易导致痉挛模式的发生。

（2）半卧位时髋关节处于外旋位，会引起足内翻的形成。但半卧位在进食时可防止呛咳和直立性低血压的发生。

有的年轻人常会问医生："我还年轻，身体也好，又没有什么疾病，怎么会得偏瘫？偏瘫是上了岁数的老年人才得的病！"年轻人就不会得偏瘫吗？

虽然大多数偏瘫的病人年龄在65岁以上，但近年来却大有年轻化的趋势，有10%~15%的病人年龄在45岁及以下。罪魁祸首就是不健康的生活方式，吸烟饮酒、高脂肪饮食、饮食不规律或口味过重、长期熬夜、缺乏锻炼、工作压力大等不良生活状态，容易导致人体血液过稠、血压升高进而导致年轻人患心脑血管疾病的发生率提高，那么其患偏瘫的风险性也会相应上升。所以年轻人请关爱健康从现在做起，别等到躺在病床上才后悔！

第二节　怎样照护居家慢性病病人

一、慢性支气管炎

相关情景

　　王爷爷，68岁，有吸烟史40余年（每日30支左右），慢性咳嗽、咳痰15年，晨间刚起床时尤为显著。几天前受凉后咳嗽显著加重、夜间尤甚，咳大量黄脓痰，伴气短明显。送医院就诊，医生诊断为慢性支气管炎（急性发作期）、慢性阻塞性肺气肿。经抗感染治疗，气急、气短症状明显好转，医生再次检查后准许出院回家休养，但晨间咳嗽、咳痰仍未消失。

 这是怎么了？

慢性支气管炎，简称慢支，是指气管、支气管黏膜及其周围组织的慢

护理家园——家庭全过程健康照顾

性炎症。其主要症状是咳嗽、咳痰(痰液一般为白色黏液状或泡沫状),或伴喘息及反复发作。部分病人慢性发作前先发生急性支气管炎、受凉感冒等急性呼吸道感染。长期大量吸烟,烟草中的焦油、尼古丁及氢氰酸等化学物质损伤覆盖在气道内面的上皮细胞,导致发挥“扫把”样清扫作用的纤毛运动减弱、气道净化能力降低,吸烟还同时引起支气管痉挛,王爷爷本次受凉感冒后感染加重而发病。晨间刚起床时咳嗽、咳痰尤为显著是由于夜间睡眠时咳嗽反射迟钝,气道腔内痰液堆积,晨间起床后因体位变动引起刺激排痰之故。慢支起病多缓慢,病程较长,咳嗽、咳痰每年持续3个月,连续2年以上即可做出诊断。早期症状轻微,多于冬季发作,春夏缓解,随着病程进展合并阻塞性肺气肿时症状可常年存在,并逐渐出现轻重程度不同的气短,活动后明显加重。反复呼吸道感染,急性发作愈发频繁,症状亦愈加严重。

我们该如何应对?

咳嗽、咳痰是呼吸道黏膜受刺激引起的一种防御动作,借以清除呼吸道分泌物,是慢性支气管炎病人的突出症状。但慢支病人的痰黏稠、难咳出,反复、持续的慢性咳嗽会引起其他并发症。

1. 促进有效排痰

(1)学会深呼吸和有效咳嗽

有助于气道远端分泌物的排出,保持呼吸道通畅。方法:①病人坐位,双脚着地,身体稍前倾,双手环抱一个枕头,有助于膈肌上升。②进行数次深而缓慢的腹式呼吸(图3-2-1-1),深吸气末屏气,然后缩唇(噘嘴),缓慢地通过口腔尽可能呼气(降低肋弓,腹部往下沉并向外鼓出)。③

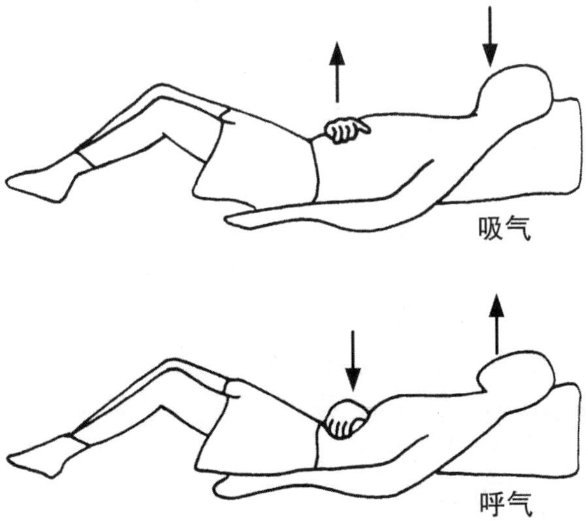

图3-2-1-1 深呼吸方法(缩唇腹式呼吸)

再深吸一口气后屏气3~5秒,身体前倾,从胸腔内进行2~3次短促有力的咳嗽,张口咳出痰液。咳嗽时收缩腹肌,或用自己的手按压上腹部,帮助咳嗽。或病人取俯卧屈膝位,可借助膈肌、腹肌收缩,增加腹压,有效咳出痰液。经常变换体位有利于痰液咳出。

（2）叩击排痰

对于久病体弱、长期卧床、排痰无力者,可通过胸壁叩击震荡使痰液松动、易于咳出。胸部叩击方法及注意事项:①叩击时病人取侧卧位,叩击者两手手指自然屈曲并拢使手呈杯状(图3-2-1-2),以手腕力量,从肺底自下而上、由外向内,迅速而有节律地叩击、震动气道,每一肺叶部位叩击1~3分钟,每分钟120~180次,叩击时发出一种空而深的拍击音则表明手法正确。②主要叩击背部,胸部叩击时避开乳房、心脏和骨突部位(如脊柱、肩胛骨、胸骨),避开拉链、纽扣部位。③消瘦的病人可用薄布类物品保护胸廓部位,避免直接叩击引起皮肤发红,但也要避免过厚覆盖物降低叩击时的震荡效果。④叩击力量适中,以病人不感到疼痛为宜;每次叩击时间以5~15分钟为宜,应安排在餐后2小时或餐前30分钟完成,避免病人呕吐;叩击时还须注意病人反应。⑤嘱咐病人在休息时勤漱口,或协助病人做好口腔清洁,去除痰液气味。

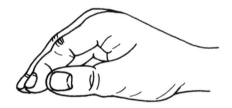

图3-2-1-2　叩击时手掌呈杯状

2. 注意保暖

保持空气流通、新鲜,维持合适的室内温度(18~20 ℃)、湿度(50%~60%)。

3. 加强营养

饮食上给予高蛋白、高热量、高维生素、易消化的食物,避免油腻、辛辣刺激的食物,少量多餐,增进食欲。若病人食欲欠佳,可给予菜粥、面片等较稀、清淡饮食,注意食物的色、香、味。鼓励病人多饮水,每日至少饮2000 mL以上,因足够的水分可保持呼吸道黏膜的湿润并促进病变黏膜的修复,利于痰液稀释和排出。

4. 避免尘埃与烟雾的刺激

对吸烟的病人与其共同制定有效的戒烟计划。说明戒烟可消除慢性支气管炎的咳嗽,延缓病情发展,以帮助病人树立戒烟的信心和决心,自觉落实戒烟计划。

5. 注意病情变化

观察咳嗽出现的时间和节律,痰液的性质、颜色、气味和量,并正确留取痰标本。当病人感觉喘憋加重,呼吸费力时应采取半卧位,有条件时给予吸氧,正确调节吸氧流量,并及时就医。

温馨提示

慢支病因复杂,是多种因素协同作用的结果,如吸烟、大气污染、感染、职业性粉尘吸入、过敏均可导致慢性支气管炎。

1. 戒烟

吸烟是引起慢支最主要的因素,吸烟者中患慢支的人是非吸烟者的两倍。停止吸烟可改变自然病程,显著减慢病情的恶化速度。因此,戒烟是预防和控制慢性支气管炎最重要的措施,然而戒烟也是困难的,要打断生理成瘾环,需要病人的决心和配合。具体措施:

(1)指导病人避免接触吸烟人群和环境,同戒烟成功者交流经验,清除工作场所和家中的储备烟。

(2)戒烟第一周最困难。戒烟第一周可提供水果、蔬菜为主的低热量饮食,多饮汤水以排除体内积蓄的尼古丁,通常尼古丁完全撤离需要2~4周。

(3)戒烟时可出现坐立不安、烦躁、头痛、腹泻和失眠等,还可有体重增加。合理安排生活、娱乐或外出旅游一周,以分散注意力。

(4)有条件者可贴戒烟膏药(内含少量尼古丁),以减少戒烟痛苦,或把急性发作住院治疗作为戒烟的时机,有计划地逐渐戒烟以减轻戒断症状。

2. 避免接触过敏源

避免粉尘、烟雾及有害气体吸入对呼吸道的刺激。尽量不去空气污染、人多的公共场所。

3. 加强锻炼

增强体质,提高免疫力和耐寒能力,气候变化时注意衣服的增减,避免受凉,以防感冒和呼吸道感染而加重症状。锻炼应量力而行、循序渐进,以病人不感到疲劳为宜,可进行床上活动、有效的呼吸运动、散步、慢跑、太极拳、体操等。同时,可进行耐寒锻炼,需从夏季开始,先用手按摩面部,后用冷水浸毛巾拧干后擦头面部,渐及四肢。体质好、耐受力强者,可进行全身较大面积冷水摩擦,持续到9月份,以后继续用冷水摩擦面颈部,冬季也用冷水洗鼻部,以提高耐寒能力,预防和减少本病的发作。

4. 预防为主

冬季室内每平方米面积用食醋2~10 mL,加水1~2倍稀释后加热熏蒸,每次1小时,每天或隔天一次。注射流感疫苗、肺炎链球菌疫苗等,对易感者的预防具有一定意义。

5. 加强卫生教育

改善工作条件与卫生习惯和增加营养等,对预防慢性支气管炎均可发挥积极的作用。

6. 定期复查

去医院监测肺功能,及早发现气流受限,并及时采取措施阻止阻塞性肺气肿、肺心病的病程发展亦十分重要。

 反思与拓展

慢支有不同的分型与分期,在病程的不同时期,症状轻重不同。早期症状轻微,常于吸烟、过度疲劳、受凉感冒、寒冷季节或接触有害气体后引起急性发作或加重,气候转暖时症状可自然缓解;炎症晚期时,症状可持续存在。慢性支气管炎如无并发症,预后良好;部分病人发展成阻塞性肺气肿、肺心病,预后不良。合理的干预可以让慢性支气管炎的病人康复,阻止或延缓并发症。病人如何正确认识自己的病情特点呢?

1. 分型

(1)单纯型:仅咳嗽、咳痰症状反复发作,每年持续3个月,连续2年以上。

(2)喘息型:咳嗽、咳痰症状反复发作,伴有喘息症状,并经常或多次出现喘鸣音。

2. 分期

按病情进展可分为三期:

(1)急性发作期:指在1周内出现脓性或黏液脓性痰,痰量明显增加,或伴有发热等炎症表现,或咳、痰、喘任何一项症状明显加剧。应及时去医院诊治,积极进行抗感染、祛痰、镇咳等治疗,不可在家自行服药和观察。

(2)慢性迁延期:指有不同程度的咳、痰、喘症状迁延1个月以上者。

继续以控制感染为主,须按医嘱服用祛痰、镇咳和平喘等药物,不随意用药。

（3）临床缓解期：经治疗或自然缓解,症状基本消失或偶有轻微咳嗽和少量痰液,保持2个月以上者。应加强锻炼,增强体质,注意保暖,避免诱发因素。

对于慢支病人来说,除了按医嘱正确按时服药治疗外,在家庭中有哪些好的饮食保健方法呢?

方法一：大蒜、食醋各250 g,红糖90 g。将大蒜去皮捣烂,浸泡在糖醋溶液中,一星期后取其汁服用,每次1汤匙,每日3次。

方法二：白萝卜250 g洗净切片,冰糖60 g,蜂蜜适量,加水适量煮至熟烂,食萝卜饮汤,每日早晚各1次。

方法三：鸡蛋2个、香油50 g、食醋适量。将鸡蛋打散放于香油中炸熟,加食醋食之,早晚各1次。

方法四：花生米100～150 g,加冰糖和水各适量煮至熟烂,食花生米饮汤,每日1～2次。

方法五：雪梨1个削皮去核,纳入贝母粉9 g,冰糖30 g,隔水蒸熟食之,每日早晚各1个。

二、支气管哮喘

相关情景

王先生,25岁,外出春游一天。回家后出现咳嗽,自以为受凉感冒而自行服用感冒药(三九感冒灵颗粒、利巴韦林含片)效果不明显,咳嗽逐渐加重,且咳白色黏痰,伴胸闷气短、气喘,去医院就诊。经检查：体温36.5 ℃,脉搏90次/分钟,呼吸25次/分钟,血压120/80 mmHg,医生肺部听诊闻及广泛哮鸣音,遂诊断为支气管哮喘。经治疗后病情好转现已出院。

什么是支气管哮喘?

支气管哮喘是慢性气道炎症的一种,由多种细胞及细胞组分参与,病因未完全清楚,一般认为是多基因遗传病,受遗传和环境的双重影响。常见症状为反复发作的气喘、气促、胸闷和(或)咳嗽等,多在夜间和(或)凌晨发作。症状可逆,经治疗后可在较短时间内缓解,部分自然缓解,少部分不缓解而呈持续状态。发作时的严重程度和持续时间个体差异很大,轻者仅有胸部紧迫感,持续数分钟,重者极度呼吸困难,持续数周或更长时间。不少病人发作有明显的生物规律,一般好发于春夏交接时或冬天,每天凌晨 2 ~ 6 时发作或加重,部分女性(约 20%)在月经前或期间哮喘发作或加重。致敏物质是哮喘发作最重要的激发因素,环境因素中可能引起哮喘的激发因素有:尘螨、花粉、真菌、动物毛屑、二氧化硫、氨气等各种特异和非特异性吸入物;细菌、病毒、原虫、寄生虫等感染;鱼、虾蟹、蛋类、牛奶等食物;普萘洛尔(心得安)、阿司匹林等药物;气候变化、运动、妊娠等因素。王先生哮喘发作与外出春游吸入花粉与草粉有关。

🗣 我们该如何应对?

哮喘迄今尚无特效的治疗方法,但长期有计划地防治,可保持疗效和预防复发。哮喘主要由接触可引起过敏的物质触发或引起,因此脱离过敏源的接触是预防和治疗哮喘最有效的方法。

1. 正确使用定量雾化吸入器

定量雾化吸入器(糖皮质激素吸入剂)是哮喘病人的必备药品,出现哮喘发作前的先兆症状时,及时正确使用定量雾化吸入器,是提高哮喘控制水平的有效手段。然后应根据病情及时去医院进一步诊治。定量雾化吸入器的使用步骤和方法如下(图 3-2-2-1):

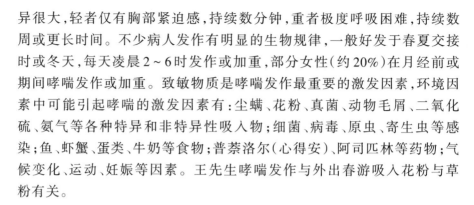

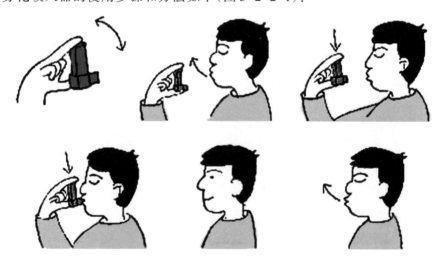

图 3-2-2-1　定量雾化吸入器使用步骤和方法

每次用药时先打开盖子,摇匀药液;深呼气至不能再呼时张口,将定量雾化器喷嘴置于口中；双唇包住咬嘴，以慢而深的方式经口吸气，同时用手按压喷药；至吸气末屏气10秒，使较小的雾粒沉降在气道远端；然后慢慢呼气，休息3分钟后可重复使用一次。

2. 室内环境

室内力求布局简单，整洁明亮，适时开窗通风以保持空气清新。合理调节室温，预防感冒。尽量不养宠物及花草，以减少过敏源。整理床铺时避免尘埃飞扬。

3. 戒烟

包括避免被动吸烟，因烟雾刺激可使支气管痉挛，诱发哮喘发作或加重症状，戒烟也有助于改善肺功能。

4. 活动与休息

急性发作期病人可采取舒适的半卧位或坐位，必要时可助病人趴在小桌上（图3-2-2-2），减少体力消耗。缓解期病人应养成良好的作息习惯，注意多休息，保证睡眠充足，不要过于劳累。根据自己的身体情况选择合适的运动项目，加强身体锻炼，增强机体的抵抗力，如每天早晨可散步、打拳、慢跑等。

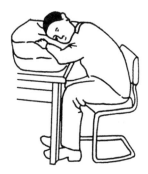

图3-2-2-2　呼吸困难严重时坐位休息

5. 饮食与营养

饮食以清淡、易消化、营养丰富、足够热量的食物为主，避免硬、冷、油煎及辛辣刺激性食物。禁食容易引起过敏反应的食物，如海鲜、牛奶、蛋类等。

6. 心理调适

紧张、烦躁不安、焦虑、恐惧等心理反应可诱发和加重呼吸困难，应陪伴和安慰病人，保持情绪稳定。

7. 吸氧

哮喘发作时病人常有不同程度的缺氧,有条件时应给病人吸氧,吸氧浓度一般不超过40%。吸氧时注意呼吸道的湿化,以免干燥、寒冷的气流刺激而导致气道痉挛加重。

8. 保持清洁

哮喘发作时,病人常会大量出汗,应每日用温水擦拭身体,勤换衣服和床单,保持皮肤的清洁、干燥与舒适。协助并鼓励病人咳嗽后用温水漱口,保持口腔清洁。

温馨提示

哮喘的形成和反复发病,常是许多复杂因素综合作用的结果。吸入尘螨、花粉、真菌、动物毛屑,以及食物过敏、气候改变、情绪激动、剧烈运动、某些药物都会引起哮喘发作,生活中应多加注意。

(1)在明确过敏源后应避免与其再接触,保持室内的清洁,勤晒被褥,而且应常开窗通风,保持空气清新,从而防止室内尘埃或螨诱发哮喘的发作。

(2)不宜在室内饲养猫、犬等小动物。

(3)平时应注意体格锻炼,如常用冷水洗浴,干毛巾擦身等进行皮肤锻炼,以便使肺、气管、支气管的迷走神经的紧张状态得到缓和。

(4)加强营养,避免精神刺激,避免感冒和过度疲劳等对预防哮喘的发作也有着重要的作用。

(5)哮喘病人饮食保健:"三多一忌四不宜",哮喘病人应特别注意改变不利于疾病康复的饮食习惯。

三多一忌四不宜:

①饮食多清淡。有的病人喜欢饮食肥腻,一天不吃肉都不行,这种饮食习惯应该改变。

②多吃含有维生素A、C及钙质的食物。含维生素A的食物如猪肝、蛋黄、鱼肝油、胡萝卜、南瓜、杏等,有润肺、保护气管之功效;含维生素C的食物有抗炎、抗癌、防感冒的功能,如大枣、柚、番茄、青椒等;含钙食物能增强气管抗过敏能力,如猪骨、青菜、豆腐、芝麻酱等。需注意的是,奶制品可使痰液变稠,不易排出,从而加重感染,所以要限制牛奶及其制品的摄入。

③多饮水。大量饮水有利于痰液稀释,保持气管通畅;每天饮水量

至少2000 mL(其中包括食物中的水分)。

④饮食忌肥腻、生冷、海腥、辛辣、烟酒等。

⑤饮食不宜过热、过饱、过咸、过甜。

少数病人对某些食物过敏,一旦确认哪种食物是诱发哮喘的过敏源,应立即避免食之。

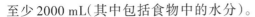 **反思与拓展**

生活中引起哮喘发作的因素很多,食物也是过敏源之一。那么,会引起哮喘发作的食物有哪些呢?

目前已知的可以引起过敏症状的食物多达千种,而通过食物激发试验、特异性皮试证实的可以诱发哮喘的食物也多达百种,常见的有以下八类:

(1)牛奶及奶制品:牛奶及其制品是最常见的诱发婴幼儿哮喘的变应原。牛奶及奶制品中的甲种乳白蛋白成分变应原性最强,虽然热处理可以在一定程度上降低甲种乳白蛋白的变应原性,但它依然可以诱发高度过敏患者的严重症状。

(2)蛋类及其制品:鸡蛋、鸭蛋、鹌鹑蛋等及其制品可诱发各个年龄段的人发生过敏事件,蛋清中的卵蛋白是主要的变应原成分。

(3)海产品及水产品:鳟鱼、鲍鱼、鲑鱼等鱼肉颜色偏红的鱼类最易诱发呼吸道过敏;虾类、蟹类也含有丰富的变应原成分,且变应原性不容易被高温破坏;吸入鱼类腐败的气味也可以诱发哮喘发作。

(4)豆类及油料作物:黄豆、绿豆、扁豆、青豆等都可以诱发呼吸道过敏症状,花生、芝麻、棉籽等油料作物也可以诱发呼吸道过敏症状,可能与这些食物含有丰富的蛋白质有关。

(5)肉类及其制品:猪肉、牛羊肉、鸡肉均可诱发呼吸道过敏症状。

(6)粮食:谷类、玉米、小麦、荞麦及面粉中的螨类也可以诱发呼吸道过敏症状。

(7)水果和坚果:桃子、香蕉、菠萝、草莓等水果及松子、榛子、开心果、核桃等坚果果仁常可引起过敏性哮喘。

(8)其他:花粉制成的保健品、啤酒、巧克力、咖啡、蚕蛹、蚂蚱等也可以诱发过敏性哮喘。

患了哮喘病只能靠药物来治疗吗?事实上,在日常生活中,人们常常应用一些中医偏方来治疗哮喘,取得了良好的效果,以下是"中医支招"。

(1)治疗哮喘病的5个经验方剂

①豆腐500 g、麦芽糖100 g、生萝卜汁1杯,混合煮开,为一日量,分早晚两次服。此食疗方对肺热型的哮喘病十分有效。

②杏仁5 g、麻黄6 g、豆腐100 g,混合加水煮1小时,去渣,吃豆腐喝汤。每日或隔日1服。此食疗方对哮喘病人也很有效。

③鲜嫩丝瓜5个切碎,水煎去渣后给予口服;或用丝瓜藤汁,每次口服30 mL,每日服3次,方法为取丝瓜藤离地面3～4尺处剪断,断端插入瓶中,鲜汁滴入瓶内,一天可集液汁500 mL。

④将干胎盘1只和干地龙100条共研细末,装入空心胶囊中备用,每次口服5～8粒,每日3次,空腹温开水送下,10日为一疗程。

⑤核桃对哮喘有较好的疗效,可取核桃仁5 g、杏仁5 g、蜂蜜30 g,将这三种物质混在一起蒸熟加生姜汁20滴,一次服完。每隔两日服上述药方一次,连服5～7次。或取核桃仁30 g、生姜15 g、猪肺250 g,洗净猪肺加水放入核桃仁、生姜,炖熟。每日3次,在1～2日内服完。这样的食疗方适用于哮喘病日久不愈,反复发作的肾虚患者。

(2)泡脚治哮喘

①萝卜橘皮水治哮喘

药材:白萝卜150 g,全紫苏、鲜橘皮各100 g。

制用法:将萝卜洗净、切片,与另两味同放入锅中,加清水适量,浸泡10分钟后,水煎取汁,倒入盆中,待温时足浴。每日2次,每次30分钟,5天为一疗程。

功效:下气平喘。适用于肺气壅遏所致的哮喘。

②桑白皮银花藤水治哮喘

药材:桑白皮100 g、银花藤80 g、麻黄20 g。

制用法:将上药材倒入锅中加水适量,煮煎20分钟去渣取汁,与1500 mL开水同入脚盆中,先熏蒸,待温度适宜时泡洗双足。每日熏泡2次,每次30分钟,7天为一疗程。

功效:清热宣肺,平喘化痰。主治热痰所致的哮喘。

③三子养亲水治哮喘

药材:苏子10 g、白芥子5 g、炒莱菔子10 g、半夏5 g、茯苓10 g、甘草15 g。

制用法:将上述药材加清水1500 mL,煎数沸后,取药液倒入盆中,先熏蒸,待药温适宜时浸泡双脚。每日2次,每次30分钟,10天为一疗程。

功效:燥湿化痰,降逆平喘。

④桂枝生姜水治哮喘

药材:桂枝、生姜各30 g,苏子、黄麻各20 g,细辛15 g。

制用法:将上述药材入锅加水适量,煎煮20分钟,去渣取汁,与2000 mL开水同入盆中,先熏蒸,后蒸洗双足。每天熏泡1次,每次30分钟,10天为一疗程。

功效:温肺散寒,止咳定喘。主治寒痰所致的哮喘。

⑤紫金菊莲治哮喘

药材:紫菀、金银花、桔梗、连翘、鱼腥草各20 g,浙贝母、前胡、杏仁、半夏各10 g。

制用法:将上述药材用清水浸泡10分钟,煎数分钟,取药液倒入脚盆中,趁热熏蒸,待药温适宜时浸泡双脚。每天2次,每日30分钟。

功效:主治感冒所致的哮喘。

三、慢性肺源性心脏病

相关情景

王奶奶,72岁,患有慢性支气管炎20余年。近日受凉后,咳嗽加重,并出现气急、心慌,夜间睡眠不好,平卧时感觉呼吸费力需要坐起才能缓解,口唇发紫,精神差。被家人送入医院,经查诊断为慢性肺源性心脏病,住院治疗两周后好转回家休养。出院时医生嘱咐平时要注意锻炼身体,增强体质,注意保暖,预防感冒,有条件可以在家进行家庭氧疗。

这是怎么了?

慢性肺源性心脏病,简称肺心病,是由肺组织、肺动脉血管或胸廓的慢性病变引起肺组织结构和功能异常,肺血管阻力增加,肺动脉压力增高,使右心扩张、肥大,伴或不伴有右心衰竭的心脏病(图3-2-3-1)。

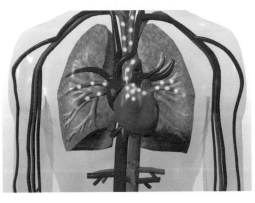

图3-2-3-1 双肺与心脏

我国绝大多数肺心病病人的病情是在慢性支气管炎或肺气肿基础上发展而成的,尤其多发在吸烟人群及城市空气污染较严重的城市居民中,且发病率呈逐年增高的趋势。从基础病到肺心病的形成,乃至出现右心衰一般需十几年,甚至更长。它的发病率很高,由于病程漫长,基础病变不同,病情轻重不一,又往往伴有多种疾病,使其症状不典型,常被掩盖或与其他疾病混淆,易造成误诊或漏诊。本病发展缓慢,除原有肺、胸疾病的各种症状和体征外,主要是逐步出现肺、心功能衰竭以及其他器官损害的征象,缓解期和急性发作期的护理有所不同。本例中,王奶奶有20多年的慢性支气管炎病史,本次因受凉感冒诱发急性发作,而引发肺心病。

 我们该如何应对?

1. 积极治疗原发病

由于绝大多数慢性肺心病是慢性阻塞性肺疾病(COPD)、慢性支气管炎、支气管哮喘并发肺气肿的后果,因此防治这些疾病是避免慢性肺心病发生的根本措施。

2. 坚持锻炼、增强体质

病人应根据个人情况,做一些适当的活动,以提高机体的抗病能力。例如清晨散步、打太极拳、做深呼吸运动。可增强体质、锻炼心肺功能,但锻炼时应注意量力而行,避免过分劳累。提高全身抵抗力,减少感冒和各种呼吸道疾病的发生,呼吸道感染是慢性肺心病病人发生呼吸衰竭的常见诱因,应积极予以治疗。

3. 合理用药

不滥用抗生素,病情好转且稳定后应停用抗生素。不应长期服用抗生素,以免出现耐药性或发生其他病菌的感染。

4. 长期氧疗

氧气吸入是治疗肺心病的主要手段之一。每日给予持续低流量吸氧15小时以上,氧流量为2~4 L/分钟,病人和家属必须熟练掌握吸氧的正确操作方法及注意事项,特别注意严禁烟火,吸氧装置要离明火至少2 m。已发生慢性肺心病的病人,应针对缓解期和急性期分别加以处理,急性期应在医院接受正规治疗,缓解期治疗是防止慢性肺心病发展的关键,可以居家护理,进行家庭氧疗(图3-2-3-2)。

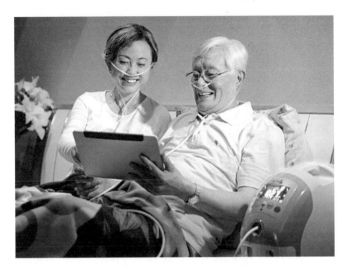

图 3-2-3-2　家庭氧疗

5. 心理护理

情绪变化可加重病情。老年人生活自理能力差,又长年有病,易产生自卑感,家人一时照顾不周时,往往更加重失落失望的感觉,以至对治疗丧失信心。所以家人要理解他们的处境,尊重他们的人格,帮助老人建立价值感、满足感。耐心、细致地鼓励和帮助病人解除痛苦,不要急躁,安心静养,避免情绪紧张和激动。另外根据个人爱好,可参加一些文娱活动。保持良好的情绪和乐观的精神状态,树立战胜疾病的信心,有利于疾病向健康方面转化。

温馨提示

(1)像王奶奶这样肺心病急性发作的,需到医院呼吸科进一步治疗,避免并发症出现带来生命危险。

(2)在家里为病人创造安静、舒适的环境,有利于病情的恢复,每天进行自然风通风1次,每次15～20分钟,冬季注意做好病人的保暖措施,患者的衣服、床上用品要求做到勤更换、勤清洗、勤整理,定期为病人修剪指(趾)甲。

(3)预防上呼吸道感染是预防肺心病急性发作的主要手段,严格控制与患有呼吸道传染病的患者接触,防止交叉感染。

(4)及时清除气道分泌物。对神志清醒的病人鼓励其咳嗽排痰;对衰弱无力咳嗽的病人,家人需要协助翻身拍背:将手心握拳适度从下至上、从两侧至中央拍打,震动病人背部,每次反复3～10分钟,然后让病人做有效咳嗽,咳嗽前嘱其深吸气后用力将痰咳出(图3-2-3-3)。

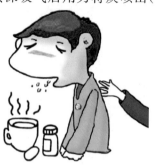

图3-2-3-3　协助排痰

(5)饮食上要注意补充营养,清淡饮食,多吃些富含维生素、微量元素和优质蛋白的食物,如新鲜蔬菜、水果、干果、瘦肉、鱼、虾、禽蛋、豆制品等。忌食咸辣、油腻、燥热之品,绝对禁酒。对有二氧化碳潴留的病人,糖的摄入应适当限制,否则会加重病情;多汗或服用利尿剂时选用含钾高的食品,如鲜蘑菇、橘子汁等;有尿少、浮肿者应限制水、盐的摄入。

(6)慎用安定类药物。老年人易发生失眠,安定类镇静药对呼吸中枢具有抑制作用。慢性肺心病病人即使用了常人能耐受的小剂量安定,也会使处于逐渐衰竭的呼吸中枢趋于衰竭,甚至造成呼吸停止。因此,患有肺心病、慢性肺气肿的病人,千万不能随便服用安定、氯丙嗪等镇静安眠药来治疗烦躁不安、失眠症状,而应在医生的指导下小心使用。

(7)慢性肺源性心脏病如控制不好,会有心力衰竭、肺部感染、呼吸衰竭、肺性脑病及心律失常、休克、弥漫性血管内凝血、上消化道出血、多器官功能障碍等并发症发生。照护者应注意观察,如有这些并发症,应及时拨打"120",为挽救病人生命争取宝贵时间。

反思与拓展

对中、重度慢性阻塞性肺疾病合并低氧血症病人来说,长期家庭氧疗可以提高动脉血氧分压和血氧饱和度,改善组织器官的缺氧状态,防止肺心病恶化,延长生存时间,提高生活质量。那么,在家庭中接受氧疗应该注意哪些问题呢?

1. 家庭氧疗前要解决好氧气的来源问题
目前有3种氧疗装置可供患者选择:

（1）压缩氧气瓶：有各种规格，瓶内所装为纯氧，配制减压器和流量计。

（2）制氧机：使空气中的氧气和氮气及其他惰性气体分离，氧流量一般在1～3 L/分钟范围之内。室内使用方便，无须定期更换，适合在家庭中做长期氧疗之用。

（3）液氧罐：此罐多为钛合金装置，重量轻（3 kg），便于外出携带，供氧时间为6～8小时。

使用上述供氧装置时，一定要注意安全，在吸氧处2 m以内严禁明火，如点蜡烛、烧液化气等。氧气瓶需固定妥当，要防止曝晒和震动。

2. 正确掌握各种吸氧工具的使用方法

家庭氧疗的常用方法有鼻导管法和面罩法。鼻导管法又分为单侧和双侧鼻导管以及鼻塞法。如果使用鼻塞或鼻导管吸氧，应闭嘴，若用嘴呼吸，会影响吸入氧浓度，且导致口干、舌燥。此外，还应经常检查鼻导管是否通畅，是否有分泌物堵塞。长期使用单侧鼻导管，对鼻咽部刺激较大，可能感到不舒服。若使用鼻塞置于前鼻孔吸氧，病人会感到较为舒适、轻便，也不影响说话和进食，但缺点是不易固定，睡眠时容易脱落。双侧鼻导管可插入两侧鼻前庭，不易造成脱落，且容易耐受。面罩吸氧虽然有效，但影响说话和进食，且长期使用还可引起面部压迫性损伤，故只能短期使用。

3. 掌握氧疗时间及氧流量

对于慢性阻塞性肺病低氧血症病人来说，为了取得较好的氧疗效果，每日至少吸氧15小时以上，如果每日吸氧24小时，效果更好。切不可根据症状自行缩短吸氧时间。一般主张低流量吸氧，即吸氧流量为0.5～3 L/分钟。吸入氧浓度小于35%为宜。计算方法是：吸入氧浓度（%）=21（空气中氧浓度）+4*氧流量（L/分钟）。有低氧血症的病人在运动时或睡眠时，吸氧流量可在其平时的基础上增加1 L/分钟。可在医务人员的指导下根据病情进行调节。

4. 掌握清洗和消毒吸氧工具的方法

鼻导管和面罩一般每天清洗一次，通常先使用家庭用的清洁剂洗涤，再用清水洗干净后晾干。湿化瓶每日用清水清洗，湿化瓶冷开水一般每天换一次。鼻导管和湿化瓶每星期更换一次。

5. 学会判断是否有氧气流

要确定鼻导管内是否有氧气逸出，最简单的办法是将鼻导管弯曲，然后放开，感觉鼻腔内是否有氧气进入。也可以将鼻导管开口放入盛水的杯子内,如果有气泡溢出,则说明有氧气流。

6. 正确使用氧气流量表,正确读数

家庭氧疗病人均需使用氧气流量表,以调节吸入氧气的流量。流量表的读数要准确,正确的方法是:如果是球形指示针,则眼睛视线、球中线及流量表刻度应在同一条水平线上;如果是锥形指示针,则眼睛视线、锥体上缘及流量表刻度应在同一条水平线上。这样读出的氧气流量才是真正的吸入氧流量。

7. 学会观察吸氧效果

如果吸氧后,发绀减轻或消失,呼吸减慢而平稳,心率减慢,血氧分压和血氧饱和度上升,说明氧疗效果好。反之,若有意识障碍,呼吸困难加重,应请医务人员指导。

8. 家庭氧疗注意事项

(1)室内严禁火源,以防火灾。

(2)氧气流经湿化瓶,以减轻对呼吸道黏膜的刺激。

(3)长期氧疗,每分钟不宜超过 5 L,以防产生氧自由基危害健康。

(4)兼有二氧化碳蓄积导致的高碳酸血症者,必须住院接受综合治疗,单靠家庭氧疗作用有限。

<h2 style="text-align:center">四、高血压</h2>

相 关 情 景

刘先生,46岁,平日身体健康,但工作压力较大,经常失眠,还出现头晕、头痛、乏力。近日他情绪烦躁,易与家人争吵,出现胸闷、气促、眼前发黑、视物不清。到社区门诊测血压:收缩压 190 mmHg,舒张压 105 mmHg。其父亲和大伯都患有高血压,长期药物治疗。

 这是怎么了?

高血压是指体循环动脉血压增高,成人收缩压等于或高于 140 mmHg 或舒张压等于或高于 90 mmHg。是中老年人常见的疾病。高血压早期多无明显症状,常见的有头痛、头晕、耳鸣、眼花、失眠、乏力等。严重时出现烦躁、心悸、呼吸困难、视力模糊等。因此,出现上述症状时,应及时去医院就诊,如确诊为高血压病就要进行药物治疗,平时要做好护理工作。

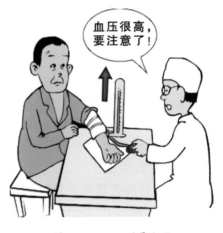

图 3-2-4-1 测量血压

我们该如何应对?

随着生活水平的不断提高,高血压病人日渐增多。高血压严重威胁了人们的身体健康,也严重影响了人们的生活质量。因此高血压病人除了急性期住院治疗控制外,出院后的自我护理与家庭照护显得尤为重要。

1. 合理用药

病人要遵照医生指导用药,坚持每天用药,自己不随意减量或停药,即使病情好转,仍应服维持量,防止血压反跳。

2. 良好的生活习惯

高血压病人一定要忌酒、戒烟,不喝浓茶、咖啡,以免加重病情。

3. 注意饮食

以素食和低热量食品为主,尽量食植物油。多吃新鲜蔬菜和富含维生素C的水果,可适当吃鱼、瘦肉、豆及豆制品,以增加体内的蛋白质。宜低盐(每日5 g),少吃咸(腌)菜、咸蛋等食品。少吃或不吃动物脂肪、肝、脑、心、肾、黄油、骨髓、鱼子、乳脂等含胆固醇高的食品。

4. 生活规律

保证充足睡眠(7~8小时),注意劳逸结合。

5. 情绪稳定

平衡心态,控制情绪,喜乐适度,不急不躁,不大喜大悲。

6. 适当运动

量力而行,不宜做屏气很长时间和剧烈的运动,可选择运动量轻、锻炼耐力的运动项目,如每天快走半小时到1小时等。

7. 控制体重

肥胖的高血压病人,要节制饮食,控制体重。体重减轻了,血压也会降低。

8. 足浴疗法

中医学认为,人体五脏六腑在脚上都有相应的投影,脚部是足三阴经的起始点，又是足三阳经的终止点，踝关节以下就有六十多个穴位。如果经常用热水泡脚，能刺激足部穴位，促进血脉运行，调理脏腑，从而达到强身健体、祛除病邪、降压疗疾的目的。足浴时，水的温度一般保持在40 ℃左右，太高太低都不好；水量以能没过脚踝部为好，双脚放热水中浸泡5～10分钟，然后用手按摩脚心。

9. 血压的监测与记录

定期测量血压，1～2周应至少测量一次。条件允许，可自备血压计并学会自测血压。

10. 治疗高血压应坚持"三心"

即信心、决心、恒心，只有这样才能防止或推迟机体重要脏器受到损害。

温馨提示

（1）高血压早期多无自觉症状，应定期体检。特别是40岁以上、家族中有高血压病史者更应提高警惕。

（2）偶尔一次血压增高，不能说明就得了高血压病。应连续三天，在同一时间、由同一个人使用同一个血压计测量，如果每次血压都高于正常才可以确诊为高血压病。

（3）要坚持长期、规律使用降压药物，学会自我监测血压，定期到医院复查调整药物剂量，不可突然停药，否则血压骤然升高易诱发心脑血管意外。

（4）病人突然心悸气短，呈端坐呼吸状态，口唇发绀，肢体活动失灵，伴咯粉红泡沫样痰时，要考虑有急性左心衰竭。此时应吩咐病人双腿下垂，采取坐位，如备有氧气袋，及时吸入氧气，并迅速通知急救中心。

（5）老年人降压不能操之过急，血压宜控制在140～159 mmHg为宜，避免心脑血管并发症的发生。服用去甲肾上腺素能神经末梢阻断药时，要防止体位性低血压。

（6）病人在劳累或兴奋后，发生心绞痛，甚至心肌梗死或急性心力衰竭，心前区疼痛、胸闷，并延伸至颈部、左肩背或上肢，面色苍白、出冷汗。此时

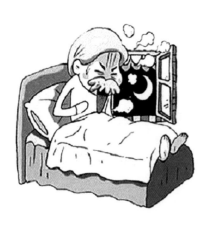

图3-2-4-2　端坐呼吸

应叫病人安静休息,服一片硝酸甘油或一支亚硝酸戊酯,并吸入氧气。

(7)当高血压病人血压骤然升高,出现剧烈头痛、呕吐,甚至意识障碍或肢体瘫痪等时,要立即让病人平卧,头偏向一侧,以免将呕吐物吸入气道。迅速拨打"120"请求医务人员帮助。

反思与拓展

高血压是一种常见病和多发病,且往往难以完全治好,即使已经完全治好了,如果一旦情绪波动,或者吃了某种不适宜的食物,马上又会复发。对于高血压的治疗除了药物的治疗方法之外,还有哪些简单易行的方法呢?

1. 茶疗法

除了应坚持药物治疗外,经常用中药泡茶饮用也能起到很好的辅助治疗作用。

(1)杜仲降压茶:杜仲具有良好的降血压、降血脂、抵消药物副作用、提高机体免疫力、防止肌肉骨骼老化等作用。杜仲茶在舒张血管的同时还可以改善血管的弹性,使硬化的血管恢复原有的弹性,从而恢复血压的自我调节机制,达到降低血压的目的。

(2)罗布麻茶:罗布麻茶的降压原理是通过罗布麻中的天然有效成分,来提高心脏和血管的功能,降低血脂,提高血压的抗氧化能力,从而达到降血压的目的。

(3)菊花茶:所用的菊花应为甘菊,其味不苦,尤以苏杭一带所生的大白菊或小白菊最佳,每次用3 g左右泡茶饮用,每日3次。也可用菊花加金银花、甘草同煎代茶饮用,有平肝明目、清热解毒之特效。对高血压、动脉硬化患者有显著疗效。

(4)山楂茶:山楂所含的成分可以助消化、扩张血管、降低血糖、降低血压。同时经常饮用山楂茶,对于治疗高血压具有明显的辅助疗效。其饮用方法为,每天数次用鲜嫩山楂果1~2枚泡茶饮用。

(5)决明茶:草决明250 g,蜂蜜适量。用蜜炙草决明,待冷后贮于玻璃瓶中。每次10 g,泡水代茶饮。本方能清头目、通大便,可治疗高血压引起的头痛目昏等症。

(6)芹菜红枣茶:芹菜350~700 g、红枣100~200 g、绿茶10 g。加水适量煮汤,每日分3次饮服。能平肝养血,清热利尿,理胃中湿浊,除心下烦热,适用于高血压,以及急性黄疸型肝炎、膀胱炎等。

(7)叶齿兰茶:叶齿兰4～5g,泡水代茶饮。叶齿兰所含的叶齿兰素和叶齿兰皂甙对血压、血糖、血脂过高及异常有着较好的调节作用。

2. 食疗法

(1)芹菜粥:芹菜连根120g、粳米250g。将芹菜洗净,切成六分长的段,粳米淘净。芹菜、粳米放入锅内,加清水适量,用武火烧沸后转用文火炖至米烂成粥,再加少许盐和味精,搅匀即成。

(2)菊花粥:菊花末15g、粳米100g。菊花摘去蒂,上笼蒸后,取出晒干或阴干,然后磨成细末,备用。粳米淘净放入锅内,加清水适量,用武火烧沸后,转用文火煮至半成熟,再加菊花细末,继续用文火煮至米烂成粥。每日两次,晚餐食用。

(3)绿豆海带粥:绿豆、海带各100g,大米适量。将海带切碎与其他两味同煮成粥。可长期当晚餐食用。

(4)醋泡花生米:生花生米浸泡醋中,5日后食用,每天早上吃10～15粒,有降压、止血及降低胆固醇作用。

(5)糖醋蒜:糖、醋漫泡1个月以上的大蒜瓣。每天吃6瓣蒜,并饮其糖醋汁20mL,连服1个月,适用于顽固性高血压。

(6)何首乌大枣粥:何首乌60g,加水煎浓汁,去渣后加粳米100g、大枣3～5枚、冰糖适量,同煮为粥,早晚食之,有补肝肾、益精血、乌发、降血压之功效。

(7)胡萝卜汁:每天约1000mL,分次饮服。医学研究证明,高血压病人饮胡萝卜汁,有明显的降压作用。

(8)胡萝卜粥:用鲜胡萝卜120g切碎,同粳米100g煮粥食用。

<h1 style="text-align:center">五、冠心病</h1>

相关情景

杨先生,50岁,某私企的销售总监,平时应酬比较多。近一个月来他喝一点酒就觉得心脏跳得特别快,同时还有胸口部位的疼痛,有时候还觉得上不来气,憋得难受,上楼梯和剧烈活动时也会出现同样情况,刚开始休息一会就好了,但是上周有一次上楼后疼得他差点晕过去,半天缓不过劲儿。家人送他去医院看了以后,被诊断为冠心病,医生为他安置了两个心脏支架。

这是怎么了？

冠心病的全名叫作冠状动脉粥样硬化性心脏病,冠状动脉是分布在心肌内的微小动脉,它的作用是供给心脏血液,当血液黏稠度增加或者血管内皮受损时,冠状动脉就有可能堵塞,引起心脏供血不足,病人就会感觉到心脏疼痛,如果堵塞严重,还会引起心肌梗死甚至心脏骤停。冠心病是最常见的循环系统疾病之一,据估算,我国目前冠心病人数已超过1700万人,发病率和致死率特别高。它也是一种"生活方式病",是由于不良的生活习惯如吸烟、熬夜、工作压力大、饮食不均衡等导致的。要预防和控制冠心病,也要从改变不良的生活方式做起。

另外,我们身边也有很多像杨先生这样的病人,在冠心病发作后安置了心脏支架,心脏支架又称冠状动脉支架,是经皮冠状动脉成形术(PTCA)手术中使用的器材。它是一个可扩张的网壁式金属管,医生通过桡动脉或者股动脉把支架放入血管,然后在超声显像下观察它的运动,当它随着血流到达血管狭窄处时,触发开关,就像一把小伞一样打开,从而疏通堵塞的冠状动脉。一般用于急性心肌梗死等急性冠状动脉综合征的治疗,挽救病人生命或提高病人生活质量。

 我们该如何应对？

日常生活中注意保健是防止冠心病发作的关键,要特别注意以下几点:

1. 饮食

(1)低脂低胆固醇饮食可以防止血液黏稠度增高,减缓栓塞的形成。肥肉、动物油脂、奶油等都是高脂肪食物,动物内脏、鱼子、墨鱼、松花蛋等都是高胆固醇食物,一定注意要少吃或者不吃。

(2)冠心病病人还要控制总热量的摄入,目的是要控制体重,因为肥胖者的心脏负担会加重,也会带来诸如高血压、糖尿病等其他疾病,他们患冠心病的机会要比体瘦者高出4倍。而冠心病病人中的肥胖者如果能成功控制体重,也能大大降低心肌梗死和猝死的发生率。所以,鼓励冠心病病人减肥是非常必要的!

(3)饮食中还要注意控制盐的摄入量,因为盐会使体内的血量增加,加重心脏的负担。除了做饭时少放盐之外,还要注意少吃咸菜、腊肠等含钠量高的食物。

(4)要多吃蔬菜等高纤维的食物,这样可以保持大便通畅。有相当一部分冠心病患者会因为便秘时的用力排便而引起心绞痛和心肌梗死发作。另外,多吃高纤维食物还有助于减肥。麦麸、玉米、荞麦等粗粮以及笋类、绿叶蔬菜都含有大量的纤维素。

(5)除了食物种类要注意以上禁忌之外,在食物的烹调方法上也尽量减少油炸、烧烤等方法,多用煮、蒸的方法,这样不但可以减少油脂的摄入量,还能很好地保存食物中的营养。

(6)还要特别注意每次不能吃得太饱,到七分饱就可以了,在控制总量恒定的情况下,可以适当增加用餐的次数,每次少吃一点。

2.活动

适当的活动有利于侧支循环的建立,提高病人的耐力。可根据病情的轻重参加适当的家务劳动,体育锻炼可以选择走路、太极、体操等柔和的有氧运动,要避免重体力劳动、竞赛性运动和屏气用力的动作如推、拉、抬、举等。活动量以不感到疲劳为宜,要注意观察有无呼吸困难、胸痛、脉率加快等情况,一旦出现,应立即停止活动,含服硝酸甘油、吸氧。可以在活动过程中监测自己的心率(可佩戴能监测心率的腕表或其他仪器),保证心率不超过(170-年龄)次/分钟。另外,还应避免过早晨练,晨练时间宜选择在上午九点至十点期间,晚间锻炼应选择在晚饭前,且时间不宜过长。

3.减少和避免诱发因素

除了以上饮食和运动的注意事项之外,冠心病人还要注意避免生活中其他诱发因素。

(1)戒烟。吸烟会使动脉壁含氧量不足,容易诱发冠心病,吸烟者和不吸烟者比较,本病的发病率和病死率增高2~6倍,戒烟后发病危险可明显减少。另外还需特别警惕二手烟。

(2)保持心态平和。性情急躁、竞争性过强、工作卖力不注意休息、强制自己为成就而奋斗的人是冠心病的高发人群。冠心病患者要改变自己这些习惯,为自己的健康考虑,开始一种"慢生活",凡事不要强求,不要过分激动、愤怒、悲伤,保持心境的平和。

(3)注意保暖。寒冷的冬季是冠心病的高发季节,天气较冷时,体表的小血管会收缩,血液黏稠度会增加,血流会减慢,比较容易造成本来就狭窄的冠状动脉堵塞,诱发冠心病。所以冠心病患者在寒冷的冬季,一定要注意防寒保暖,特别是脸和四肢的保暖。在温度低的时候应该避免外出,以免受到冷空气的刺激。

（4）病人洗澡时要让家属知道，且不宜在饱餐或饥饿时进行，水温不能过高，洗澡时间不能过长，门不要上锁，以防发生意外。

4.按医嘱服药

外出时要随身携带硝酸甘油以应急，为了防止发作时自己活动受限，最好再随身携带小纸片，注明用药的情况、联系方式等，方便别人协助。在家时，硝酸甘油应放在易取之处，用后放回原位，家人也要清楚药物的位置，方便及时找到。此外，硝酸甘油要放在棕色瓶中密闭保存，6个月换一次，以防药物受潮、变质而失效，延误抢救。

5.急性发作时的应对

病人心绞痛发作时应立即停止活动，原地躺卧休息，马上舌下含服硝酸甘油，不要说话，也不要太过于焦急和恐惧，要保持镇静，可以半张开嘴缓慢深呼吸。家人或周围人发现时不要慌乱，不要搬动摇动病人，也不要围成一圈，要给病人足够的新鲜空气，同时解开衣领，在室内、车内要适当开窗通风，如果有条件，要马上吸氧。冬季时要注意给患者保暖。可以摸患者的脉搏，了解患者脉搏是否规律，并记录时间和脉率，以便准确地向医生介绍病情。

6.安置心脏支架后的家庭护理要点

（1）定期复查，出院后在1个月、3个月、半年、9个月、1年这几个时间点按时复诊，医生会根据病人动脉的通畅情况调整用药。

（2）保证健康的生活方式，包括合理膳食、适量运动、戒烟限酒、心理平衡等，健康的生活方式有助于控制血压、血脂、血糖，有利于全身良好状态的修复。

（3）坚持服药，安放支架后不代表其他部位不会堵塞，而且支架本身也会诱发斑块形成，所以坚持服用抗凝的药物非常重要。

温馨提示

（1）如果病人疼痛比以往频繁、程度加重、服用硝酸甘油不易缓解，而且同时还有面色苍白、出冷汗、濒死感等症状，要即刻由家属护送到医院就诊，警惕心肌梗死的发生。

（2）冠心病患者要定期检查心电图、血糖、血脂，积极治疗高血压、糖尿病、高脂血症，因为这些疾病都可以加重病情，也是心肌梗死和猝死的高危因素。

（3）冠心病不是只有老年人多发，年轻人也要警惕冠心病。随着生活节奏的加快,冠心病的发病年龄越来越年轻化,而且大部分年轻人在冠心病初发时就是心肌梗死甚至猝死,所以,不要做"拼命三郎"哦!

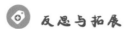

反思与拓展

　　心脏支架手术,是最近20年来开展的改善冠心病引起的心肌供血不足、心脏动脉阻塞的新技术。它可以快速地扩张和疏通堵塞的冠状动脉,是急性心肌梗死病人首选的治疗措施。那么,是不是所有的冠心病人都适合放支架呢?

　　在冠状动脉造影检查后,确定狭窄部位堵塞度,心脏病专家一般认为堵塞超过75%常发生心肌梗死、年龄在30~65岁的病人,适合做心脏支架。如果病人是稳定性的心绞痛,发作次数较少,服药即能缓解就不需要做。

　　是不是做了支架就一劳永逸了呢?

　　做了支架并不等于说这个血管或者这个部位不会再次发生狭窄或者阻塞,另外也不等于冠心病就治好了,因为冠心病病人一般会有很多处狭窄,放支架只能暂时疏通一处血管,而人体全身的血管是一个大系统,斑块的形成不会只在一处,一个地方放支架,其他地方可能又会出现斑块堵塞住血管,再次引发心肌梗死。同时,支架本身也会诱发斑块形成。所以做了支架并不是给心脏上了个"永久保险",一定还要注意平时的日常护理,同时,需要继续服用药物控制冠心病的危险因素。

六、消化性溃疡

相关情景

　　李先生,30岁,平日饮食不规律,3个月前开始出现上腹部不适伴有反酸。前日晚入睡前自觉上腹部疼痛加剧,不能入睡,饮少量热水后缓解不明显,进食少量饼干后腹痛有所缓解。到医院进一步检查,诊断为十二指肠溃疡。

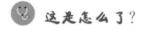

这是怎么了?

　　消化性溃疡主要指发生于胃和十二指肠(图3-2-6-1)的慢性溃疡,是一种多发病、常见病。溃疡的形成有各种因素,其中酸性胃液对黏膜的消化作用是溃疡形成的基本因素,因此得名,以十二指肠溃疡为常见。

在人群中大约有10%的人一生中会患此病。初发多见于青壮年男性,发病的因素有:幽门螺杆菌感染、胃酸的分泌异常、长期使用某些药物(如非甾体类抗炎药阿司匹林)、遗传。另外,吸烟及不良饮食习惯也是发病的危险因素。临床表现主要为上腹痛,呈季节性、节律性、周期性发

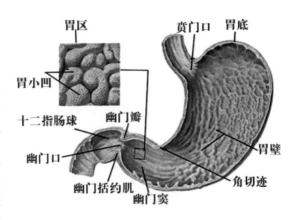

图 3-2-6-1 胃和十二指肠

作,其疼痛规律与进食有关。如果不规范治疗可以出现四大并发症,即上消化道出血、穿孔、幽门梗阻和癌变。

我们该如何应对?

1. 缓解躯体不适

指导病人观察腹痛的部位、性质、与服药的关系,呕吐物及粪便颜色、性质、数量。发现异常及时到医院就诊检查,防止并发症的发生。

2. 心理护理

溃疡病的发生和心理因素有很大的关系,精神紧张可使迷走神经兴奋,胃酸分泌增加。因此应保持病人情绪稳定,避免工作、家庭等各方面刺激,减少焦虑和恐惧,指导家人关心病人,耐心倾听病人诉说并经常与病人交流,增强其治疗的信心。

3. 日常生活

合理安排休息时间,保证充足睡眠,对于较重的活动期病人或有并发症时应卧床休息,病情缓解期应注意加强体育锻炼,工作避免劳累和精神紧张,注意劳逸结合。

4. 饮食调节

建立合理的饮食结构,有效控制疼痛发作。指导病人维持正常消化活动规律,应定时进食,进食时注意细嚼慢咽,避免夜间吃零食和睡前进食。进食宜少量多餐,选择营养丰富、易于消化的食物。面食柔软,含碱性能有效地中和胃酸,可以面食为主。不宜选择生、冷、硬、粗纤维多的

蔬菜、水果等刺激性强的食物和浓茶、咖啡、辣椒、醋酸等化学性刺激强的食物。

5. 药物治疗

遵医嘱正确服药并注意观察用药后反应。

(1)抗酸药应在饭后1小时或睡前服用,以液体制剂效果最好,服用时要摇匀,服用片剂时应嚼服,注意禁与酸性食物、奶制品同服。

(2)H2受体拮抗剂多在餐中或餐后服用,如同时服用抗酸药,需隔1小时。

(3)胃黏膜保护剂在酸性环境下有效,应在餐前1小时服用,合并糖尿病病人不宜服用硫糖铝,长期服用胶体铋剂注意观察神经毒性反应。

温馨提示

1. 饮食调养

胃病病人的秋季饮食应以温、软、淡、素、鲜为宜,做到定时定量、少食多餐,使胃中经常有食物和胃酸进行中和,从而防止其侵蚀胃黏膜和溃疡面而加重病情。

2. 忌嘴保养

胃病病人要注意忌嘴,不吃过冷、过烫、过硬、过辣、过黏的食物,更忌暴饮暴食,戒烟禁酒。另外,服药时应注意服用方法,最好饭后服用,以防刺激胃黏膜而导致病情恶化。

3. 平心静养

胃病、十二指肠溃疡等症的发生与发展,与人的情绪、心态密切相关。因此,要讲究心理卫生,保持精神愉快和情绪稳定,避免紧张、焦虑、恼怒等不良情绪的刺激。同时,注意劳逸结合,防止过度疲劳而殃及胃病的康复。

4. 运动健养

肠胃病人要结合自己的体征,进行适度的运动锻炼,提高机体抗病能力,避免疾病的复发,促进身心健康。

5. 保暖护养

秋凉之后,昼夜温差变化大,患有慢性溃疡的人,要特别注意胃部的保暖,适时增添衣服,夜晚睡觉盖好被褥,以防腹部着凉而引发胃痛或病情加重。

6. 出现以下情况时，需到医院进一步检查治疗

（1）通过饮食调理症状不见好转者；

（2）40岁以上病人近期疼痛规律改变，药物治疗效果不明显；

（3）当出现呕血、黑便时。

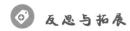 **反思与拓展**

幽门螺杆菌感染是慢性胃炎和消化性溃疡的主要病因。人类是幽门螺杆菌的自然宿主，可以通过粪—口、口—口途径传播，如唾液、污染的食物或接吻等；也可通过消毒不彻底的胃镜传播。那么，消化性溃疡会传染吗？

研究显示，幽门螺杆菌感染人群消化性溃疡的发生率高于无幽门螺杆菌感染人群，但这不能说明消化性溃疡会传染。因为消化性溃疡的发生是多种因素综合作用的结果，其病因非常复杂，幽门螺杆菌感染仅仅是其中之一。并不是所有的消化性溃疡患者均合并幽门螺杆菌感染，即使是幽门螺杆菌感染率最高的十二指肠溃疡也有10%的患者无幽门螺杆菌感染。所以不能说胃炎和消化性溃疡都是由于幽门螺杆菌感染引起的，更不能说消化性溃疡会传染。

1. 中医药膳方治疗消化性溃疡

（1）佛手扁苡粥

原料和制法：佛手10 g，白扁豆、苡米、山药各30 g，猪肚汤及食盐适量。将佛手水煎取汁，去渣，纳入扁豆、苡米、山药及猪肚汤，煮为稀粥，略放食盐调味服食，每日1剂。

功效：可泻热和胃，适用于胃脘灼热疼痛，口干口苦，心烦易怒，便秘等。

（2）桃仁猪肚粥

原料和制法：桃仁（去皮尖）、生地各10 g，熟猪肚片、大米各50 g，料适量。将肚片切细；取两倍水煎取汁，加猪肚、大米煮为稀粥，待熟时调味服食，每日1剂。

功效：可益气活血，化瘀止痛。

（3）仙人掌炒牛肉

原料和制法：仙人掌50 g、嫩牛肉100 g，调料适量。将仙人掌去皮刺，洗净，切细；牛肉洗净，切片，置热油锅中炒熟后，调味服食。

功效：可活血化瘀，行气止痛，适用于痛处固定，或痛如针刺等病症。

（4）鸡蛋三七炖

原料和制法：鸡蛋1个、蜂蜜30 mL、三七粉3 g,将鸡蛋打入碗中搅拌,加入三七粉拌匀,隔水炖熟再加蜂蜜调匀服食。

功效：可疏肝理气,和胃健脾,适用于上腹疼痛,呕吐,伴恶心、嗳气等。

七、病毒性肝炎

相关情景

张女士,35岁,其丈夫外出打工感染乙型病毒性肝炎10年。近两周来自觉恶心、饮食厌油腻、进食胃口差、口干苦、乏力,面目发黄,皮肤瘙痒,眼睛酸楚不适。面部、身体皮肤橘黄色,巩膜发黄,精神差,腹部平软,肝脾未及。诊断为急性病毒性肝炎(乙型)。

这是怎么了？

病毒性肝炎是由多种肝炎病毒引起的以肝脏病变为主的一种传染病,具有传染性强、传播途径复杂、流行面广泛、发病率较高等特点。病毒性肝炎的病原学分类,目前已被公认的有甲、乙、丙、丁、戊五种类型。各型病毒性肝炎临床表现相似,以疲乏、食欲减退、恶心、上腹部不适、肝区痛、厌油、肝大、肝功能异常为主要表现。各型之间无交叉免疫,可同时或先后感染,混合感染或重叠感染,使症状加重。甲型病毒性肝炎和戊型病毒性肝炎多表现为急性感染,以粪—口传播为主,常见发热、黄疸,罕见迁延成慢性;乙型病毒性肝炎和丙型病毒性肝炎,多经输血或血制品以及密切接触传播,易迁延发展成慢性,少数病例发展为肝硬化,已证实乙型肝炎病毒感染与肝癌有一定关系;丁型病毒性肝炎需依赖于乙型肝炎病毒而存在并复制,常与乙型肝炎病毒呈混合感染或在乙型肝炎病毒阳性的慢性乙肝病程中重叠感染。甲型和乙型可通过疫苗预防。

我们该如何应对？

病毒性肝炎目前仍无特效治疗,原则以保证休息、补充营养为主,辅以适当药物治疗,避免使用损害肝脏的药物。

1. 合理休息与活动

急性肝炎及慢性肝炎活动期,需住院治疗,卧床休息,合理营养,保证热量、蛋白质、维生素供给,严禁饮酒,恢复期应逐渐增加活动。重型肝炎要绝对卧床,尽量减少饮食中蛋白质,保证热量、维生素,可输入血白蛋白或新鲜血浆,维持水电解质的平衡。慢性肝炎静止期,可做力所能及的工作。

2. 心理疏导

急、慢性肝炎病人均易产生紧张、焦虑、悲观等不良情绪,进一步加重疲乏等不适,对康复极为不利。帮助病人保持豁达、乐观的心情,增强其战胜疾病的信心。

3. 合理饮食

肝脏是营养代谢的器官,病毒性肝炎使肝功能受损时,蛋白质、脂肪代谢障碍,则应通过合理饮食改善病人的营养状况,促进肝细胞再生和修复,利于肝功能恢复。

（1）肝炎急性期：进食清淡、易消化、含多种维生素的饮食。蛋白质 1.5 ~ 2.0 g/(kg·日),碳水化合物 250 ~ 400 g/日,以保证足够热量,多食水果、蔬菜。

（2）慢性肝炎病人：适当增加蛋白质摄入,以优质蛋白为主,如牛奶、鸡蛋、瘦猪肉、鱼等。

（3）各型肝炎病人不宜长期摄入高糖高热量饮食,尤其有糖尿性倾向和肥胖者,以防诱发糖尿病和脂肪肝。

4. 戒烟、禁酒

烟草中含多种有害物质,能损害肝功能,抑制肝细胞生成和修复;乙醇中的杂醇油和亚硝胺可使脂肪变性和致癌。

5. 合理用药

目前对病毒性肝炎尚缺乏特效治疗方法,慢性病毒性肝炎的病程又很长,须按医嘱合理使用抗病毒药物、护肝药物及支持治疗,不可轻信广告推荐的药物。

6. 中医中药治疗

中医中药调理对改善症状及恢复肝功能有较好疗效,如茵陈、栀子、赤芍、丹参等,可就诊中医。

温馨提示

病毒性肝炎是一种常见的传染病,应做到早发现、早治疗,正确隔离,有效预防传播,促进健康恢复。

1.病毒性肝炎的传播特点与预防

各型肝炎的潜伏期各不相同,如甲型 15～50 天,乙型 60～180 天,戊型 2～9 周,丙型 7～8 周。一般认为肝炎痊愈后均可获得免疫力但均不稳固(甲型者稍好),有少部分病人还可发生再感染。甲型和戊型肝炎主要由日常生活接触所致,在发病前的 2 周和起病后的 1 周传染性较强,重点在于搞好卫生,加强食品卫生和食具消毒。乙型、丙型、丁型三型肝炎传染性贯穿整个病程,通过血液和体液传播。尤其是乙型肝炎,具有家庭聚集现象,与日常生活密切接触、乙肝病毒通过破损的皮肤黏膜进入机体有关,故生活用具应专用,食具专用且单独清洗消毒,勤用肥皂和流动水洗手;家庭密切接触者,可行预防接种乙肝疫苗,以防家庭成员间的相互传播。各型急性肝炎病人均应及时住院治疗。慢性病人和无症状者应正确对待疾病,避免焦虑、愤怒等不良情绪;生活规律,劳逸结合;加强营养;不自行滥用药物,如苯巴比妥类、磺胺类等药物,以免加重肝功能损害。忌乱投医。

乙肝病毒表面抗原(HBsAg)携带者不能献血,可照常工作和学习,但应注意个人卫生、经期卫生以及行业卫生,以防其唾液、血液及其他分泌物污染周围环境,感染他人;个人食具、刮刀修面用具、漱洗用品等应与健康人分开。e 抗原(HBeAg)阳性者不可从事饮食行业、饮用水卫生管理及托幼工作。HBsAg 阳性的婴幼儿在托幼机构中应与 HBsAg 阴性者适当隔离,HBeAg 阳性婴幼儿不应入托。

2.病毒性肝炎的食疗

如果不幸患上了肝炎,应该积极治疗、适当休息和补充营养,这样也有可能在较短时间内恢复健康。应特别注意食物的烹调方法,增进色、香、味、形,以促进食欲;忌油煎、炸食品及强烈刺激性食品,限制肉汤、鸡汤等含氮浸出物高的食品,以减轻肝脏负担。还可采用少食多餐的方法进行饮食,有助于肝脏的修复。那么,病毒性肝炎病人应该吃什么食物,才能很好地补充身体所需的营养呢?以下是应该多吃的几种食物,对病毒性肝炎病人康复都十分有益。

(1)牛奶:含优质蛋白质、人体易吸收的乳糖与乳脂、多种维生素、丰富的钙与磷及多种微量元素,是肝炎患者理想的天然美食。

(2)鱼类:其蛋白质与人体的蛋白质结构相似,易于消化和吸收。肝炎患者宜供给高蛋白质饮食,每日每千克体重 1.5～2 g,全日蛋白质 100～120 g,蛋白质占总热能的 15%。

（3）蜂蜜和蜂乳：主要成分是葡萄糖和果糖，可以直接被人体吸收，还含有多种无机盐和微量元素，容易被人体吸收，利用率高。

（4）鸡蛋：蛋黄中含有丰富的脂肪，包括中性脂肪、卵磷脂和胆固醇。肝炎患者可以合理地摄食蛋类，以每天不超过2个为宜。

（5）蘑菇：含有丰富的氨基酸和维生素，还具有抗菌、抗癌的作用和健脾开胃的功能。

（6）五谷杂粮等含淀粉类食品以及各种水果：能供给糖，补充日常生活所需热量，增进肝脏的解毒功能。芝麻、花生、大豆、菜籽、玉米、葵花子、椰子等食品及植物油、蛋黄、牛奶等，可为肝炎患者提供脂肪酸，补充热量，帮助脂溶性维生素的吸收。鱼、虾、贝类，牛、羊、猪的瘦肉，禽蛋类等可补充蛋白质的食品，都能促进肝细胞的修复和再生，补充机体代谢消耗，提供一定热量。

（7）多食蔬菜、水果，以补充足够的维生素和纤维素，也有助于促进消化功能。肝脏功能减退时常常影响脂肪代谢，所以很多慢性肝炎患者合并有肝炎后脂肪肝。

（8）冬虫夏草：有研究发现，冬虫夏草对改善和恢复肝功能有一定的效果，其虫草素和虫草多糖都能增强肝细胞的吞噬功能，虫草酸、超氧化物歧化酶（SOD）和维生素E等都能抗肝组织纤维化，抗脂质过氧化，同时由于虫草的增强免疫功能使肝脏的解毒作用增强，从而能够有效保护肝细胞。食疗方法：取冬虫夏草1 g，放入炖盅，加入少许水，再放到锅里炖煮大约1小时左右。每日服两次，早晚各一次，晚上临睡前与晨起空腹服用效果最佳。

◎ 反思与拓展

根据化验结果医学上将乙型肝炎分为"乙肝小三阳"和"乙肝大三阳"，如何正确认识它们呢？

1. 乙型肝炎全套检查项目及临床意义

表3-2-7-1 乙型肝炎全套检查项目及临床意义

项目	缩写	临床意义
表面抗原	HBsAg	阳性表示病毒感染的标志
表面抗体	抗-HBs	阳性表示已具有免疫力，不会再感染乙型肝炎病毒
e抗原	HBsAg	阳性表示病毒复制活跃，传染性强
e抗体	抗-HBe	阳性表示病毒复制降低且传染性减少
核心抗体	抗-HBc	阳性表示病毒感染的标志

2. "大三阳"和"小三阳"

在病毒性肝炎病原学检查中临床上常说的"大三阳"是指乙肝病毒表面抗原(HBsAg)、e抗原(HBeAg)、核心抗体(抗-HBc),说明病毒在体内复制活跃,传染性极强,应更加注意隔离措施。"小三阳"是指乙肝病毒表面抗原(HBsAg)、e抗体(抗-HBeAg)、核心抗体(抗-HBc),说明体内乙肝病毒复制明显降低,传染性减弱。

病毒性肝炎的病人在患病的不同阶段中,其症状与体征有什么特点呢?
病毒性肝炎按病程和病情演变情况可分为:

1. 急性肝炎

分为急性黄疸型肝炎和急性无黄疸型肝炎,潜伏期在15~45天之间,平均25天,总病程2~4个月。

(1)黄疸前期:畏寒、发热、乏力、食欲不振、恶心、厌油、腹部不适、肝区痛、尿色逐渐加深,本期持续5~7天。

(2)黄疸期:热退,巩膜、皮肤黄染,黄疸出现而自觉症状有所好转,肝大伴压痛、叩击痛,部分患者轻度脾大,本期持续2~6周。

(3)恢复期:黄疸逐渐消退,症状减轻以至消失,肝脾恢复正常,肝功能逐渐恢复,本期持续2周至4个月,平均1个月。

2. 慢性肝炎

既往有乙型、丙型、丁型肝炎,HBsAg携带史或急性肝炎病程超过6个月,而目前仍有肝炎症状、体征及肝功能异常者,即属于慢性肝炎。常见症状为乏力、全身不适、食欲减退、肝区不适或疼痛、腹胀、低热,面色晦暗、巩膜黄染,可有蜘蛛痣或肝掌、肝大,根据肝损害程度临床可分为:

(1)轻度:病情较轻,症状不明显。

(2)中度:症状、体征居于轻度和重度之间者,肝功能有异常改变。

(3)重度:有明显或持续的肝炎症状,如乏力、纳差、腹胀、便溏等,可伴有肝病面容、肝掌、蜘蛛痣或肝脾肿大,而排除其他原因且无门脉高压症者。

3. 重型肝炎

(1)急性重型肝炎:又叫暴发型肝炎,起病急,进展快,黄疸深,肝脏小。起病后10天内,迅速出现神经精神症状,出血倾向明显并可出现肝臭、腹腔积液、肝肾综合征、胆固醇低,很多病人因急性肝功能衰竭死亡。

(2)亚急性重型肝炎:在起病10天以后,仍有极度乏力、纳差、重度黄疸、腹胀及腹腔积液形成,多有明显出血现象,一般肝缩小不突出,肝性脑病多见于后期肝功能严重损害者。

（3）慢性重型肝炎：有慢性肝炎、肝硬化或有乙型肝炎表面抗原携带史，影像学、腹腔镜检查或肝穿刺支持慢性肝炎表现者，并出现亚急性重型肝炎的临床表现和实验室改变为慢性重型肝炎。

八、胆囊炎、胆石症

相关情景

王女士，46岁，体形肥胖，既往健康。近日来进食后觉胃部饱胀不适、嗳气，自以为得了胃病，症状并不明显，故暂未去医院看医生。今日晚餐进油腻食物后突然发生右上腹疼痛，呈阵发性、刀割样绞痛，疼痛向右后肩背部放射，伴有恶心、呕吐、辗转不安，急送医院就诊。

这是怎么了？

王女士入院测其体温38.1 ℃，血压正常。医生开出B超检查单，B超检查后诊断为胆石症、慢性胆囊炎急性发作。

胆石症即胆结石，与饮食习惯、女性激素、肥胖、妊娠、高脂肪饮食等多种因素有关，主要见于成人，女性多于男性，40岁后发病率随年龄增长而增高。多数病人表现为仅在进食过量、吃高脂食物、工作紧张或休息不好时感到上腹部或右上腹隐痛，或者有饱胀不适、嗳气、呃逆等，易被误诊为胃病。部分病人无任何症状，仅在体检、手术和尸解时发现，称为静止性胆囊结石。少数病人的胆囊结石表现为急性或慢性胆囊炎而发生胆绞痛，即病人常在饱餐、进食油腻食物后或睡眠中体位改变时，由于胆囊收缩或结石移位加上迷走神经兴奋，胆囊内结石下移卡在胆囊壶腹部或颈部，胆囊排空受阻，胆囊内压力升高，胆囊强力收缩而引起绞痛。疼痛位于右上腹或上腹部，呈阵发性，或者持续疼痛阵发性加剧，可向右肩胛部和背部放射，常伴恶心、呕吐。首次胆绞痛出现后，约70%的病人一年内会复发。

我们该如何应对？

患胆石症的病人在家中发生了胆绞痛，为了病人的安全，只要条件许可，都应该及时送到医院进行正规治疗，而不应该抱着侥幸心理在家中自行处理。如果条件不许可，或一时没有恰当的办法将病人送到医院，可以在家中进行一些初步的处理。

1. 心理安慰

从精神上鼓励、安慰病人，减轻病人焦虑，胆绞痛只要处理得当是会很快缓解的。

2. 注意安全

做好安全防护，尤其剧烈胆绞痛发作，病人常因疼痛在床上打滚，此时应避免发生坠床、碰撞等意外的损伤。

3. 禁食禁水

胆绞痛发作时还应避免进食、进水，这点尤为重要。因为进食的刺激可诱发胆囊排出胆汁，这样就会使胆囊收缩更加剧烈，胆绞痛就会愈加剧烈，从而加重病情。

4. 保持气道通畅

如病人有呕吐，应注意避免呕吐物呛入气管，发生肺部感染。

5. 不滥用止痛药

胆绞痛发作时，切忌"病急乱投医，病急乱服药"。不应该随便给病人使用止痛药物，以免造成在到达医院时病情并没有缓解，但疼痛却已减轻的假象，干扰医生对疾病的正确诊断，延误治疗。如果病人不能及时送达医院，为了缓解病人的痛苦，可以适当使用一些解痉药物，同时应积极将病人送医院接受治疗，以免耽误了病情。

 温馨提示

1. 预防胆绞痛发作的注意事项

胆绞痛是胆石症急性发作期的主要症状之一，对患有胆结石的病人来说，生活中如何预防胆绞痛的发作，是十分重要的。

（1）避免暴饮暴食，忌大量吃高脂肪类食物，如肥肉、油煎鸡蛋等，饮食宜清淡、易消化、适量，少饮酒或不饮酒，多食含纤维素较多的食品（如蔬菜、玉米之类）。

（2）少食醋、杨梅、葡萄等过酸的食物及辛辣刺激的食物，因为酸性和辛辣刺激食物可刺激十二指肠分泌胆囊收缩素，引起胆囊收缩而致胆绞痛发作。

（3）要保持良好的心情，避免动怒、激动、生闷气和过度的情绪波动。

（4）劳逸结合，切忌过度疲劳。

（5）保持大便通畅，忌便秘。

（6）季节更换应注意加减衣物，避免受凉感寒。

（7）尽量右侧卧位睡眠，晚餐不宜太饱。

2.预防胆结石形成的方法

结石形成机理包括几种要素。首先，胆汁中的胆固醇或钙必须过饱和；其次，溶质必须从溶液中成核并呈固体结晶状而沉淀；第三，结晶体必须聚集和融合以形成结石。生活中应积极预防结石的形成。

（1）饮食调控是防止胆石症、胆囊癌发生的最理想方法。膳食要多样，多进食高纤维饮食，减少高热量食物的摄入。此外，生冷、油腻、高蛋白、刺激性食物及烈酒等易助湿生热，使胆汁淤积，应该少食。烹调食物少用煎、炸，多采煮、炖、清蒸的方式，口味尽量清淡，调味料应有所节制。

（2）富含维生素A和维生素C的蔬菜和水果、鱼类及海产类食物则有助于清胆利湿、溶解结石，应该多吃。

（3）生活要有规律，注意劳逸结合，经常参加体育活动、按时吃早餐、避免发胖、减少妊娠次数等也是非常重要的预防措施。每晚喝一杯牛奶或早餐进食一个煎鸡蛋，可以使胆囊定时收缩、排空，减少胆汁在胆囊中的停留时间。

（4）最近的研究还发现，坚果的摄取似乎能降低患胆结石的危险。健康饮食的脂肪来源，有大部分是来自于坚果类。

（5）避免不合理的快速减肥。

反思与拓展

生活中胆囊炎、胆结石的发病人群以女性为多见，其"重女轻男"的可能原因有哪些呢？

1.喜静少动

许多女性尤其是中年女性，往往待在家里的时间多，运动和体力劳动少，天长日久其胆囊肌的收缩力必然下降，胆汁排空延迟，容易造成胆汁淤积，胆固醇结晶析出，为形成胆结石创造了条件。另外由于女性身体中雌激素水平高，会影响肝内葡萄糖醛酸胆红素的形成，使非结合胆红素增高，而雌激素又影响胆囊排空，引起胆汁淤滞，促发结石形成。绝经后用雌激素者，胆结石发病率明显增多。

2.体质肥胖

许多女性平时爱吃高脂肪、高糖类、高胆固醇的饮品或零食，这一嗜好的直接结果就是身体发福,而肥胖是患胆结石的重要基础。研究表明,体重超过正常标准15%以上的人,胆结石发病率比正常人高5倍。40岁以上体胖女性,是胆结石的最高发人群,此时,女性雌激素会使得胆固醇更多地聚集在胆汁中。

3. 不吃早餐

现代女性中不吃早餐的甚至要比吃早餐的多,而长期不吃早餐会使胆汁浓度增加,有利于细菌繁殖,容易促进胆结石的形成。

4. 多次妊娠

女性在妊娠期间胆道功能容易出现紊乱,造成平滑肌收缩乏力,使胆囊内胆汁潴留,加之妊娠期血中胆固醇相对增高,容易发生沉淀,形成胆结石的机会大大增加。

5. 餐后零食

很多人吃完晚饭后,悠闲地坐在沙发上,边吃零食边聊天边看电视。这种餐后坐着吃零食的习惯,使人呈一种蜷曲体位,腹腔内压增大,胃肠道蠕动受限,不利于食物的消化吸收和胆汁排泄。饭后久坐妨碍胆汁酸的重吸收,致使胆汁中胆固醇与胆汁酸比例失调,胆固醇易沉积下来。

6. 遗传因素

遗传因子在明确胆结石危险性方面显然起着重要作用。胆结石在胆固醇胆石症患者的近亲中更经常发生。

九、糖尿病

相关情景

刘女士,49岁,身高164 cm,体重65 kg,近半年来多饮、多尿伴乏力就诊,测空腹血糖7.9 mmol/L,次日再次复查空腹血糖并做糖耐量实验,结果:空腹血糖8.1 mmol/L,餐后2小时血糖18.1 mmol/L。诊断为糖尿病,住院进行系统检查并调控血糖水平。

 这是怎么了?

糖尿病是一种常见的内分泌—代谢性疾病,是多种原因引起胰岛素分泌或作用的缺陷,或者两者同时存在而引起的以慢性高血糖为特征的代谢紊乱。典型症状为"三多一少",即多食、多饮、多尿、体重减少。一些2型糖尿病病人症状不典型,仅有头昏、乏力等,甚至无症状。有的发病早期或糖尿病发病前阶段,可出现午餐或晚餐前低血糖症状。在应激等情况下病情加重,出现食欲减退、恶心、呕吐、腹痛,多尿加重,头晕、嗜睡、视物模糊、呼吸困难、昏迷等。持续高血糖与长期代谢紊乱等可导致全身组织器官,特别是眼、肾、心血管及神经系统的损害及其功能障碍和衰竭,严重者可引起失水、电解质紊乱和酸碱平衡失调等急性并发症酮症酸中毒和高渗性昏迷。

 我们该如何应对?

1. 糖尿病知识教育

糖尿病危害巨大,可导致糖尿病足、肾功能衰竭、失明等多种严重并发症,严重影响病人的生活质量和寿命。事实上,很多病人并不了解糖尿病的危害性和其并发症,不遵医嘱用药导致血糖控制不良,或同类药物重叠使用增加副作用,不能严格执行糖尿病饮食治疗等。因此,糖尿病一旦确诊,即应对病人进行糖尿病饮食、用药、运动等方面的知识教育,家人也要多关注或监督,提高糖尿病病人的自我保健意识,加强其对自我管理重要性的认识,纠正不良的生活方式和行为习惯。

2. 糖尿病饮食治疗

饮食治疗是各种类型糖尿病基础治疗的首要措施,原则是:控制总热量,严格执行饮食计划并长期坚持,合理均衡分配各种营养物质。维持合理体重,超重/肥胖病人减少体重的目标是在 3～6 个月期间体重减轻至理想体重的±5%。消瘦患者应通过均衡的营养计划恢复并长期维持理想体重。

(1)合理分配碳水化合物、蛋白质、脂肪的比例。膳食中脂肪所提供的能量不超过总能量的30%,饱和脂肪酸的摄入量不超过总能量的10%,食物中胆固醇摄入量少于 300 mg/日;蛋白质摄入量不超过总能量的15%,成人每日每公斤理想体重0.8～1.2 g,儿童、孕妇、乳母、营养不良或伴有消耗性疾病者宜增至1.5～2.0 g,伴有糖尿病肾病而肾功能正常者应限制在 0.8 g,有肾功能减退者在 0.6 g,其中至少有 1/3 来自于动物蛋白质;膳食中碳水化合物所提供的能量应占总能量的50%~60%。食物中应富含膳食纤维,提倡用粗米、面和一定量的杂粮。

(2)合理分配每餐热量。按食品成分将上述热量换算成食物重量,制订食谱,可按每日三餐分配为 1/5、2/5、2/5 或 1/3、1/3、1/3,也可按每日 4 餐分配为 1/7、2/7、2/7、2/7。

（3）食盐。限制在每天8g以内，高血压患者更应严格限制摄入量。

3. 糖尿病运动疗法

运动疗法也是糖尿病的基本治疗方法之一，可提高胰岛素敏感性，促进糖的利用，减轻胰岛负担，使血糖下降。选择合适的运动项目，量力而行，循序渐进，贵在坚持。运动方式、强度、频率应结合病人实际情况而定。一般推荐中等强度的有氧运动，如快走、打太极拳、骑车、打高尔夫球和园艺活动等，其中步行活动最安全，容易坚持。每日运动一次或每日定时活动，运动时间每周至少150分钟，肥胖病人可适当增加活动量。用胰岛素或口服降糖药者最好每日定时活动，当血糖>14～16 mmol/L、明显的低血糖症或血糖波动较大、有糖尿病急性代谢并发症以及各种心、肾等器官严重慢性并发症者暂不适宜运动。

4. 不良生活方式干预

应劝诫吸烟的糖尿病病人戒烟，这是生活方式干预的重要内容之一，尤其对有大血管病变高度危险的2型糖尿病病人。相关研究表明，香烟烟雾中所含的尼古丁、一氧化碳能直接造成血管壁损伤，并与血液高凝状态、高血脂、高血压等导致发生动脉粥样硬化的危险因素密切相关，长期吸烟可促进糖尿病病人大血管及微血管并发症的发生与发展。

5. 糖尿病药物治疗

2型糖尿病病人在饮食控制和运动锻炼不能使病情获得良好控制时，药物治疗是目前最常用的方法，因为口服药物治疗效果明显，而且服用起来方便、快速、不影响人们正常的生活。而1型糖尿病患者需终生胰岛素替代治疗，对于口服降糖药失效或部分失效的2型糖尿病病人应考虑尽早启动胰岛素治疗。但需要按医嘱和血糖测定结果按时正确用药，避免低血糖的发生。

6. 足部护理

（1）足部观察与检查

每天检查双足一次，观察足部皮肤颜色、温度改变，注意检查趾甲、趾间、足底皮肤，有无甲沟炎、甲癣、脚癣、红肿、青紫、水疱、溃疡等，评估足底有无感觉减退、麻木、刺痛、足背动脉搏动减弱及皮肤干燥、皮温低等现象。

（2）促进肢体血液循环

冬天注意足部的保暖，避免长期暴露于寒冷或潮湿环境，尽量不用热水袋保暖，以免烫伤皮肤而引起感染。经常按摩足部，按摩方向由足端向上,注意避免直接按摩静脉曲张患处。每天进行适度的运动,如散步、起坐等锻炼,以促进血液循环,避免同姿势过久站立。坐时勿盘腿或跷"二郎腿"。

(3)选择合适的鞋袜,避免足部受伤

鞋子要轻巧柔软、前头宽大。买鞋应在下午购买,站着试鞋,两只脚都试,以保证新鞋宽松合脚。新鞋不可一次穿太久,第一次只穿半小时,以后逐渐增加穿着时间。袜子以弹性好、透气及散热性好的羊毛、棉毛质地为佳。

(4)保持足部清洁,避免感染

勤换鞋袜,每天用中性肥皂和温水清洁足部,水温与体温相近即可,趾间要洗干净,洗净后应以清洁、柔软的毛巾轻轻擦干;若足部皮肤干燥,可用羊毛脂涂擦,但不可常用,以免皮肤过度浸软。修剪指甲避免过短,应与脚趾平齐。局部有红、肿、热、痛,应立即治疗。

(5)预防外伤

病人不能赤脚走路,以防刺伤;外出时不可穿拖鞋;冬天使用电热毯或烤灯时谨防烫伤。

7. 糖尿病病人的低血糖反应

对糖尿病的治疗目标是:既要控制高血糖,又要防治低血糖。在糖尿病病人的治疗中经常出现低血糖反应,轻者可以自行救助,但重者可导致昏迷,如不及时抢救则会危及生命。要注意识别和预防糖尿病病人的低血糖反应,避免低血糖的发生,提高患者生存质量。

(1)低血糖的症状

先有饥饿感、乏力、四肢麻木、情绪不安、面色苍白、头晕、呕吐、心慌、胸闷等。严重时,大汗淋漓、皮肤湿冷、吐字不清、注意力不集中,有时出现抽搐、惊厥、不省人事、大小便失禁、昏迷等。

(2)发生低血糖的急救措施

①立即卧床休息,迅速补充葡萄糖。给予任何含糖较高的物质,如饼干、果汁等,重症者应注意勿使食物吸入气管引起吸入性肺炎或肺不张,并及时送病人去医院治疗。

②能自己进食的低血糖病人,饮食应低糖、高蛋白、高脂肪,少食多餐,必要时午夜加饮含糖饮料一次。

(3)低血糖反应的预防

①按时进食,生活规律化。糖尿病病人应按时进餐,不能延迟吃

饭。若不得已延迟吃饭,应预先吃些饼干、水果或巧克力等食物。

②合理用药。药物用量不能随意增加,在医师指导下根据血糖做适当调整。胰岛素应在饭前半小时左右注射,并按时进食,每次注射胰岛素时仔细核对剂量。

③运动量保持恒定。每天的运动时间及运动量基本保持不变。大量运动前宜适当进食,或适当减少胰岛素的用量。

④经常测试血糖。注射胰岛素的病人,应自备血糖仪,保证每天自测血糖,若有低血糖感觉应自测血糖,每次血糖结果应记录下来。

8. 糖尿病急性并发症的预防

糖尿病急性并发症,主要包括糖尿病酮症酸中毒、高渗性非酮症糖尿病昏迷和糖尿病乳酸性酸中毒。三者可以单独发生,也可两种或三种先后或同时发生。预防糖尿病酮症酸中毒,应在治疗糖尿病时加强有关糖尿病知识的宣传教育。尤其对 1 型糖尿病,应强调要求严格胰岛素治疗制度,不能随意中断胰岛素治疗或减少胰岛素剂量,且对胰岛素必须注意妥善保存(2~8℃),尤其是夏季高温季节,以免失效。2 型糖尿病病人,应随时警惕,防止各种诱因的发生,尤其感染和应激等。不论是 1 型还是 2 型糖尿病,即使在生病期间如发热、厌食、恶心、呕吐等,不能因进食少而停用或中断胰岛素治疗。一旦发生急性并发症,及时送医院急救。

 温馨提示

1. 糖尿病病人饮食的注意事项

(1)严格定时进食。对于使用胰岛素或口服降糖药物的病人尤其应注意。

(2)控制饮食的关键在于控制总热量。当病人因饮食控制出现饥饿的感觉时,可增加蔬菜、豆制品等副食。在蔬菜中碳水化合物含量小于5%的有南瓜、青蒜、小白菜、油菜、菠菜、西红柿、冬瓜、黄瓜、芹菜、大白菜、茄子、卷心菜、茭白、韭菜、丝瓜等。在保持总热量不变的原则下,凡增加一种食物则应同时减去另一种食物,以保证饮食平衡。体重过重者,忌吃油炸、油煎食物。炒菜时宜用植物油,且少食动物内脏、蟹黄、虾子、鱼子等含胆固醇高的食物。限制饮酒、限盐,以免促进或加重心、肾并发症。

(3)严格限制各种甜食。包括各种食糖、糖果、甜点心、饼干、冷饮、水果及各种含糖饮料等。病人需甜食时,可用食用糖精、木糖醇或其他代糖品。若偶然发生低血糖时,可立即饮用易于吸收的果汁、糖水或吃少量糖果予以缓解。经常出现低血糖者,应及时就医,科学调整饮食或药物。

(4)运动锻炼时不宜空腹,应补充少量食物,防止低血糖。运动最好在餐后半小时进行。

(5)保持大便通畅。多食用含纤维素高的食物,因食物中纤维素含量高可加速食物通过肠道,从而延迟和减少糖类食物在肠道的吸收,使餐后血糖下降;同时纤维素体积大,进食后增加饱食感,有利于控制体重。

(6)每周定期测量体重一次,衣服重量要相同,且用同一磅秤。如果体重减少超过2 kg,则说明饮食限制不合理,必要时寻求医生指导合理调整食谱。

2. 运动锻炼的注意事项

(1)运动前评估糖尿病控制的情况,根据个人具体情况决定运动方式、时间以及所采用的运动量。身体状况不良时暂停运动。

(2)炎热天气运动时注意补足水分,避免在日照最强时外出;寒冷天气注意保暖。

(3)运动时随身携带糖尿病卡,卡片写明本人的姓名、年龄、家庭住址、电话号码,以备急需。且随身携带糖果,当出现饥饿感、心慌、出冷汗、头晕及四肢无力或颤抖等低血糖症状时及时食用。若运动中出现胸闷、胸痛、视力模糊等情况,立即停止活动,并及时去医院就诊。

(4)运动后做好运动日记,以便观察疗效和不良反应。

3. 自我血糖监测

糖尿病病人在家中的血糖检测,用以了解血糖的控制水平和波动情况,是指导血糖控制达标的重要措施,也是减少低血糖风险的重要手段。认真记录每次测量的时间与血糖值,利于判断病情。

⊙ **反思与拓展**

1. 糖尿病的常见原因有哪些?

(1)1型糖尿病

①自身免疫系统缺陷:1型糖尿病病人的血液中可查出多种自身免疫抗体,这些抗体可以损伤人体胰岛分泌胰岛素的B细胞,使之不能正常分泌胰岛素。

②遗传因素:目前研究提示遗传缺陷是1型糖尿病的发病基础,这种

遗传缺陷表现在人第六对染色体的 HLA 抗原异常上。有家族性发病的特点——如果你父母患有糖尿病,那么与无此家族史的人相比,你更易患上此病。

③病毒感染:可能是诱因,1 型糖尿病病人发病之前的一段时间内常常有过病毒感染,而且 1 型糖尿病的"流行",往往出现在病毒流行之后。引起流行性腮腺炎和风疹的病毒,以及能引起脊髓灰质炎的柯萨奇病毒家族,都可以在 1 型糖尿病中起作用。

(2)2 型糖尿病

①遗传因素:和 1 型糖尿病类似,2 型糖尿病也有家族发病的特点,因此其病因很可能与基因遗传有关,这种遗传特性 2 型糖尿病比 1 型糖尿病更为明显。例如:双胞胎中的一个患了 1 型糖尿病,另一个有 40% 的机会患上此病;但如果是 2 型糖尿病,则另一个就有 70% 的机会患上 2 型糖尿病。

②肥胖:2 型糖尿病的一个重要因素可能就是肥胖症。遗传原因可引起肥胖,同样也可引起 2 型糖尿病。身体中心型肥胖病人的多余脂肪集中在腹部,他们比那些脂肪集中在臀部与大腿上的人更容易发生 2 型糖尿病。

③年龄:年龄也是 2 型糖尿病的发病因素。有一半以上的 2 型糖尿病病人都在 55 岁以后发病。高龄者容易出现糖尿病也与年纪大的人体重容易超重有关。

④现代不良的生活方式:高热量食物摄入的增加和运动量的减少也能引起糖尿病,有人认为这也是由于肥胖而引起的。肥胖症和 2 型糖尿病一样,在那些饮食和活动习惯均已"西化"的人群中更为普遍。

2. 预防糖尿病的良好生活习惯

(1)改变进餐顺序

饭前先吃一点生黄瓜或西红柿;吃饭先喝汤;吃饭先吃菜,再吃主食。

(2)改变进餐习惯

少吃零食;少荤多素;少肉多鱼;少细多粗;少油多清淡;少盐多醋;少烟多茶;少量多餐;少吃多动;少稀多干;少喝果汁多饮水。

(3)改变进餐方法

①细嚼慢咽;喝汤不要端起碗喝,既不文明又不雅观,应用小勺一勺一勺喝;吃饭一口一口吃,不要狼吞虎咽。

②在餐桌上吃,不要端碗盛上菜到处走。

③专心专意地吃,不要边吃边干活。

④精神集中地吃,不要边看电视边吃。

⑤饭要一次盛好,不要一点一点盛饭。

⑥吃完碗中饭立即放下筷子,离开餐桌,不要养成吃完了还不愿下桌的习惯。

⑦不打扫剩菜、剩饭。

⑧立即刷牙。

(4)改变进餐品种

吃菜吃带叶、茎类蔬菜,少吃根、块茎的菜;不吃油炸食物或过油的食物;不要勾芡;不要吃含淀粉高的食物,如要吃,则计划替代部分主食;血糖控制好的患者在两餐中间吃少许水果,但不要喝果汁;喝汤去掉上面的油;吃肉丝比吃肉片、肉排、红烧肉好;吃带刺鱼比吃鱼块好,因为可以减缓进餐速度,增加饱腹感,既满足食欲要求,吃进的肉量又不大;吃鸡肉时,最好去掉鸡皮及肥肉。

(5)改变烹调方法

①吃汆、煮、蒸、拌、卤的菜比吃炒菜好,可以减少油的摄入。

②吃面条要多配菜。

③吃鱼吃清蒸鱼、酸菜鱼或炖鱼。

3. 中国居民平衡膳食宝塔

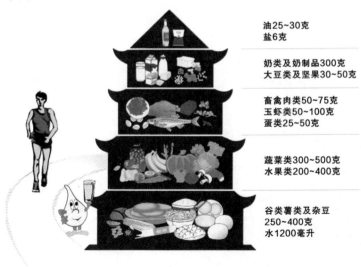

油25~30克
盐6克

奶类及奶制品300克
大豆类及坚果30~50克

畜禽肉类50~75克
玉虾类50~100克
蛋类25~50克

蔬菜类300~500克
水果类200~400克

谷类薯类及杂豆
250~400克
水1200毫升

图3-2-9-1　中国居民平衡膳食宝塔

十、慢性肾小球肾炎

相关情景

　　某高中生,男,17岁,3个月前患重感冒,近期自觉疲乏无力,上课注意力不集中,晨起发现下眼睑水肿,排尿时发现尿液颜色深且有大量泡沫。去医院检查,诊断为慢性肾炎。住院治疗好转后回家休养。

这是怎么了?

　　慢性肾小球肾炎是指各种病因引起的不同病理类型的双侧肾小球弥漫性或局灶性炎症改变,起病隐匿,病程冗长,病情多发展缓慢的一组原发性肾小球疾病的总称,故严格说来它不是一种独立性疾病。慢性肾小球肾炎可发生于任何年龄,但以青、中年男性为主。起病方式和临床表现多样。多数起病隐袭、缓慢,以血尿、蛋白尿、高血压、水肿为基本临床表现,可有不同程度肾功能减退,病情迁延、反复,渐进性发展为慢性肾衰竭。在此例中,对该同学要控制病情发展,保护好肾脏功能,减缓肾功能衰竭的发生,提高他的生活质量,这是家庭护理工作中的重要内容之一。

我们该如何应对?

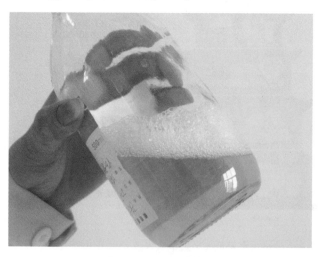

图3-2-10-1　蛋白尿

1.活动

　　无明显水肿、高血压,血尿和蛋白尿(见图3-2-10-1)不严重,无肾功能不全表现者,可以自理生活,甚至从事轻微劳动,但切忌劳累。

2. 休息

有明显高血压、水肿者或短期内有肾功能减退者,应卧床休息;短期内出现氮质血症或第一次出现,或在近期有进行性升高者均应卧床休息、限制过多活动。

3. 饮食与营养

对无明显水肿和高血压者不必限制水分和钠盐摄入,适当增加水分以增加尿量十分重要。有水肿者应限制食盐的摄入量至 2~3 g/日。对轻、中度氮质血症病人不限制蛋白质摄入,以维持体内正氮平衡,特别是每日丢失蛋白质量较多的病人更应重视。对大量蛋白尿伴轻度氮质血症者,可增加植物蛋白如大豆等。重度氮质血症或近期内进行性氮质血症者适当限制蛋白质摄入。对尿中丢失蛋白质较多,肾功能尚可者,宜补充生物效价高的动物蛋白,如鸡蛋、牛奶、鱼类和瘦肉等,已有肾功能减退者(内生肌酐清除率在 30 mL/分钟左右),应适量限制蛋白质在 30g 左右,必要时口服适量必需氨基酸。

4. 预防并发症

积极治疗高血压、高脂血症、高尿酸血症等疾病,防止呼吸道感染,勿使用对肾脏有毒性作用的药物。

温馨提示

预防慢性肾炎最根本的方法就是提高机体防病抗病能力及减少感染发生机会,针对病因进行预防,应注意做到以下几点:

1. 良好的生活习惯

保持有规律的生活,合理安排生活作息制度,适量活动,加强身体锻炼,但应避免过劳。合理营养,增强体质和机体抵抗力。注意个人卫生及环境卫生的清洁,养成良好的卫生习惯,并随时保持心情轻松愉快,强化自我保健意识。

2. 谨防细菌或病毒感染

细菌或病毒感染是引起急性肾炎的最常见原因,特别是上呼吸道感染、无症状性菌尿、流感、咽喉炎、气管支气管炎等,都可能使慢性肾炎症状加重。

3. 预防尿路感染

慢性肾炎病人如病情好转,水肿消退,血压恢复正常或接近正常,尿蛋白、红细胞及各种管型微量,肾功能稳定,则 1 个月后可开始从事轻工作,但要避免较强体力劳动,预防呼吸道及尿路感染的发生。活动量应缓慢地逐渐增加,以促进体力的恢复。

4. 注意自身监测

自觉身体不适,如出现夜尿多、食欲减退、腰部不舒服感或酸胀感,尤其早晨起床后出现眼睑、颜面部水肿及排尿异常,则提示有得肾脏病的可能,要及时到医院检查,以便尽早诊断和治疗。

反思与拓展

由于慢性肾炎病人患病时间长,病情常反复,又缺乏有效治疗方法,使得不少病人容易烦躁不安、悲观失望,甚至产生自暴自弃情绪,这会直接损害病人身心健康,影响病情。如何才能帮助病人减轻不良情绪的困扰呢?

对于慢性肾炎病人而言,和睦的家庭生活和家人的关心体贴非常重要。家人应多关心病人的健康和生活,多陪伴,多与病人沟通,注意倾听病人的心理感受,让病人了解郁怒可使血压升高,增加肾脏负担,加速肾衰进程的道理,并真正认识到肾炎病是病因复杂、治疗不易、不断进展的疾病,治疗是一个长期艰苦的过程。使病人感受到社会和家庭的温暖,敞开关闭的心扉,保持乐观情绪,努力去克服急躁情绪,树立战胜疾病的信心,坚持科学治疗。

十一、痔疮

相关情景

王老师,女,32岁,平日喜欢吃辣。昨日同学聚会吃火锅后,今晨排便时自觉肛门周围烧灼痛,排便后擦拭的纸巾上有鲜红色血迹,且粪便表面也有少量鲜血,温水坐浴时,摸到肛门周围皮肤有突起似葡萄状。经医生检查,诊断为混合痔。王老师非常担心今后病情会恶化。

这是怎么了?

痔是直肠末端黏膜、肛管皮肤下痔静脉丛屈曲和扩张而形成的柔软静脉团,是发生在肛门内外的常见病、多发病。任何年龄均可发病,以20~40岁多见,大多数病人病情随年龄增长而加重。教师、商场售货员、出租车司机等长期久站、久坐的工作，以及易引起腹腔内压增高的因素，都会致使下腔静脉回流受阻，直肠静脉丛迂曲、扩张而形成痔疮。辣椒、姜、蒜、酒等辛辣刺激饮食是痔疮易发因素之一。根据痔生长的部位，分为外痔、内痔和混合痔。

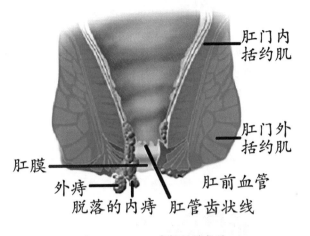

图 3-2-11-1　痔解剖模式图

😊 我们该如何应对？

（1）坐在圈形的垫枕上：这种中空式的坐垫颇适合需经常久坐的人，尤其是当痔疮发作时。

（2）勿提重物：提重物或费力的运动就好像排便时用力过猛一样，如果你容易发生痔疮应避免过度地出力。

（3）控制体重：体重过重的人较易出现痔疮，因为他们的下肢承受较大的压力，也因此他们较容易发生静脉曲张。

（4）避免长时间端坐不动：不要连续几个小时坐在椅子上不动，最好的预防痔疮的方式应每小时至少起身活动5分钟。

（5）不要抓挠患部：痔疮患部可能会发痒，但勿用抓痒来缓解不适，那样会损

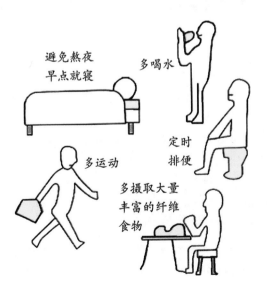

图 3-2-11-2　预防痔疮方法

害直肠脆弱的静脉管壁使情况更糟糕。

(6)保持局部清洁：排便完毕应轻轻地将肛门清洗干净，最佳的痔疮家庭护理最好是在家里安装一个洁身器，每次便后进行冲洗。

(7)多摄取水分及纤维：便秘是造成痔疮的最大诱因，因此，须多喝水及多吃富含纤维的食物。

(8)多吃果蔬、忌辛辣刺激饮食：如辣椒、生姜、葱蒜、洋葱、海鲜、芥末、咖喱、酒及含酒精饮料等。

(9)勿蹲马桶太久：每次坐在马桶上的时间最好不要超过5分钟，尤其不要一边上厕所一边看书，以免加重局部负担(图3-2-11-3)。

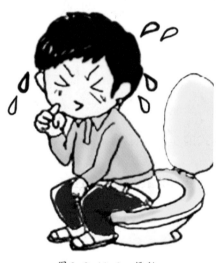

图3-2-11-3　便秘

(10)坚持提肛肌运动：空闲时间，坐、卧、站立均可进行，在收腹同时有意识主动向上收紧肛门片刻，随缓慢呼吸放松，一次5分钟，一日2～3次，长期坚持有效，可防止复发和病情加重。

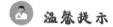 温馨提示

(1)不明原因粪便带血，尤其年龄在35岁以上者，需到医院肛肠科或者外科做进一步检查，以排除直肠癌等恶性疾病。

(2)女性病人痔疮发生概率比男性高，应及时到医院就诊，尤其在妊娠晚期。

(3)当痔疮出血增多，排便后肛门周围有异物不能回纳，局部疼痛加剧者，需及时到医院就诊。

(4)保持良好排便习惯，每日1次，便秘会加重病情，痔疮反复发作易合并肛周脓肿、肛瘘，应及时到医院就诊。

(5)每次排便后，温水坐浴15～20分钟，温度40～43℃。

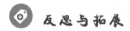 反思与拓展

古人云"十男九痔"，那么，痔疮的发病女性真的少于男性吗？

其实，这个说法是不科学的。在古代，郎中都是男性，受封建思想制

约,女性出现肛周病变时,很少就诊。尤其在怀孕晚期,胎儿逐渐增大会压迫腹腔静脉,导致静脉回流受阻,使得痔疮发生的概率远高于其他时期,故此,更应注意预防痔疮的发生。

根据痔生长的部位,分为外痔、内痔和混合痔,那么,痔的分类及表现如何呢?

(1)外痔:病人突觉肛缘出现一肿块,由于血块将肛门皮肤与皮下组织分开,引起剧痛,行走不便,坐立不安,疼痛在发病后48小时最剧烈,数日后疼痛减轻,肿块变软,逐渐消散。检查:早期在肛缘皮肤表面可见一暗紫色圆形硬结,界线清楚、较硬、压痛明显。血块可破溃自行排出,伤口自愈或形成脓肿和肛瘘。

(2)内痔:早期出现无痛性、间歇性鲜血便,轻者多为大便或便纸上带血,继而滴血,重者为喷射状出血,便血数日后常可自行停止。便秘、粪便干硬、饮酒及食刺激性食物等都是出血的诱因。若长期反复出血,可出现贫血。晚期可出现痔块脱垂,轻者只在大便时脱垂,便后可自行回复,重者需用手推回,更严重者是稍加腹压即脱出肛外,以至咳嗽、行走等腹压稍增时,痔块就能脱出,回复困难,无法参加劳动。

(3)混合痔:临床表现具有内痔和外痔两种特征,有的单发于右前、右后或左中,有的呈环状,形成环状混合痔。

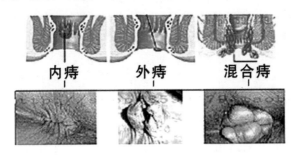

图3-2-11-4 痔疮类型

有些疾病也有类似痔疮的症状,那么,易与痔混淆的疾病有哪些呢?

(1)直肠癌:常将下段直肠癌误诊为痔,延误治疗。误诊的主要原因是仅凭便血即行诊断,未进行直肠指诊及肛门镜检查。直肠癌的便血多伴黏液,呈暗红色,而痔的便血为鲜红色;直肠指诊可扪到高低不平肿物,表面有溃疡,肠腔常狭窄,指套上常染暗红色血迹。特别需要注意的是内痔或环状痔可与直肠癌同时并存,切不可只满足于痔的诊断而延误了直肠癌的诊治。

（2）直肠息肉：低位带蒂的直肠息肉,若脱出肛门外,有时会误诊为痔脱垂,但息肉多见于儿童,为圆形、实质性、有蒂、可活动肿物,在直肠指诊或肛门镜检查下易鉴别。

（3）肛管直肠脱垂：有时误诊为环状痔,但直肠脱垂黏膜呈环形,表面平滑,直肠指诊时括约肌松弛；环状痔的黏膜呈梅花瓣状,括约肌不松弛。

（4）肛裂：虽有便时出鲜血、外痔和肿痛,但出血量很少,突垂的外痔上方肛管有纵形裂口,排便时有剧烈疼痛,便后疼痛稍有缓解复又剧烈疼痛,常持续数小时。两者不难鉴别。

（5）下消化道出血：易误诊为痔出血。痔出血特点是随粪便滴血或射血,血色鲜红,与粪便不混合；肠道炎性出血则多为脓血或黏液血便,与粪便混合。确诊需行乙状结肠镜检、粪便致病菌培养、钡剂灌肠双重造影等。

十二、下肢静脉曲张

相关情境

刘女士,45岁,营业员,约5年前开始感觉久立时小腿沉重、酸胀、易疲劳,后左小腿内侧出现突出于皮肤表面的紫色团块,踝部周围和足背部轻度肿胀,小腿下段及踝部出现皮肤萎缩、变薄、光亮、汗毛稀疏、色素沉着,症状逐渐加重,去医院求医,医生诊断为左下肢大隐静脉曲张。刘女士因此忧心忡忡。

这是怎么了？

下肢静脉曲张是指由于先天性静脉瓣稀少或缺如和静脉壁薄弱,在下肢静脉压增高时导致下肢浅静脉扩张形成迂曲、蜿蜒的静脉团使皮肤隆起。主要发生在小腿内侧,严重时可直达大腿内侧,形成全下肢都可见的迂曲成团的静脉。好发于从事重体力劳动或长期站立工作的人群。常见症状是当病人站立时间较长或行走时,尤其每日到下午,感觉小腿疲劳、僵硬、似灌铅样沉重。严重者稍走路就疲倦不已,甚至举步维艰,休息后疲劳仍不易消除。经常出现并未从事剧烈的活动,却感到小腿莫名地发酸、发胀、隐痛。小腿内侧有如蚯蚓状扭曲的血管使局部皮肤隆起。小腿某块皮肤灼热、发红、变黑、疼痛,有些病人还会发生湿疹、皮炎等皮肤病,病人感觉瘙痒,抓挠时轻微皮肤损伤即可能形成溃疡,用各种药物治疗很难痊愈。

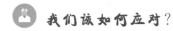 **我们该如何应对**？

减轻下肢静脉血液淤滞和水肿

(1)束扎弹力绷带或穿弹力袜:通过外在的压迫,有利于静脉回流,使曲张静脉处于萎瘪状态。

(2)平时应保持良好的姿势和习惯:避免久站,站立时鼓励走动;坐时勿双膝交叉过久,以免压迫、影响腘静脉回流;避免用过紧的腰带、吊袜和紧身衣物(如收腹内裤等)。

(3)休息时抬高患肢30°～40°,并做足背伸屈运动,以促进静脉回流。

(4)指导病人进行适当的体育锻炼,以增强血管壁弹性。

(5)保持大便的通畅,肥胖者注意减轻体重。

在下肢皮肤薄弱处加以保护,因为即使轻微的破损,也可能形成经久不愈的溃疡。有皮炎或湿疹发生时,不可抓挠,可用硼酸溶液湿敷或新煤糊、复松霜软膏外涂,避免皮肤破损。对已形成小腿溃疡合并感染者,应平卧休息抬高患肢,控制炎症,可外用酒花素油剂,促进溃疡愈合。

温馨提示

(1)下肢静脉曲张有一定的遗传倾向,一般在30岁左右发病,因此在儿童和青少年时期应勤于运动,增强体质。

(2)肥胖的人应该减肥,肥胖虽不是直接原因,但过重的分量压在腿上可能会造成腿部静脉回流不畅,使静脉扩张加重。

(3)长期从事重体力劳动和长期站立工作的人,最好穿弹力袜套。弹力袜要选择弹性较高的袜子(医用),在每日下床之前,将双腿举高慢慢套入。弹力袜的压力能预防并改善下肢静脉曲张。

(4)妇女经期和孕期等特殊时期要给腿部特殊的关照,多休息,要经常按摩腿部,帮助血液循环,避免静脉曲张。

(5)戒烟很重要,因吸烟能使血液黏滞度改变,血液变黏稠,易淤积。口服避孕药也有类似作用,应尽量少服用。

(6)抬高腿部,改变体立,帮助静脉血液回流。

(7)每天坚持一定时间的行走,行走可以发挥小腿肌肉的"肌泵"作用,防止血液倒流的压力。

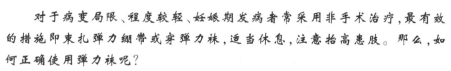

反思与拓展

对于病变局限、程度较轻、妊娠期发病者常采用非手术治疗,最有效的措施即束扎弹力绷带或穿弹力袜,适当休息,注意抬高患肢。那么,如何正确使用弹力袜呢?

1. 弹力袜的选择

弹力袜必须合乎病人腿部各段的周径和长度(图3-2-12-1),以在脚踝部建立最高支撑压力,顺着腿部向上逐渐递减。在小腿肚减到最大压力值的70%~90%,在大腿处减到最大压力值的25%~45%。压力的这

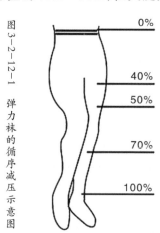

图3-2-12-1 弹力袜的循序减压示意图

0%
40%
50%
70%
100%

种递减变化可使下肢静脉血回流,有效地缓解或改善下肢静脉和静脉瓣膜所承受的压力。应在腿部肿胀消退之后卧床测量踝部、小腿的周径,并分别测量膝下3.3 cm、腹股沟下3.3 cm至足底的长度(中统袜至膝下3.3 cm,长筒袜至腹股沟下3.3 cm),以保证选择的弹力袜压力、长度适宜,达到良好的预防或治疗作用。可见,普通的长筒袜不具备预防下肢静脉曲张的作用。

2. 正确穿弹力袜的方法

(1)穿弹力袜的最佳时间是清晨起床之时,此时经过一夜的休息,腿部肿胀消失或明显减退。

(2)躺平并抬高患肢3~5分钟,排空静脉,并在保证肢体抬高的情况下正确穿袜。

(3)一手伸进弹力袜筒,内面捏住近足趾端2寸的部位,另一手翻转袜筒露出袜后跟部,绝大部分袜筒翻转过来、展顺,以便脚能轻松地伸进袜头。

(4)两手拇指撑在袜筒内侧向两侧撑开,四指抓住袜筒,把脚伸入袜头,拇指向外撑紧袜筒,四指与拇指协调把袜筒拉向踝部,首先把袜跟部对准脚跟位置。

(5)再向上翻拉袜筒,顺腿部循序往回翻并向上拉至膝下3.3 cm或腹股沟下3.3 cm。

(6)穿好后的弹力袜贴身抚平。

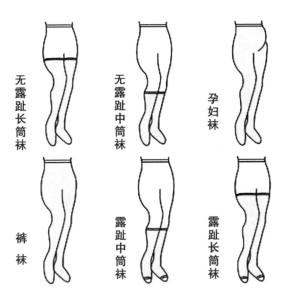

无露趾长筒袜　　无露趾中筒袜　　孕妇袜

裤袜　　露趾中筒袜　　露趾长筒袜

图 3-2-12-2　弹力袜的种类

十三、痛风

相关情景

李经理,男,42岁,平日因工作需要在外应酬较多。前日请客户吃饭,以海鲜为主,并喝了大量啤酒。晚上回家入睡后不久,凌晨2点突发右脚趾疼痛不能入睡,局部红肿,稍触即痛,不敢下地行走。第二天到医院门诊检查,血尿酸明显增高,医生诊断为急性痛风,给予秋水仙碱等药物治疗。疼痛得到有效控制。李经理很担心痛风再次发作。

这是怎么了?

痛风是尿酸盐结晶沉积引起的病变,可累及足部,最常累及第一跖趾关节,造成急性炎症反应性滑膜炎(图 3-2-13-1)。急性痛风发作时表现为受累关节严重的疼痛、肿胀、红斑、僵硬、发热,且症状发生突然。发作期一般持续数天到1周。在劳累或进食高蛋白、富含嘌呤的食物之后急性发作,慢性期可无任何症状。

痛风比较容易发生在中年男性的身上,肥胖者多见,它是众多类型关节性疾病中比较特殊的一种,由于体内蛋白质代谢紊乱引起。痛风主

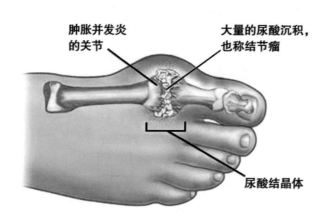

图 3-2-13-1　足部痛风最常受累关节

要是由于尿酸在身体或者关节部位沉积造成某些组织的病损或者炎症，以至于影响该部位功能的实现。因此，采用饮食控制和药物治疗的基础上还要合理运动来辅助治疗痛风。

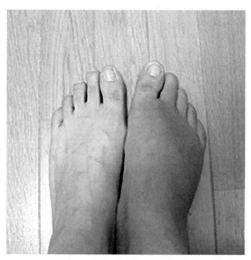

图 3-2-13-2　痛风足

😷 **我们该如何应对？**

1. 饮食调理

痛风病人应遵守饮食原则如下：

（1）吃多低嘌呤的食物，少吃中嘌呤的食物，不吃高嘌呤的食物。低嘌呤食物：五谷杂粮、蛋类、奶类、水果、蔬菜；中嘌呤食物：肉类、豆类、海鲜；高嘌呤食物：豆苗、黄豆芽、芦笋、香菇、紫菜、动物内脏、鱼类。

（2）多食用富含碳水化合物的食物，如米饭、馒头、面食等。因为，碳水化合物可促进尿酸排出。

（3）蛋白质可根据体重，按照比例来摄取，1 kg体重应摄取0.8~1 g的蛋白质，并以牛奶、鸡蛋为主。如果是瘦肉、鸡鸭肉等，应该煮沸后去汤食用，避免吃炖肉或卤肉。

（4）少吃脂肪，因脂肪可减少尿酸排出。痛风并发高脂血症者，脂肪摄取应控制在总热量的20%~25%以内。

（5）大量喝水，每日应该喝水2000~3000 mL，促进尿酸排出。

（6）少吃盐，每天应该限制在2~5 g以内。

（7）多吃高钾的食物,如香蕉、鲜橙、西芹等。钾可减少尿酸沉淀,有助于将尿酸排出体外。多摄取充足的碱性食物,如海带、白菜、芹菜、黄瓜、苹果、番茄等疏果。

2. 合理运动

痛风病人不宜剧烈活动,剧烈运动会使人体大量出汗,使尿量减少,影响尿酸排泄。但可以选择一些简单运动,如散步、匀速步行、打太极拳、跳健身操、练气功、骑车及游泳等,其中以打太极拳、步行、骑车及游泳最为适宜。这些运动的活动量较为适中,时间较易把握,只要合理分配体力,既可以起到锻炼身体之目的,又能防止高尿酸血症。病人在运动过程中,要做到从小运动量开始,循序渐进,关键在于坚持不懈。运动时间不宜过长,运动过程中要注意休息、调整体力。另外,还要多喝水,每天至少喝8大杯水,以尿液颜色清淡为宜。

3. 坚持用药治疗,可以控制症状,减少疼痛

尿酸超正常值,或者已有痛风性关节炎症状,就应在医生指导下使用降尿酸药物。对急性痛风性关节炎,可使用一些止痛剂。不宜使用抑制尿酸排出的药物。

4. 抬高患处

痛风急性期,关节肿胀时,应用毛毯等物将患处垫起来抬高,以减轻肿胀及疼痛。

温馨提示

（1）痛风属于内分泌代谢系统疾病,而非骨关节疾病,最好到综合医院内分泌科确诊后制定药物和饮食治疗方案。

（2）健康体检时,发现血尿酸增高但无症状者,需加强饮食控制,忌食动物内脏等高嘌呤饮食,少食豆类、海鲜等高蛋白饮食。

（3）急性期患肢减少活动,遵医嘱服用秋水仙碱加速尿酸排出,部分病人会出现腹泻,需多饮水。秋水仙碱肾毒性较大,仅限急性期使用,肾功能不全者慎用。

（4）痛风病人运动锻炼最好选择在午睡后至晚饭前这段时间。因为清晨起床时,人体肌肉、关节及内脏功能低下,不能很快适应活动,此时锻炼容易造成急、慢性损伤。同时,一夜睡眠未曾进食、喝水,血液浓缩,如活动出汗失水,血液更为黏稠,有诱发心脏病和中风的危险。

（5）减轻体重应循序渐进。减少摄食量也与痛风发作有关,因为饥

饿时血浆乙酰乙酸和β羟丁酸水平增加,影响肾脏对尿酸的排泄,更容易导致痛风急性发作。

🎯 反思与拓展

不恰当的饮食习惯是痛风的发病因素之一,但也有很多食物可以达到预防和治疗痛风的目的。痛风食疗方有:

(1)薏仁粥

取适量的薏仁和白米,两者的比例约为3∶1,薏仁先用水浸泡四五个小时,白米浸泡30分钟,然后将两者混合,加水一起熬煮成粥。

(2)冬瓜汤

取冬瓜300 g(不连皮),红枣5~6颗,姜丝少许。先用油将姜丝爆香,然后连同冬瓜切片和红枣一起放入锅中,加水及适量的调味料煮成汤。

(3)玉米须饮

鲜玉米须100 g。鲜玉米须加水适量,煎煮1小时滤出药汁,小火浓缩至100 mL,停火待冷,加白糖搅拌吸尽药汁,冷却后晒干压粉装瓶。每日3次,每日10 g,用开水冲服。可防止肾结石,具有利尿作用。

第四章

特殊人群常见疾病的
家庭照护

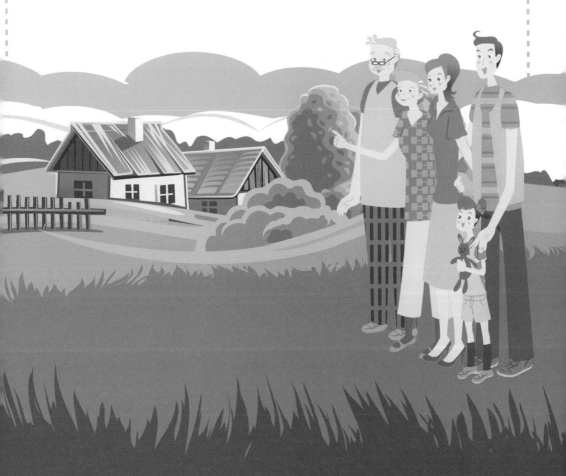

第一节　怎样对老年常见疾病进行家庭照护

一、老年痴呆症

相关情景

　　从前年开始大家都觉得王婆婆有些变了。她很少出门买菜，偶尔与人见面时，招呼也懒得打了，附近的麻将馆和门球场也难见她的身影；家人觉得王婆婆的记性有点不好，比如做饭时忘记刚放了盐，又再放盐，经常把菜做得很咸；她的脾气也越来越坏，自己忘了手表放哪，便怀疑是媳妇给偷了，在家里大吵大闹；还常常不注意卫生，在外捡拾破烂视为珍宝，乱取他人之物据为己有，争吃抢喝恰似孩童。最近她的记性也变得更差了，吃饭不久又要求吃饭，甚至忘记了自己和家人的姓名，出门时常迷路。

这是怎么了？

　　王婆婆的行为便是典型的老年痴呆症的表现。老年痴呆症，又称阿尔茨海默病（AD），是发生在老年期及老年前期的一种原发性退行性脑病，指的是一种持续性高级神经功能活动障碍，即在没有意识障碍的状态下，记忆、思维、分析判断、视空间辨认、情绪等方面的障碍。其特征性病理变化为大脑皮层萎缩，并伴有β-淀粉样蛋白沉积，神经元纤维缠结，大量记忆性神经元数目减少，以及老年斑的形成。目前尚无特效治疗方法或逆转疾病进展的药物。老年痴呆症的病因可能与家族史、头部外伤、低教育水平、甲状腺病、母育龄过高或过低、病毒感染等因素有关。该病起病缓慢或隐匿，病人及家人常说不清何时起病，疾病症状主要表现为认知功能下降、精神症状和行为障碍、日常生活能力逐渐下降。多见于70岁以上老人，少数病人在躯体疾病、骨折或精神受到刺激后症状迅速明朗化。患病者女性多于男性，约为为3:1。

我们该如何应对？

对于老年痴呆患者,家庭照护的根本目的是维持他的日常生活自理能力,并通过调整周围环境,使之与患者的生活能力相适应,延缓患者生活完全不能自理现象的出现。要注意做好以下几点:

(1)热情关心:家人要关心爱护痴呆老人,在对话时要和颜悦色,避免使用呆傻、愚笨等词语。

(2)积极鼓励:鼓励痴呆老人尽量多参加一些学习和力所能及的社会、家庭活动,以分散病人的不良情绪和注意力,唤起其对生活的信心。根据老人的文化修养和兴趣爱好,选择性地给他们播放一些爱听的乐曲,以活跃其精神情绪。

(3)提供适当的帮助:照料痴呆老人并不等于替他做一切事,那将使其生活能力迅速下降。应鼓励他去做力所能及的事情,同时给予必要的帮助。痴呆老人就是在做最熟悉的事情时,也可能遇到困难而产生挫折感,进而退缩回避,并最终丧失做此事的能力,适当的帮助可避免此种情况的发生。

(4)尽量保持痴呆老人生活环境中的各种事物恒定不变,必须改变时要采用缓慢渐进的方式,痴呆老人学习新事物的能力很差,生活环境的改变会使其不知所措,加速自理能力的下降。但现实生活中变化总是难免的,照护者应尽量使这一变化小一点、慢一点,并反复教导和训练痴呆老人适应新环境。

(5)简单原则:生活是复杂的,不要试图训练痴呆患者去完成那些复杂的工作,如做饭、用洗衣机等,那只会加重他们的挫折感,引起不必要的情绪反应。告诉他们在哪里上厕所,在哪里睡觉也许更重要。另一方面,在训练患者做那些简单的事情时,应使程序和步骤减到最少。

(6)耐心:由于痴呆老人理解力、记忆力减退,因此在接受指导时大多反应较慢,或因遗忘照护者的要求而停滞不动。照护者需不急不躁,多给痴呆老人一些时间,并心平气和地反复指导,方能取得更好的效果。

(7)按医嘱正确用药:如痴呆老人有疼痛或失眠时,要及时按医嘱使用适当的药物,以减轻其痛苦和症状。

(8)个体化:对痴呆老人的护理应根据其病情特点制定相应的计划,并随着病情的改变而改变。

(9)照护者的自我调适:护理痴呆老人是一项长期而艰苦的工作,为护理人员提供良好的生活和社会支持,将有助于他们保持积极乐观的心态,避免因他们的情绪波动带给痴呆老人额外的压力。

温馨提示

老年痴呆症的病因多与患者的饮食和生活习惯有关。由于该病会使老年人的生活质量下降,给其家庭和社会增加沉重的经济负担和精神负担,因此,老年人应对该病进行积极的预防。那么,老年人应如何预防老年痴呆症呢?

(1)饮食均衡:避免摄取过多的盐分及动物性脂肪,一天食盐的摄取量应控制在 10 g 以下,糖、蛋白质、食物纤维、维生素、矿物质等都要均衡摄取。

(2)适度运动:维持腰部及脚的强壮,手的运动也很重要,常做一些复杂精巧的手工会促进脑的活力,做菜、写日记、吹奏乐器、画画等都有预防痴呆的效果。

(3)避免过度喝酒、抽烟:生活要有规律。喝酒过度会导致肝机能障碍,引起脑机能异常,一天喝酒超过 0.3 L 的人比起一般人更容易得脑血管性痴呆,而抽烟不只会造成脑血管性痴呆,也是心肌梗死等危险疾病的重要原因。

(4)防治危险因素:预防动脉硬化、高血压和肥胖等生活习惯病,早发现,早治疗。

(5)小心别跌倒,头部摔伤会导致痴呆,高龄者必要时应使用拐杖。对事物常保持高度的兴趣及好奇心,可以提高人的注意力,防止记忆力减退,老年人应该多做些感兴趣的事,或参加公益活动、社会活动等来强化脑部神经。

(6)要积极用脑:预防脑力衰退,即使在看电视连续剧时,随时说出自己的感想便可以达到活用脑力的目的,读书发表心得、下棋、写日记、写信等都是简单而有助于脑力的锻炼方法。

(7)参与社会活动:随时对人付出关心,保持良好的人际关系,找到自己的生存价值。

(8)良好的心态:保持年轻的心,适当打扮自己,老有所乐。

(9)合理用药:例如使用抗氧化剂,诸如银杏制剂,维生素 C、E、β-胡萝卜素等,借以对抗氧自由基的堆积。或应用叶酸,维生素 B_6、B_{12} 等促进同型半胱氨酸代谢的药物。绝经后的妇女,在更年期早期就要在妇科医生指导下进行雌激素+黄体酮替代治疗,能保护内皮功能,比单独用雌激素的效果更好。男性从壮年开始,应在中医指导下应用适量滋阴补肾的中草药(食疗或药疗),以增加雄激素分泌。通过调节内分泌激素平衡,保护内皮功能。

(10)要积极地防治便秘:相关调查资料显示,便秘是引发老年痴呆症的重要原因之一。因为经常便秘的人,其肠道会产生氨、硫化氢、组织胺、硫醇和吲哚等多种有毒物质,这些有毒物质会随着血液循环进入大脑,从而诱发老年痴呆症。因此,老年人应积极地防治便秘,以预防老年痴呆症的发生。

 反思与拓展

老年人之所以患上老年痴呆,与长期在家无所事事和缺少子女的陪伴有很大关系,寻找一种能够让他们身心愉悦,并且能达到一定治疗目的的娱乐方式,可以帮助提高老年痴呆症病人的认知能力及主观幸福感。游戏疗法就是以脑的可塑性理论和脑功能重组理论为基础理念,以娱乐疗法为主干线的一套游戏活动。常见的游戏疗法有以下几种:

(1)益智类游戏:培养痴呆老人智力的活动,使其在游戏中锻炼脑、眼、手,从中获得逻辑力和敏捷力,如数字排序、各色拼图、小猫钓鱼、推箱子等。

(2)记忆类游戏:通过理解、背诵、联想、归类等方法,帮助患者锻炼记忆力,如拷贝不走样、声音回放机、重温旧照片故事等。

(3)协调类游戏:要求患者左右手或手脚同时完成一个动作,如拍球、原地踩踏、投掷等。

(4)精细类游戏:主要练习手眼协调动作,如用手指拨算盘、串珠子、插磁性小棒并对齐、捡在桌面上的薄片、钱币储蓄等。

(5)综合类游戏:融合益智、记忆、协调、精细等游戏特点,如套圈、折纸、搭积木、雪花片、下棋等。

游戏疗法的注意事项:

(1)为老年痴呆症病人营造宽松明亮、方便的游戏环境,环境温、湿度要适宜。

(2)家属应全程指导,维持秩序,制造氛围,参与互动。

(3)游戏每周2~3次,每次20~35分钟。

二、前列腺增生

相关情景

郑先生,65岁,某市退休领导。近一年来出现夜间排尿次数增多,但每次尿量不多,排尿费劲、尿线细,夜间尿失禁等症状。郑先生曾认为前列腺增生是正常的老化现象,可治可不治,但经医院检查,发现已经出现轻度尿潴留现象,专家建议立即治疗。

这是怎么了?

前列腺增生症(BPH),旧称前列腺肥大,是老年男性常见疾病之一,为前列腺的一种良性病变。其发病原因与人体内雄激素与雌激素的平衡失调有关。前列腺增生,一定有两个必备的条件:一是高龄,二是存在有功能的睾丸。尿频为最早表现,首先为夜间尿频,随后白天也出现尿频;进行性排尿困难为该病的显著特点,表现为排尿起始延缓、尿线变细、射程缩短、尿后滴沥等,部分病人还会出现血尿和尿潴留。急性尿潴留时,下腹部膨隆,触及充盈的膀胱。良性前列腺增生症一般经过治疗,预后良好。但如不治疗,则会严重影响患者生活质量,慢性下尿路梗阻可致肾功能衰竭而威胁生命。

我们该如何应对?

(1)前列腺增生的病人应注意个人卫生和生活规律,保持心情舒畅,避免忧思恼怒,切忌过度劳累。

(2)注意饮食:饮食应以清淡、易消化为佳,多吃蔬菜、瓜果,并少食辛辣刺激之物,戒酒,以减少前列腺充血的机会;平时多吃蔬菜,多饮水,防止便秘。

(3)不宜憋尿:一旦有尿意,应该立即小便。

(4)保持清洁:男性阴部通风差,容易藏污纳垢,局部细菌常会乘虚而入,这样就会导致前列腺炎、前列腺增生症、性功能下降等。

(5)性生活要控制:预防前列腺增生症,需要从青壮年起开始注意,关键是性生活要适度,不纵欲也不要禁欲。性生活频繁会使前列腺长期处于充血状态,以至引起前列腺增生症。

（6）多放松，生活压力会让前列腺有增生的机会；避免久坐，经常久坐会加重痔疮等病，又易使会阴部充血，引起排尿困难。

（7）注意保暖：经常锻炼身体，提高自身的免疫能力。注意预防感冒，以免加重病情。

温馨提示

不能因尿频而减少饮水量，多饮水可稀释尿液，防止引起泌尿系感染及形成膀胱结石。饮水应以凉开水为佳，少饮浓茶。

慎用药物，有些药物可加重排尿困难，剂量大时可引起急性尿潴留，如阿托品、颠茄片及麻黄素片、异丙基肾上腺素等。

反思与拓展

前列腺增生常常会引起急性尿潴留，这时候要行导尿术缓解症状，如果病情严重或者引起尿路梗阻则应由专业医护人员行留置导尿术。那么，在照护时应注意哪些问题呢？

（1）控制放尿量：急性尿潴留的患者，一般不排尿的时间较长，膀胱内尿量较大，所以应控制每次放尿的量，分次放尿，首次不超过1000 mL，剩余量每1～2小时后再放，直至排尽，以防排尿过快，腹压骤降引起心衰。

（2）抗感染：留置导尿由于尿管长期存在，很容易引起下尿道感染，所以在术后应按照医嘱坚持口服抗生素，抗感染。

（3）定时放尿：为了保护膀胱的功能，导尿管应用止血钳夹住，定时放尿。

（4）保持尿道口清洁：导尿管留置期间，病人应每天清洁尿道口四周，用0.02%的呋喃西林等消毒，每日冲洗膀胱。

（5）定时更换尿袋：一般每两日更换尿袋一次，每两周更换尿管一次，以防逆行尿道感染。

（6）保持导尿管通畅：保持导尿管的通畅，如果发生导尿管的阻塞，应及时通知医生处理。

（7）注意观察尿液性状：在留置导尿术后1～3日出现血性尿液时，病人不用过于惊慌，一般持续1～3日就会自行消失，如果持续时间过长就应到医院通知医生。

（8）拔管时间应根据病情决定：病人服药后，如病情有所改善，导尿管通畅且有尿液从导尿口四周流出，表示病人膀胱颈部的梗阻好转，这时可以试行拔管,多数病人拔管后可自行排尿。

前列腺大小随年龄变化,幼儿时极小,腺组织不发达,成熟期前列腺急剧增长,到老年又逐渐退化,腺组织萎缩。老年人产生前列腺增生则是一种病理现象。那么,前列腺增生的治疗方法有哪些呢?

(1)急诊处理:病人常因急性尿潴留来院就诊,急性尿潴留需要及时解决,以解除痛苦而挽救生命。解决方法一般首选导尿。如导尿管无法放入,做耻骨上膀胱造瘘。

(2)非手术治疗:在医生指导下应用性激素治疗。

(3)手术治疗:开放性前列腺摘除手术、经尿道前列腺手术。

(4)中医疗法:中医认为前列腺增生属于膀胱湿热型病证,临床表现为尿少黄赤,点滴不畅,或闭塞不通,少腹胀满,烦躁不安,大便溏而不爽或秘结,舌质红,苔黄腻,脉滑数。可服用冬瓜薏米汤。

配方:冬瓜350 g,薏米50 g,白糖适量。

制法:将冬瓜切成块,与薏米煎汤,用糖调味。

功效:清热利湿。

用法:以汤代茶饮。

三、骨质疏松症

相关情景

陈大妈,78岁,患腰腿疼数年,诊断为严重的骨质疏松症,经医院采用注射密钙息、口服帮特灵等方法治疗两月余,不见好转。两年来的三次骨折令她吃尽了苦头。首先是摔倒导致右尺骨骨折,接下来再次摔倒导致髋部骨折,后来又是滑倒导致腰椎骨折,这一连串的骨折令她犹如变成了"陶瓷人"。

 这是怎么了?

骨质疏松症(OP)是一种以低骨量和骨组织微结构破坏为特征,导致骨质脆性增加和易于骨折的全身性骨代谢性疾病。本病常见于老年人,但各年龄时期均可发病。骨质疏松可分为原发性和继发性两类,原发性骨质疏松不伴引起本病的其他疾患,继发性骨质疏松则是由于各种全身性或内分泌代谢性疾病引起的骨组织量减少。此外,按发生部位亦可分为局限性或泛发性骨质疏松。骨质疏松症最常见的症状是疼痛、身高缩短、驼背,最严重的后果是骨折。

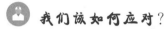 **我们该如何应对?**

1. 调整生活方式

(1)富含钙质、低盐、蛋白质适量的均衡膳食。

(2)适当户外活动,有助于骨健康的体育锻炼和康复治疗。

(3)避免嗜烟、酗酒,慎用影响骨代谢的药物。

(4)采取防止跌倒的各种措施,如注意是否有增加跌倒危险的疾病和药物,加强自身和环境的保护措施(包括各种关节保护器)等。

2. 骨健康基本补充剂

(1)钙剂:我国营养学会制定成人每日钙摄入推荐量800 mg(元素钙量),绝经后妇女和老年人每日钙摄入推荐量为1000 mg。

(2)维生素D:成年人推荐剂量为200 IU(5μg)/日,老年人推荐剂量为400~800 IU,治疗骨质疏松症时剂量可为800～1200 IU。

(3)骨吸收抑制药:包括雌激素、雌激素受体调节剂、双磷酸盐、降钙素等四类,建议单独或轮流应用。

温馨提示

补钙是预防骨质疏松的基本措施,仅作为辅助,不能单独用作骨质疏松的药物治疗。

补钙时需注意以下几点:

(1)应选择含钙、蛋白质高的食品,如排骨、蛋、豆类及豆制品、虾皮、奶制品,还有海带、海菜、乳酪、芹菜、木耳、柑橘等。

(2)适当补充维生素D及C,多吃新鲜水果、蔬菜,因为其在骨骼代谢上起着重要的调节作用。增加日光照射及运动量。

(3)改变日常不良的饮食习惯。主要是减少动物蛋白、盐、糖的摄入量,尽量避免喝咖啡、饮酒、吸烟造成的钙流失。

注意保护以下容易患骨质疏松症的人群,以免发生骨折。

(1)过早绝经的妇女。

(2)有遗传因素,高龄、低体重女性人群。

(3)缺乏运动者。

(4)吸烟、酗酒、过量饮用咖啡或浓茶者。

(5)长期服用某些药物(如类固醇、过量的甲状腺激素等)者。

（6）患某些慢性病（如类风湿关节炎、甲亢、糖尿病等）的病人。

反思与拓展

骨质疏松症给病人生活带来极大痛苦和不便，治疗收效很慢，一旦骨折又可危及生命，那么，应该如何预防呢？

1. 一级预防

应从儿童、青少年时期做起，注意合理膳食营养，多食用含钙、磷高的食品；坚持科学的生活方式，如坚持体育锻炼，多接受日光浴，不吸烟，不饮酒，少喝咖啡、浓茶及含碳酸饮料，少吃糖及食盐，动物蛋白也不宜过多；晚婚、少育，哺乳期不宜过长。尽可能保存体内钙质，丰富钙库，将骨峰值提高到最大值是预防生命后期骨质疏松症的最佳措施。

2. 二级预防

人到中年，尤其妇女绝经后，骨钙丢失加速。此时期应每年进行一次骨密度检查，对骨钙量快速减少的人群，应及早在医生指导下采取防治措施。同时坚持长期预防性补钙，以安全、有效地预防骨质疏松。

3. 三级预防

对退行性骨质疏松症患者应积极进行抑制骨吸收、促进骨形成的药物治疗，还应加强防摔、防颠等措施。对中老年骨折患者应积极手术，实行坚强内固定，早期活动，给予体疗、理疗心理、补充营养、补钙、遏制骨丢失，提高免疫功能及整体素质等综合治疗。

四、中风

相关情景

刘先生，65岁，既往有高血脂、高血压病史。近日突然出现吞咽困难，右侧肢体活动不便，不能独自站立、行走，伴口角歪斜，语言不清，流口水，无头痛、呕吐。去医院医生诊断为中风，经住院治疗两周后回到家中，卧床休息，生活不能自理，情绪低落。

这是怎么了？

中风是中医学对急性脑血管疾病的统称，又称脑血管意外。分为出血性脑中风（脑出血或蛛网膜下腔出血）和缺血性脑中风（脑梗死、脑血栓形成）两大类，以脑梗死最为常见。其症状主要包括头痛、眩晕伴有呕吐或耳鸣,一侧肢体和面部的感觉异常,口角歪斜、流口水或食物从口角流出,突发的视感障碍、言语不清和吞咽呛咳症状,严重的会出现意识障碍。由于中风发病率高、死亡率高、致残率高、复发率高以及并发症多的特点,医学界把它同癌症、冠心病并列为威胁人类健康的三大疾病之一。

我们该如何应对?

1. 室内环境

居室光线要充足,温度、湿度要适宜,适时开窗通风,以保持空气清新。

2. 心理护理

由于在短时间内从健康变成疾病状态,病人心理上往往不易接受,加上偏瘫在床,行动不便,需要别人照顾,病人会担心以后生活不能自理,给家人带来许多麻烦而出现心理障碍。大部分偏瘫病人会出现失望、自卑、焦虑不安等消极情绪,有的甚至对生活失去信心。家人应多陪伴,主动关心,积极开导以减轻病人心理压力。切忌使病人激动、暴怒及过度疲劳,以免使血压再度升高加重病情。

3. 病情的观察

主要是指意识、体温、脉搏、呼吸、血压、瞳孔、肌力、肌张力等,这些生命体征的变化都反映出疾病的好转或者恶化。

4. 避免压疮

由于身体的某个部位受压迫过久,骨头突出处(如耳朵、脚踝、骶尾骨处等)易发生压疮。在预防胜于治疗的原则下,对于无法自己翻身的患者,应每2个小时至少协助翻身一次。适当地摆好体位是一个分散身体压力的有效方法。

5. 功能锻炼

病人肢体瘫痪后,若忽略了被动式的关节运动,时间一久就会产生关节僵硬、挛缩等并发症。预防之道是针对每个大小关节,在可活动的正常范围内,先从健侧开始,以健侧关节活动度为标准做患侧练习。按由肢体近端到远端的顺序进行,动作缓慢轻柔,重点进行肩关节屈、伸、外展、外旋、内收,肘关节伸展,腕关节背屈,手指伸展,髋关节外展、屈伸、膝关节伸展,足背屈和外翻。在急性期每天做2次,每次每个关节做5~10遍,每个动作需要3~5秒钟完成。较长时间卧床者尤其要注意做两侧关节被动运动。如病人能够主动运动,一定要提醒和指导病人尽早进行主动运动。按摩可以促进血液循环及淋巴回流,以减少肿胀,亦是

护理家园——家庭全过程健康照顾

对患肢的感觉刺激。对肌张力高的肌群采取安抚性质的推摩使其放松，对肌张力低的肌群则予以擦摩和揉捏。

6.预防吸入性肺炎

中风病人常伴有神经性吞咽异常，进食时易呛咳，因此有患吸入性肺炎的可能性。有吞咽困难的病人，在经医疗人员评估前不可任意喂食。一般而言，这些病人较适合食用浓稠或半固体食物，如流质食物添加麦粉或布丁、果冻等，可改善其吞咽功能。

7.预防损伤

因长期卧床、肌力下降、年龄增大以及药物等因素，病人常会在变换姿势或活动时有头昏眼花的现象。因此在变换姿势或活动时，应采用渐进方式，速度不可太快，搀扶协助病人以防跌倒。

8.康复训练

根据病人的瘫痪情况，按由简到繁、由易到难的原则，进行有针对性的练习。如病情稳定，可以尽早进行坐位的练习，从半坐位开始，然后从仰卧到床边坐位，最后坐到椅子或轮椅上，并达到三级平衡。继之进行站立步行的练习，让其在平地、阶梯、斜坡等不同地形接受步态练习，并指导病人使用辅助器以协助练习，上下台阶时注意"健腿先上，病腿先下"的原则。在练习时注重上肢和手的练习，手的功能基本上是最后恢复的，有的终生都难以恢复。应注重其手的灵活性、协调性和精细性的练习，如拍球、投球、写字等。练习中注意患者的身体状况，勿因练习过度而致脑中风再发，同时应对病人的每一个进步予以鼓励，树立其恢复功能的信心。自立练习亦是此期重要内容，协助病人完成日常生活中的洗漱、穿衣、进食等活动，恢复其生活的信心。

9.调整饮食结构

限制盐的摄入，低热量、低脂肪，清淡饮食，饮食中注意多食蔬菜水果，并且要提供足够的优质蛋白质、维生素、纤维素以促进机体恢复。

温馨提示

中风的复发率相当高，所以中风后最关键的一环是防止复发。从理论上讲，中风复发是必然的，但如果将复发的时间推迟若干年，也会提高中风病人的生存质量。虽然中风的病因和发病机理不同，预防的重点也不一样，但如能做到以下九条，就可以推迟或杜绝中风的复发。

1. 心情舒畅

由于大部分的中风发病都有情绪波动的诱因,所以保持心情舒畅是预防中风复发的第一大因素。《黄帝内经》说:"余知百病生于气也,怒则气上,喜则气缓,悲则气消,恐则气下,寒则气收,灵则气泄,惊则气乱,劳则气耗,思则气结。"大喜、大怒、大悲等情绪波动可促使体内儿茶酚胺释放,引起心跳加快、血压升高、血糖和血脂升高,继而血黏度增高、血流动力学和血管舒缩功能紊乱,最终极易诱发中风。

2. 勿受寒凉

北方的秋冬季是中风好发季节。曾患过中风的人在秋冬季应注意保暖,不要受寒着凉。

3. 起居有节

生活要有规律,逐渐使机体形成一个非常有规律的生物钟,定时起床、定时吃饭、定时睡觉、定时排便、定时锻炼等。中老年人尤其要保证充足的睡眠,它是使机体得到全面休息从而恢复体力的唯一途径。老年人不宜做剧烈运动,但应做一些温和的运动。因为人体内有一种高密度脂蛋白粒子(HDL2),它好像人体内的清洁工,负责把沉积在血管壁上的脂肪和胆固醇去掉。这种HDL2只有在进行体育锻炼后才明显增加,一旦停止锻炼,HDL2的浓度很快又降到原来水平。如果长期缺乏锻炼,体内HDL2处于低水平,脂肪和胆固醇不能及时得到清除,便会沉积到血管壁上,时间一久,就会使血管壁遭到破坏。所以,适当运动对降低血脂预防中风是有好处的。

4. 忌烟限酒

除了自己不吸烟外,还要注意不被动吸烟。让烟是落后的待客之道。老人们聚在一起,边抽烟边打麻将牌就是一种极不好的卫生习惯。饮酒过量也大大有害,同样是中风复发的重要诱发因素。

5. 稳定血压

血压的高低波动对大脑的影响很大,有高血压病史的中风病人一定要控制血压,特别是舒张压。高血压病人发生中风的危险性比血压正常者高三倍。因此,将血压控制在正常范围是预防中风复发的关键。在没有找到其他更好的根治办法以前,高血压病人要终生服药。

6. 合理饮食

中风病人要保持大便通畅,防止便秘,必须养成每日定时排便的习惯。夏季要注意饮食卫生,以免出现腹泻,如有腹泻应及时补液,以免血液浓缩促成脑梗死。不论有无腹泻脱水，都要养成良好的饮水习惯，有意识地注意喝水，及时补充水分。口渴了才喝水是错误的，对中风病人更是不利。如果机体较长时间处于缺水状态，就会使得血液浓缩，而诱发中风。

7. 控制血糖

糖尿病病人发生中风的危险是非糖尿病者的三倍，长期高血糖对机体会产生极其严重的损害并容易诱发中风。

8. 不乱用药

应在医生的指导下用药，不要轻易相信各种商业广告和所谓的"补药"，尽量减少服用药物的种类和总量，以减轻肝肾的负担。

9. 定期检查

定期到医院体检，根据检查结果有的放矢地及时调整预防中风复发的措施和药物，而不能盲目地进行所谓"定期输液"。如果有条件，可由熟悉本人病情的医生做长期保健顾问，这是最好的预防中风复发的措施。

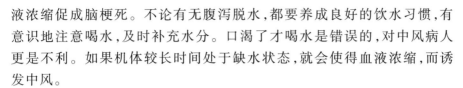 反思与拓展

流行病学调查表明，中风发生的危险因素分为两类：一类是无法干预的，如年龄、基因、遗传等；另一类是可以干预的，若能对这些因素予以有效的干预，则脑血管病的发病率和死亡率就能显著降低。引起中风的危险因素有哪些呢？

1. 高血压

中风的危险与血压的升高成正比，国内报道确诊高血压病人发生中风的相对危险度是血压正常者的 12～32 倍。

2. 心脏疾病

与缺血性中风的发生有明显的关系，如心房纤颤、冠心病和左室肥厚。

3. 糖尿病

男性糖尿病人中风的患病率是非糖尿病人的 1.8 倍，女性为 2.2 倍。即使不能诊断临床糖尿病，但血糖保持在正常范围高界也是脑出血的重要因素。

4. 其他因素

(1)吸烟：吸烟是脑出血发病率显著的独立因素，出血的危险性随每天吸烟量的增加而增加。

(2)酒精：饮酒是升高血压和增高高血压患病率的重要潜在危险。

（3）饮食：如高盐、多肉、高动物油饮食，饮浓咖啡或浓茶，体力活动过量等。

（4）其他：肥胖、偏头痛、口服避孕药、打鼾。

五、心功能障碍

相关情景

张先生，男，62岁，有高血压病史。半年前于感冒后出现逐渐加重的胸闷、心悸、气急，近一个月经常出现夜间阵发性呼吸困难，昨晚大便后又出现呼吸困难并持续加重，不能平卧，咳嗽，咳泡沫样痰及粉红色血色痰。

这是怎么了？

心功能不全（心衰）是指在静脉回流正常的情况下，由于原发的心脏损害引起心排血量减少，不能满足组织代谢需要的一种综合征。临床上以肺循环和（或）体循环瘀血以及组织血液灌注不足为主要特征，又称充血性心衰，常是各种病因所致心脏病的终末阶段。充血性心衰和心功能不全的概念基本上是一致的，但后者的含义更为广泛，包括已有心排血量减少但尚未出现临床症状的这一阶段。往往由各种疾病引起心肌收缩能力减弱，从而使心脏的血液输出量减少，不足以满足机体的需要，并由此产生一系列症状和体征。

心功能不全按其发展进程可分为急性心功能不全和慢性心功能不全；按发作的部位可分为左心功能不全、右心功能不全和全心功能不全；按发生的基本原理可分为收缩功能不全性心功能不全和舒张功能不全性心功能不全等。左心功能不全最常见，它主要影响患者的肺循环，可表现为呼吸困难、咳嗽、咳痰、咯血、夜尿增多、疲乏无力。右心衰竭主要是脏器瘀血所引起的功能改变，如尿量减少、夜尿增多，系因肾脏瘀血、钠与水潴留所致；肝脏瘀血可致肝区胀痛甚或出现黄疸；胃肠道瘀血可致食欲不振、消化不良、恶心、呕吐和腹泻。

我们该如何应对？

（1）休息：减轻心脏负荷的主要方法，可采取舒适的半卧或坐位。病情好转后，鼓励病人尽早做适量活动，防止长期卧床致静脉血栓、肺栓塞、便秘、压疮发生。

（2）饮食与营养：以清淡、易消化、营养丰富的食物为主，避免辛辣刺激性食物。少食多餐。低盐，每天控制在5g以内。若水肿明显、尿量减少、气短、心慌、不能平卧时，应严格执行无盐饮食，必要时限制液体摄入量。

（3）保持呼吸道通畅：必要时给予吸氧。

（4）按医嘱正确使用洋地黄：注意剂量，密切观察毒性反应，及时处理。使用利尿剂者，注意用药后的尿量及电解质变化。

（5）心理调适：保持良好的心情，避免情绪受刺激，还要注意解除病人的精神负担。

温馨提示

根据心功能的分级可适当决定病人的活动量。在心功能Ⅰ级时，不限制一般的体力活动，但必须避免重体力活动。在心功能Ⅱ级时，要中度限制一般体力活动，避免比较强的运动。在心功能Ⅲ级时，严格限制一般的体力活动。在心功能Ⅳ级时，要绝对卧床休息。但必须坚持动静结合，这样既可避免因长期卧床或静止不动引起的血栓性静脉炎，又可增加心肌侧支循环的代偿能力。

反思与拓展

心功能分级是根据病人自觉的活动能力而划分的，共分为四级，具体内容如下。

Ⅰ级：病人可自由活动，在从事一般的体力活动时无心悸、气短、呼吸困难、疲劳与心绞痛。

Ⅱ级：病人的体力活动轻度受限。休息时无症状，但从事一般的体力活动时即可出现心悸、气短、呼吸困难、疲劳、心绞痛等症状。

Ⅲ级：病人的体力活动明显受限。休息时无症状，但在轻微的体力活动时就出现心悸、气短、呼吸困难等症状。

Ⅳ级：病人不能做任何体力活动，即使在休息时也有心悸、气短、呼吸困难或心绞痛等症状，并出现心功能不全的体征。

六、颈椎病

相关情景

　　李先生,男,50岁,受风着凉后觉左侧颈根部、肩部、上臂疼痛,咳嗽、喷嚏时加重。检查发现其颈部僵硬,向右侧倾斜,颈部活动受限,头颈后仰及向左侧旋转时疼痛加剧,颈部有压痛,左侧肩胛骨内侧缘、肩胛区与肩部均有压痛,并向左侧上肢放射。X线平片发现颈曲有轻度侧弯,椎间孔变窄。

 这是怎么了?

　　颈椎病是指颈椎间盘退行性变、颈椎肥厚增生以及颈部损伤等引起颈椎骨质增生或椎间盘脱出、韧带增厚,刺激或压迫颈脊髓、颈部神经、血管而产生一系列症状的临床综合征。主要表现为颈肩痛、头晕头痛、上肢麻木、肌肉萎缩,严重者双下肢痉挛、行走困难,甚至四肢麻痹、大小便障碍、瘫痪。多发于中老年人群,男性发病率高于女性。

 我们该如何应对?

1. 颈椎病重在预防

　　(1)纠正不良姿势和习惯,避免高枕睡眠,不要偏头、耸肩,谈话、看书时要正面注视。要保持脊柱的正直。

　　(2)注意保暖,避免颈肩部受凉。夏季尤其注意避免风扇或空调冷风直吹颈肩部。天气变化及时添衣御寒。

　　(3)避免头颈负重,坐车时不要打瞌睡。避免颈部突然旋转、长时间一个姿势工作及肩负、手提重物。避免过度疲劳,平时低头体位工作或学习1~2小时后,应注意休息或活动颈部,可适选择做10分钟的广播体操以消除颈部疲劳。

　　(4)加强颈肩部肌肉的锻炼,在工作空闲时,做头及双上肢的前屈、后伸及旋转运动,既可缓解疲劳,又能使肌肉发达、韧度增强,从而有利于颈段脊柱的稳定,增强颈肩顺应颈部突然变化的能力。

　　(5)睡觉时用较低而松软的枕头垫在枕项部。①枕头的选择:尺寸要够大,长度至少是侧睡时三个头的宽度,高度相当于从颈肩交界处至肩膀外缘处。这样,在入睡后变换睡姿时,头部有足够均衡的支撑,不会从枕头上掉下去,侧卧时头颈与脊柱保持一条平直线,可避免颈椎侧屈受伤。枕头软硬要适中,透气良好,虽然头颈部轮廓凸凹,但枕头的接触面可对每一处都平贴一致地支撑着。②睡眠体位的选择:既要维持整个脊柱的生理曲度,又应使睡眠者感到舒适,从而达到使全身肌肉松弛、消除疲劳、调整关节生理状态的作用。姿势最好采取侧卧或仰卧,不可俯卧。使胸部、腰部保持自然曲度,双髋及双膝呈屈曲状,此时全身肌肉即可放松。

(6)及早彻底治疗颈肩、背软组织劳损,防止其发展为颈椎病。

2. 颈椎病的自我治疗与护理办法

(1)颈椎病病人需定时改变头颈部体位,注意休息,劳逸结合。症状较重、发作频繁者,应当停止工作,绝对休息,而且,最好能够卧床休息。

(2)遵医嘱口服药物治疗,主要用于缓解疼痛、局部消炎、放松肌肉,对于颈椎不稳等继发的局部软组织劳损疗效较明确,但不能从根本上治疗颈椎病。对于伴有四肢无力或麻木的患者来说,还可以使用神经营养药物辅助康复,促进受压神经的恢复。

(3)理疗。理疗法是物理疗法的简称,是应用自然界和人工的各种物理因子,如声、光、电、热、磁等作用于人体,以达到缓解症状的目的。但其作用较微弱,不能从根本上治疗。

(4)对颈椎病诊断明确,压迫症状明显,保守治疗后症状无明显好转者应尽早去医院就诊,实行手术治疗,以获得良好的恢复效果,因为这种疾病的治疗效果与神经压迫时间长短有密切关系。

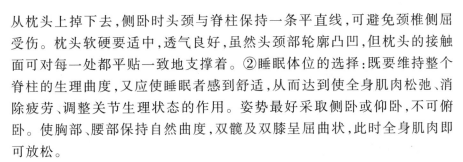 温馨提示

对颈椎病来说,慢性劳损是造成其发生、发展的首要因素,长期的局部肌肉、韧带、关节囊的损伤,可以引起局部出血水肿,发生炎症改变,在病变的部位逐渐出现炎症机化,并形成骨质增生,影响局部的神经及血管。因此,应注意以下因素:

(1)长时间低头看书、办公,长期保持头颈部处于单一姿势位置,导致局部僵硬,损伤局部椎间盘、韧带等,易发生颈椎病。

(2)头颈部外伤并不直接引起颈椎病,但却往往是颈椎病症状的加重因素,一些病人因颈椎骨质增生、颈椎间盘膨出、椎管内软组织病变等造成颈椎管处于狭窄临界状态中,外加颈部外伤常诱发症状加重,甚至发生瘫痪。

（3）不适当的颈部按摩也会加重颈椎病的症状，常有瘫痪发生的报道。

（4）理疗时应注意次数、照射距离及时间，以免烫伤皮肤。

温馨提示

长期坚持自我锻炼是颈椎病防治过程中重要的一环。如何正确进行自我锻炼呢？

1. 前伸后仰

头向前时，下颌尽量前伸或上抬，可变换左前、正前、右前不同的角度进行锻炼，如此可充分拉长颈肌，缓解肌痉挛，增强颈肌的伸展性；后仰时要用双手四指同时护住颈项，并和头后仰之力对抗，如此动作对恢复颈椎的生理曲度，增强颈肌的力量十分有利。每次前伸后仰各10~20遍，每日2次，动作要缓慢（图4-1-6-1）。

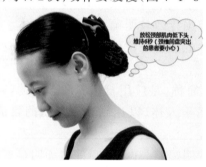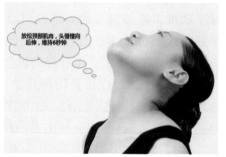

图4-1-6-1　前伸后仰

2. 左右旋转

头颈部左右旋转运动（图4-1-6-2），运动幅度尽可能大些，当旋转至最大限度并感到被牵拉侧颈肌有明显牵拉感时，可停留数秒，以加强刺激。旋转时速度宜慢，旋转方向应左右交替进行。左右各5~10次。

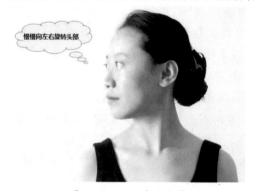

图4-1-6-2　左右旋转

3. 左右侧屈

头颈部交替向左右侧屈,侧屈时耳部尽量向肩部靠近(图4-1-6-3),当侧屈至最大限度并感到被牵拉侧颈肌有明显牵拉感时,可停留数秒,以加强刺激。左右各5～10次。

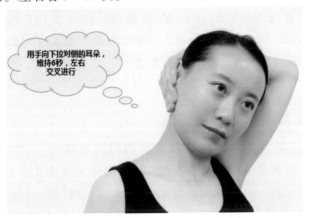

图4-1-6-3 左右侧屈

4. 耸肩挺背

用力将双肩同时上提,亦可左右交替进行;接着用力挺起后背,尽量将两侧肩胛骨向中间靠拢(图4-1-6-4)。缓慢进行,待肩胛部感到酸胀时,可停留数秒,以加强刺激。两动作各做5～10次。

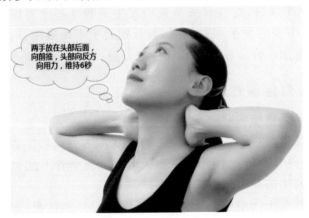

图4-1-6-4 耸肩挺背

5. 转动双肩

屈肘腕,五指扶于肩部,肩关节做环行旋转,向前向后各做30次。转动幅度尽量大些,开始时动作要缓慢,呼吸要均匀自然。

七、骨性关节炎

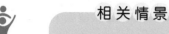
相关情景

> 陈女士,69岁,农民,于两年前无明显诱因开始右侧膝关节疼痛,行走及下蹲时疼痛加重,在本村诊所口服抗炎镇痛药物并进行针灸、烤电、封闭治疗,无明显疗效。近来右侧膝关节疼痛伴肿胀、伸屈不利,症状逐渐加重。

 这是怎么了?

骨性关节炎为关节面破坏和关节周围的骨质增生,本质是骨质增生,而医学上则称之为骨关节退行性变。临床表现为关节疼痛、活动受限和关节畸形等症状。累及手指关节、膝、髋、脊柱等,是影响老年人活动的最常见的慢性关节疾病。我国50岁以上的人群中,发病率在50%以上。一般认为其发病与肥胖、增龄、外伤、内分泌、软骨代谢、免疫异常和遗传等多种因素有关。首先,肥胖患者关节负荷增加,人体为维持重心会发生膝部的内翻畸形,使膝关节两侧间隙负重不平衡,导致退行性变。其次,随着年龄的增长,骨关节炎的发病率逐渐增加。此外,性别与骨关节炎的发生也密切相关,女性在绝经前骨关节炎的发生率与男性相似,但到绝经期以后,女性骨关节炎的发生率明显高于男性。特殊职业人群中,骨关节炎的发生率也较高,如长期处于半蹲或蹲位,膝关节炎发生的可能性增加。许多职业运动和过度劳损也会引起骨关节炎。

 我们该如何应对?

1. 保持乐观情绪

绝大多数病人的预后是良好的。单纯X线有骨质增生者不一定出现症状,髋或膝关节骨刺者10年后发生关节间隙狭窄者不足1%。

2. 合理的生活和工作方式

平时少量多次饮用牛奶,多晒太阳,必要时补充钙剂,老年人单纯服用钙剂往往吸收不佳,可同时服用活性维生素D。调整劳动强度或更换导致症状加重的工种,消除或避免不利因素,如剧烈运动。

3. 避免机械性损伤

避免受累关节的过度负荷,肥胖者应减轻体重,膝和髋关节受累者应避免长久站立、跪位和蹲位。

4. 选择适当的鞋

老年人最好穿松软带后跟的鞋,鞋后跟高度以高出鞋底前掌2 cm左右为宜,老年人的鞋底还要稍大一些,必须有防滑波纹,以免摔倒。

5. 使用辅助设施

可利用把手、手杖、护膝(髌骨关节受累者)、步行器、楔形鞋垫(膝内翻或外翻者)或其他辅助装置,减轻受累关节的负荷。

6. 辅助理疗

急性期以止痛、消肿和改善功能为主;慢性期以增强局部血循环,改善关节功能为主。

7. 进行缓和的有氧运动

需从小运动量开始,循序渐进,如锻炼后关节持续疼痛,应降低运动强度或缩短运动时间。有氧运动包括关节运动和肌肉运动,以膝关节为例:

(1)关节运动:可取坐位或卧位,行膝关节屈伸和旋转运动,每日3次左右。

(2)肌肉运动方法有两种:①取卧位,直抬腿达35°左右,维持5秒,重复20~30次,每日2~4次;②直立位,向后伸下肢达45°左右,维持5秒,重复20~30次,每日2~4次。

不同病人应着重进行不同的锻炼:膝关节受累可以采取游泳或散步,但颈椎骨关节炎不适于游泳;颈椎和腰椎受累者可行轻柔的颈和腰部活动;手受累者可做抓和握锻炼。

8. 在医生指导下正确使用镇痛药

不能滥用镇痛药,以防发生不良反应,尤其对于有高血压、肝或肾功能受损患者应谨慎用药,用量宜小,尽早使用维持量,避免两种或两种以上镇痛药同时服用,因为其疗效不叠加,而不良反应增多。老年人宜选用半衰期短的药物,肠溶片一般饭前半小时内服用,其他制剂一般饭中或饭后服用。

温馨提示

(1)骨性关节炎病人要注意防寒湿,保暖,使膝关节得到很好的休息。疼痛缓解后,每日平地慢走一两次,每次20~30分钟。尽量减少上下台阶、跑步等使膝关节负重的运动,避免、减少关节软骨的磨损,不得已上下台阶时最好扶楼梯扶手或使用手杖。

（2）骨性关节炎病人不要长时间处于一种姿势，更不要盲目地反复做屈伸膝关节、揉按髌骨、抖晃膝关节等运动。坚持锻炼股四头肌功能，让股四头肌强壮有力，可减轻骨性关节炎的疼痛。

（3）对于症状不严重者可通过理疗、体育锻炼和自我调整来解决，不一定需要服药。本病的特点是可自动缓解或复发，当症状得到控制以后，可停止服药，不必长期服药。

◆ 反思与拓展

对于骨性关节炎病人，不同年龄、不同程度的病理改变、病人症状的严重程度，这些都是治疗方法选择必须考虑的因素。目前，对于骨性关节炎病人的治疗方法有哪些？怎样针对骨性关节炎不同的个体采用相应的治疗呢？

1. 物理治疗

在骨性关节炎的慢性期可改善关节功能，急性期则具有止痛和消肿的作用。通常多用深部透热疗法，如短波、微波、超短波、超声波等。使用脉冲电刺激，对止痛和改善功能亦有明显效果。此外，矿泉疗法对骨关节炎也能起到良好的疗效。

2. 药物治疗

对不同病人药物选择应个别化，根据病人对药物的敏感性及是否合并全身性疾病选择用药。常用镇痛剂和非甾体类抗炎药，如消炎痛、布洛芬等，但此类药物对胃肠道有刺激性，有胃肠道疾病者慎用。

3. 关节腔内注射透明质酸

对缓解症状及保护关节软骨也有较好的疗效。

4. 关节镜治疗

关节镜是近年来发展起来的一项先进的骨科新技术，应用关节镜可以对关节内的疾病进行观察诊断，而更重要的是，在关节镜监视下，应用各种关节镜专用器械，可以对关节内或关节周围的多种病变进行治疗。中期骨关节炎，关节有肿胀，经常出现疼痛，有绞锁症状，一定程度上影响生活者，关节镜治疗就是最好的选择。

5. 人工关节置换

骨关节炎晚期，已产生明显的畸形，关节间隙狭窄或接近消失，症状持续不减者，应采取关节置换手术。

第二节　怎样对小儿常见疾病进行家庭照护

一、小儿维生素 D 缺乏性佝偻病

相关情景

宝宝轩轩 6 个月大，还没出牙。最近爱哭了，汗也很多，睡觉时容易惊醒，后脑勺头发掉了一圈，像孙悟空头上的紧箍咒。

宝宝怎么了？

宝宝烦躁不安、睡眠易醒、夜间爱哭闹、多汗、出牙迟，这是小儿维生素 D 缺乏性佝偻病的表现。后脑勺头发掉了一圈是枕秃，由于宝宝出汗多，汗液刺激头部，而宝宝大部分时间躺在床上，还不会说话，只好通过左右晃头，来"对付"自己头部发痒而造成的不舒服。

维生素 D 缺乏性佝偻病简称佝偻病，是由于缺乏维生素 D 引起的钙、磷代谢失常，所导致的以骨骼病变为特征的一种全身慢性营养性疾病。主要见于 2 岁以内的宝宝，北方城市多于南方城市，是我国宝宝重点防治的疾病之一。

1. 宝宝为什么会发生佝偻病？

宝宝发生佝偻病的主要因素有：

(1)户外活动少，接受阳光紫外线照射不够，宝宝体内维生素 D 生成不足。

(2)维生素 D 摄入不足，母乳和其他乳类中含维生素 D 较少，没有及时补充鱼肝油或维生素 D 所致。

(3)宝宝生长发育速度快，对维生素 D 的需求量高，容易供不应求，若未及时补充则易发生佝偻病，特别是早产儿、双胞胎。

2. 佝偻病宝宝会有哪些表现呢？

宝宝早期烦躁、夜间睡觉易惊醒，爱出汗，汗液刺激头部，摇头擦枕，后脑勺头发脱落，形成枕秃(图4-2-1-1)。3~6 个月轻压后脑勺时有乒乓球样感觉；7~8 个月佝偻病宝宝可出现方脑袋(图4-2-1-2)；前囟迟迟不闭;宝宝出牙迟;胸骨旁的肋骨与肋软骨交界处有圆形突起似串珠;胸骨前突如鸡胸,胸骨下端向内陷下去如漏斗胸;腕、踝部肿大像戴镯子一样,会走后出现"O"型、"X"型腿(图4-2-1-3);腹部肌肉松弛,如青蛙腹(图4-2-1-4)。

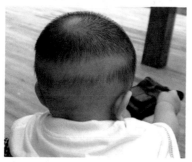

图4-2-1-1　枕秃

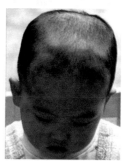

图4-2-1-2　方脑袋

 我们该如何应对?

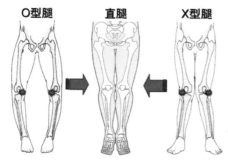

图4-2-1-3　"O"型腿、"X"型腿

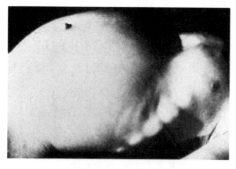

图4-2-1-4　青蛙腹

1. 怎样照护患佝偻病的宝宝

(1)增加日光照射,多带宝宝去户外活动或游戏。冬季室内活动要开窗,因为紫外线不能透过玻璃。夏季可在树荫或荫凉处活动,避免阳光直射。

(2)给宝宝多吃一些富含维生素D的食物,如动物肝脏、蛋黄、瘦肉、牛奶、海鱼等。

(3)口服补充维生素D制剂,每天2000~4000 IU,口服1个月后改为预防量400 IU。注意预防维生素D过量中毒。

2. 宝宝佝偻病应做到预防为主

(1)从孕期开始,孕妇要进行户外活动,多晒太阳,多吃富含维生素D的食物。在怀孕的后3个月,每天口服维生素D 800 IU,可以预防宝宝出生时就缺乏维生素D。

(2)出生后提倡母乳喂养,及时添加辅食。从宝宝出生后2周开始每天补充维生素 D 400 IU,一直到 2 岁。

(3)多晒太阳,多带宝宝进行户外活动。

温馨提示

(1)如果宝宝出现佝偻病早期表现,而且有引起佝偻病的病因,应及时就诊治疗。

(2)宝宝不能长时间坐、站、走,以免发生骨骼畸形。爸爸、妈妈们在护理宝宝时动作一定要轻柔,以免发生损伤。

(3)维生素 D 过量会中毒,如果宝宝出现了厌食、低热、恶心、呕吐、腹泻、便秘,提示可能是维生素 D 中毒,应及时去医院就诊。

(4)佝偻病宝宝恢复后会留下一些骨骼畸形,比如胸部畸形、下肢畸形等,轻者可自然痊愈,比较重的应去医院进行矫正治疗。

反思与拓展

对于佝偻病宝宝出现的骨骼畸形,应如何进行家庭矫正呢?

佝偻病宝宝出现骨骼畸形,家庭矫正并不难。胸廓畸形可让宝宝做俯卧位抬头展胸运动;下肢畸形可进行肌肉按摩;"O"型腿可给宝宝按摩下肢外侧肌肉,"X"型腿则给宝宝按摩下肢内侧肌肉,增加肌张力,矫正畸形。

二、婴幼儿腹泻

相关情景

宝宝玲玲 7 个月了,平时每天拉一次或两次大便。可是最近两天她每天拉五六次大便,还吐了一次,大便是黄绿色的稀便,混有白色不消化的奶瓣。

宝宝怎么了?

宝宝得了腹泻。腹泻是宝宝的常见病,是由多种因素引起的以大便次数增多和大便中水分增多为主要表现的综合征,严重时可起脱水和电解质紊乱。一年四季都可发生,夏秋季节多见。6 个月至 2 岁宝宝多见,是我国宝宝重点防治的疾病之一

1. 宝宝为什么会发生腹泻呢?

引起宝宝腹泻的原因主要有:

（1）易感因素：婴幼儿胃肠道功能没有发育成熟，消化功能低下，而生长发育速度快，对营养的需求量高，胃肠道负担重，容易出现消化紊乱。宝宝免疫力低下，易发生感染。牛乳、羊乳、配方奶粉中缺乏免疫物质，用这些乳制品喂养的宝宝比母乳喂养儿更容易发生腹泻。

（2）感染因素：由病毒、细菌、真菌、寄生虫感染引起。

（3）饮食因素：多是喂养不当引起，如喂食过多、过少，添加辅食过早、过多；或者给宝宝吃了高蛋白、高脂肪食物等不容易消化的食物，导致消化功能紊乱引起；宝宝对牛奶、鸡蛋等食物过敏，也可出现腹泻。

（4）气候因素：天气过凉，宝宝腹部受凉，肠蠕动加快诱发腹泻；天气过热也会引起腹泻。

2. 腹泻宝宝有什么表现呢?

轻者主要是大便次数增多，每天在10次以下，每次大便量不是很多，为黄色或黄绿色稀水便，常见白色或黄白色奶瓣和泡沫，无脓血，偶有呕吐。体温正常或低热，无脱水的表现。

重者腹泻频繁，每日大便10次以上或数十次，为黄色水样便或蛋花汤样便，量多。宝宝食欲差，呕吐频繁。有发热。宝宝很快出现脱水的表现，如精神不好、皮肤干燥、眼窝凹陷、哭时泪少、口唇干燥、尿量少、四肢凉等。由于大便的刺激，宝宝屁屁会发红、破损（图4-2-2-1）。

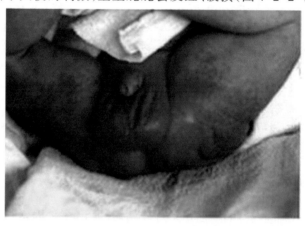

图4-2-2-1　臀红

 我们该如何应对?

1. 宝宝腹泻预防是关键

（1）合理喂养：提倡母乳喂养，按时按序添加辅食，避免过食、偏食、

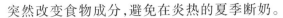

突然改变食物成分,避免在炎热的夏季断奶。

(2)注意饮食卫生:防止病从口入,宝宝的食具、奶具用过后刷洗干净,必须要经过煮沸消毒,每次30分钟。食物要新鲜、清洁,饮用水安全。培养宝宝良好的生活习惯,饭前、便后、外出回家要洗手。

(3)保暖:天气过凉时保暖,天气过热时避免给宝宝吃高脂肪、高蛋白食物。

(4)不滥用药物:避免给宝宝长时间服用抗生素引起菌群失调而致腹泻。

2. 如何照护腹泻宝宝呢?

(1)调整宝宝的饮食:母乳喂养的宝宝继续吃母乳,暂停辅食的添加,比如正在添加蛋黄的,暂时先不添加,等宝宝腹泻好了再继续。吃牛乳或配方奶粉的要用等量的水或米汤稀释,比如300 mL牛奶加300 mL水或米汤。等宝宝大便次数减少后,少量多餐,逐渐过渡到正常饮食。

(2)加强臀部护理:勤换尿布,每次大便后要用温水清洗宝宝臀部(图4-2-2-2),禁用肥皂,用毛巾吸干水分,不要来回擦,让宝宝小屁股保持干爽。清洗后可以涂鞣酸软膏保护,应在皮肤上轻轻向前滚动式涂药(图4-2-2-3),不要上下涂擦。不要把纸尿裤系得太紧,不要使用橡胶单或塑料布。

(3)家长护理宝宝前后一定要洗手,特别是换完尿布要洗手,防止粪从口入。

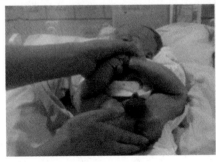
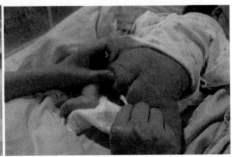

图4-2-2-2　清洗臀部　　　　　图4-2-2-3　涂软膏

温馨提示

(1)要注意监测宝宝的体温、脉搏,观察宝宝呕吐次数、大便的次数及性状、尿量。

(2)宝宝严重腹泻,呕吐厉害,一定要及时就医。一旦有高热、脱水的表现,要补充体液,以免出现水、电解质、酸碱平衡紊乱,严重者还会出现休克,需要立即抢救。

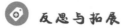 反思与拓展

脱水严重者会引起休克,家长该如何判断宝宝的脱水程度呢?

表4-2-2-1 不同程度脱水的判断

项 目	轻 度	中 度	重 度
失水占体重百分比	<5%	5%~10%	>10%
精神状态或神志	稍差	烦躁或萎靡	昏睡甚至昏迷
眼窝、前囟凹陷	轻度凹陷	明显凹陷	深凹陷
皮肤弹性	弹性稍差、稍干燥	弹性较差	弹性极差、干燥
口唇黏膜	稍干燥	干燥	极干燥
眼泪	哭时有	哭时减少	哭时无
尿量	稍减少	明显减少	极少或无尿
末梢循环	无明显改变	四肢稍凉	皮肤发灰,可有休克

三、营养不良

相关情景

宝宝晨晨快1岁3个月了,一直配方奶粉喂养,没有补充鸡蛋等动物蛋白,家长未按时添加辅食。近来他恹恹欲睡,行动和哭声无力,胃口差,身体消瘦,体重下降,只有6.5 kg。

宝宝怎么了?

宝宝体重下降,身体消瘦,食欲不佳,这是营养不良的表现。营养不良是由于宝宝饮食中能量和蛋白质的摄入不足或丢失过多引起的营养缺乏病。

1. 宝宝为什么会发生营养不良呢?

(1)长期摄入不足:比如母乳量不足,没及时给宝宝添加牛乳或配方奶粉;牛乳或配方奶粉喂养配置过稀,不能满足生长发育需要;断奶后未及时添加辅食。较大的宝宝主要是由于挑食、偏食、厌食、吃零食过多引起。

(2)疾病影响:出生时有先天畸形,比如唇裂、腭裂,会影响宝宝吸吮,导致宝宝进食少;早产儿、双胞胎生长发育速度快,对营养素的需求多,营养相对不足;结核病、肿瘤等疾病消耗量增加,会出现消瘦的表现。

2. 营养不良宝宝有什么表现呢？

最早出现的是体重不增，随后出现体重下降，皮下脂肪减少甚至消失，逐渐消瘦，身材矮小，"皮包骨"样（图4-2-3-1）。宝宝精神不佳，反应迟钝，体弱无力，体温低，胃口差。

3. 营养不良宝宝会有哪些并发症呢？

由于宝宝胃口差，进食少，容易并发贫血，也可出现维生素和矿物质缺乏，尤其维生素A缺乏、锌元素缺乏；宝宝免疫力下降，容易发生各种感染，比如感冒、支气管炎、尿道炎、膀胱炎、腹泻、皮肤感染等。

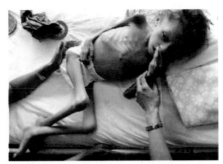

图4-2-3-1 "皮包骨"样

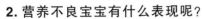 **我们该如何应对？**

1. 如何预防宝宝营养不良呢？

（1）6个月以内的宝宝尽可能母乳喂养。

（2）宝宝4～5个月时要及时添加辅食，如蛋黄、鱼泥、嫩豆腐等。

（3）培养宝宝良好的饮食习惯，不厌食、挑食、偏食，少吃零食。

2. 怎样照护营养不良宝宝呢？

（1）饮食调整

①给宝宝进食易消化、高营养、高蛋白质饮食，比如奶、蛋类、瘦肉、鱼类等。少量多餐，由稀到稠、循序渐进逐步补充。

②定期为宝宝测量体重、身高，记录每天的进食情况，以便及时调整饮食。

（2）预防感染

①保持室内适宜的温度、湿度，室内每日通风换气2次，保持室内空气新鲜。

②注意饮食卫生，食具经常消毒，饭前便后洗手，宝宝饭后漱口。

③经常给宝宝洗澡，保持皮肤清洁，勤换内衣和尿布，勤晒被褥。

（3）适当带宝宝进行户外活动和体育锻炼，增强体质。

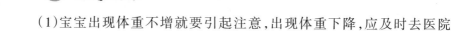

温馨提示

（1）宝宝出现体重不增就要引起注意,出现体重下降,应及时去医院就诊,发现问题,及时解决问题。

（2）宝宝突然出现面色苍白、神志不清、呼吸暂停、脉搏缓慢、体温不升等自发性低血糖的表现时,应立即把葡萄糖粉或红糖、白糖放在宝宝口颊与牙齿之间,溶化后咽下。如果没有缓解应立即拨打"120"送医院抢救。

反思与拓展

追着吃,哄着吃,宝宝就是不爱吃饭,长时间厌食会引起营养不良,这该怎么办呢？

宝宝在1岁半以后调皮了,不爱听话,还可能出现生理性厌食,对食物不感兴趣、偏食。家长要提高食物的制作技巧和营养常识。宝宝的饭要专门制作,口味清淡,选用绿色、红色、黄色蔬菜和水果,做到色、香、味俱全,从感官上吸引宝宝。应鼓励、引导宝宝用勺子、筷子自己吃饭,不要强迫宝宝吃饭,先在宝宝的碗里放少量食物,吃完后再添加。宝宝还喜欢把各种食物分开,吃完一种再吃另一种。不要勉强宝宝吃不喜欢的食物;不要在餐桌上训斥宝宝,让宝宝保持愉快的就餐心情;尽量不要给宝宝吃零食。

四、高热惊厥

相关情景

宝宝圆圆1岁8个月了,下午妈妈发现圆圆发烧了,测体温39.2 ℃,正要去医院,圆圆突然全身抽搐,眼球上翻,意识不清,牙关紧闭,面色发青,持续3分钟,经掐人中后缓解。

宝宝怎么了？

这是高热引起的惊厥,俗称抽搐、抽风。高热惊厥多发生于6个月至3岁宝宝,当体温骤升到39～40 ℃或更高时容易突发。多由于各种感染性疾病引起,比如呼吸道感染、消化道感染、泌尿道感染等,但以感冒最多见。多发生于感冒初期体温急剧上升的过程中,突然全身或局部抽搐,眼球上翻,意识丧失,发作时间短,持续数秒或数分钟,大多不超过10分钟。一次感冒过程中发作一次,很少连续发作,但每遇发热有反复发作倾向。没有神经系统的异常表现。

我们该如何应对?

1. 高热惊厥发作时如何紧急处理?

(1)爸爸、妈妈们不要惊慌,保持冷静,不能搬运宝宝,不能大喊大叫或摇晃宝宝,立即将宝宝就地轻轻平放,头偏向一侧,松解衣领,保持呼吸道通畅。

(2)迅速用小毛巾包住小勺柄或筷子放于宝宝上下牙齿之间,以免咬伤舌头。

(3)按压人中穴、合谷穴或内关穴(图4-2-4-1),协助迅速控制惊厥。

(4)保持安静,减少一切不必要的刺激。

(5)解开衣被散热,用凉毛巾冷敷前额,冰袋放在腋窝处物理降温。

(6)立即拨打"120"将宝宝送往医急救。

2. 如何预防宝宝发生高热惊厥?

(1)当宝宝体温超过38.5 ℃时应立即物理降温或药物降温,有效控制宝宝的体温,每小时测体温1次。

(2)以前有过高热惊厥的宝宝,平时应备好预防惊厥发作的药物,比如苯巴比妥,高烧时即可服用。

温馨提示

(1)惊厥发作时,宝宝意识不清,不能口服退烧药退热,以免呕吐或误吸引起窒息。

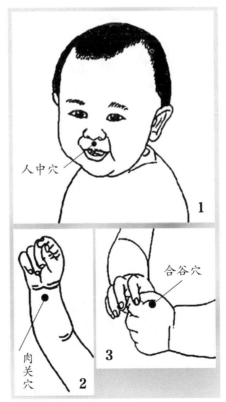

图4-2-4-1　穴位

（2）惊厥发作时，机体处于高度兴奋状态，轻微刺激即可引起惊厥加重或抽风时间延长，加重缺氧引起脑损伤。

（3）惊厥发作时，不能强行按压宝宝四肢，以免骨折。

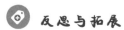 **反思与拓展**

每次感冒发烧，宝宝就会抽风，爸爸、妈妈很担心，高热惊厥会留下后遗症吗？

高热惊厥处理正确，一般预后良好，不会留下后遗症。但是有极少数的宝宝可以发展成继发性癫痫，即使体温在38℃以下，也会引起惊厥发作，在一次发病过程中有多次惊厥发作。这种情况要到医院去做全面检查，根据情况进行治疗。

五、常见小儿传染病

（一）麻疹

相关情景

宝宝豆豆2岁半了，前两天出现感冒的症状，发烧、咳嗽、流涕、喷嚏，体温38.7℃。这两天豆豆身上又出了很多红疹子，体温更高了，很痒，老想抓挠。

宝宝怎么了？

宝宝这是得了麻疹。麻疹是麻疹病毒感染引起的常见呼吸道传染病，好发于6个月至5岁的宝宝。

1. 宝宝得了麻疹有什么表现呢？

宝宝感染了麻疹病毒后，前3~4天会出现发热、咳嗽、流涕、喷嚏等感冒的症状，所以容易误诊。还会出现眼部的表现，眼睛充血、怕光流泪，眼泪汪汪的。在出疹前的1~2天，在颊黏膜处可出现0.5~1 mm大小的白色斑点，是麻疹黏膜斑。出疹多在发热3~4天后，持续3~5天，皮疹最先出现于宝宝耳后的发际，逐渐波及面部、颈部、躯干、四肢，最后是手心、脚心，为红色的斑丘疹（图4-2-5-1），大小不等，直径约2~4 mm，有痒感，皮疹和皮疹之间皮肤正常。皮疹出齐后按照出疹的顺序消退，疹子退后有米糠样脱屑和褐色色素沉着。1~2周内皮疹完全消退。

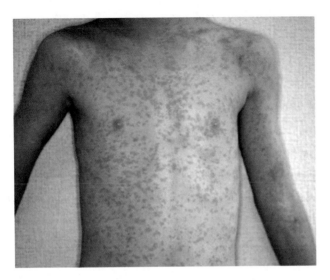

图 4-2-5-1　麻疹皮疹

2. 麻疹有什么并发症呢?

宝宝得了麻疹后容易并发肺炎、中耳炎、气管炎、心肌炎、脑炎、营养不良等。

👤 我们该如何应对?

1. 麻疹重在预防

(1)麻疹流行期间尽量避免带宝宝去公共场所。

(2)8个月以上没有得过麻疹的宝宝应按时接种麻疹减毒活疫苗,按时完成计划免疫。

(3)接触过麻疹病人但未注射麻疹减毒活疫苗的宝宝应肌内注射免疫球蛋白,预防麻疹。

2. 麻疹宝宝的照护

(1)隔离:无并发症的宝宝在家隔离到出疹后5天,卧床休息至皮疹消退,保持室内空气新鲜,室温18~22 ℃,湿度50%~60%,避免对流风直吹宝宝皮肤。

(2)饮食:要给宝宝易消化、清淡的流质或半流质饮食,少量多餐;宝宝要多喝水,有利于排毒、退热。

(3)保持清洁:要做好宝宝皮肤、口、眼部、鼻部的护理。每天给宝宝温水擦浴,禁用肥皂,剪短指甲,带并指手套,以免抓伤皮肤;用淡盐水漱口,保持口腔清洁、舒适,避免继发感染;用无菌的生理盐水棉签清洗双眼,滴入红霉素眼药膏或氯霉素眼药水;及时清除鼻痂,保持鼻腔通畅。

(4)降温:体温不超过40℃,不必服用退烧药;体温超过40℃,用小剂量退热药。

温馨提示

(1)麻疹宝宝高热时要兼顾透疹,不能用药物及物理方法强行降温,尤其禁用冷敷和酒精擦浴。

(2)注意观察宝宝,及时发现并发症,如果出现了并发症,比如皮疹发不出来、疹色暗紫、疹子融合成片,宝宝高烧不退、呼吸加快、咳嗽等,应及时就医、治疗。

反思与拓展

宝宝烧得很厉害,看上去很难受,为什么不能强行降温呢?

因为体温突然下降,末梢循环不好,皮疹就会突然隐退,皮疹发不出来则会引起更严重的并发症,另外,降温过猛、过快,会导致宝宝虚脱。

(二)水痘

相关情景

宝宝乐乐4岁半了,昨天突然发烧,体温38℃,嗓子疼,身上还出现了一些小红疙瘩,妈妈以为是虫子咬的,没在意。今天,乐乐身上的小红疙瘩变成了小水疱。

宝宝怎么了?

宝宝这是得了水痘。水痘是由水痘-带状疱疹病毒引起的传染性极强的出疹性疾病,通过呼吸道飞沫传播或直接接触传播。

1. 宝宝得了水痘有什么表现呢?

(1)宝宝得了水痘常有发烧、头痛、咽痛,在发烧第一天或发烧1~2天后出皮疹,刚开始皮疹为红色的斑疹或斑丘疹,迅速发展成清亮、椭圆形小水疱,水疱内的液体刚开始是透明的,24小时后变浑浊(图4-2-5-2),疹子瘙痒感极重,2~3天后干枯结痂,一般不留瘢痕。有人把同一部位出现了斑疹、斑丘疹、水疱、结痂四种皮疹比作是"四世同堂"。

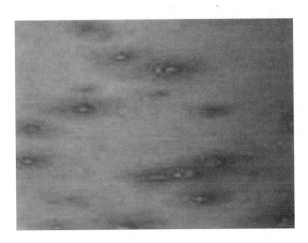

图4-2-5-2　水痘疱疹

（2）皮疹在躯干、头部分布多，四肢分布少。

（3）也可在口腔、咽、眼结膜、生殖器等处出现黏膜疱疹，破溃后形成溃疡。

2.水痘有什么并发症呢？

水痘常并发皮肤细菌感染、肺炎、脑炎，少数可并发心肌炎、肝炎。

 我们该如何应对？

1.水痘重在预防

（1）冬春季水痘容易流行，应少去公共场所。

（2）水痘-带状疱疹病毒减毒活疫苗已在国内使用，应为宝宝注射疫苗，提高宝宝免疫力。

（3）接触过水痘病人的宝宝，肌内注射免疫球蛋白，预防水痘。

2.患水痘宝宝的家庭照护

（1）隔离：水痘无并发症的，在家隔离休息，一直隔离至疱疹全部结痂。疱疹结痂后不会再有传染性。

（2）皮疹的护理：剪短指甲，洗净宝宝双手，保持清洁，给宝宝带上并指的手套，避免抓伤皮肤。皮肤非常痒时，冲温水澡或局部涂炉甘石洗剂。

（3）饮食：给宝宝进食清淡、易消化的食物，多吃水果和蔬菜，多喝水。

（4）降温：宝宝低烧一般无须物理降温或药物降温。

温馨提示

（1）水痘宝宝体温超过38.5 ℃时不能用阿司匹林退烧，以免引起瑞氏综合征。

（2）出现并发症时，比如皮肤细菌感染、肺炎等，要及时送宝宝去医院就诊。

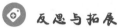 **反思与拓展**

水痘皮疹奇痒难耐，妈妈看宝宝难受，心里很着急，很多止痒药膏都含有激素，能给宝宝用吗？

水痘宝宝禁用激素，因为激素有抑制人体免疫力的作用，宝宝免疫力下降，本来是轻型水痘，很有可能会发展成重型水痘，就会出现高烧，皮疹广泛分布，融合成大片，甚至脱落，严重时会引起死亡，必须去医院抢救。

（三）猩红热

相关情景

> 宝宝健健7岁了，两天前突然发烧，体温38.9 ℃，嗓子痛得很厉害，今天健健身上出了很多密集的针尖大小的疹子，像鸡皮疙瘩，全身皮肤都发红。

宝宝怎么了？

宝宝这是得了猩红热。猩红热是由A族β型溶血性链球菌引起的急性呼吸道传染病，好发于5～15岁的儿童，冬春季好发。

1. 宝宝得了猩红热有什么表现呢？

大多数宝宝先有发热，体温39 ℃左右，咽痛、吞咽痛，发热2天出皮疹，在全身皮肤弥漫性发红的基础上分布针尖大小的皮疹，摸上去像砂纸，皮疹与皮疹之间无正常皮肤（图4-2-5-3），压上去皮疹会褪色，有痒感。在皮肤皱褶，比如腋窝、肘弯、大腿根等处，疹子密集或摩擦出现紫红色的"帕氏线"。面部皮肤发红，但无皮疹，口周略显苍白，叫"口周苍白圈"（图4-2-5-4）。宝宝舌苔呈白色，舌乳头红肿突起，形成"草莓舌"（图4-2-5-5）。2～3天后舌苔脱落，舌面光滑呈紫红色，舌乳头突起，叫"杨梅舌"（图4-2-5-6）。皮疹2～3天后消退，疹退后皮肤会出现脱屑（图4-2-5-7）或脱皮（图4-2-5-8）。

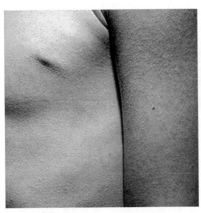

图 4-2-5-3　猩红热皮疹

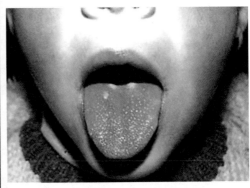

图 4-2-5-4　口周苍白圈

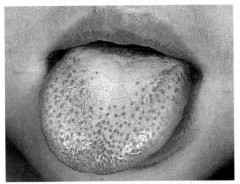

图 4-2-5-5　草莓舌

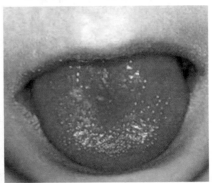

图 4-2-5-6　杨梅舌

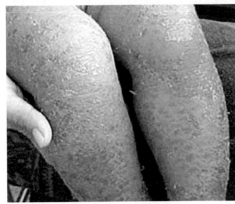

图 4-2-5-7　脱屑

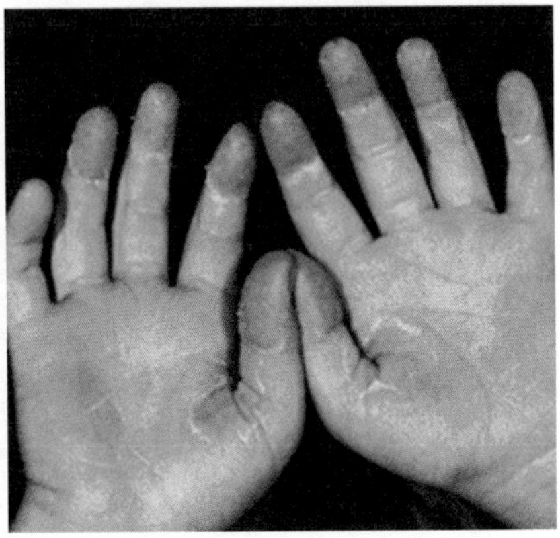

图 4-2-5-8　脱皮

2. 猩红热有什么并发症呢?

猩红热容易并发化脓性感染、风湿热、肾小球肾炎、关节炎等。

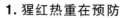 **我们该如何应对？**

1. 猩红热重在预防

（1）在猩红热流行的季节避免去人群聚集的场所，如游乐场、旱冰场等。

（2）在猩红热流行的季节，在幼儿园、小学若发现有咽痛的宝宝，应及时去医院就诊。

2. 猩红热宝宝的家庭照护

（1）隔离：无并发症的宝宝在家隔离，不要与其他宝宝玩耍。

（2）休息与饮食：宝宝要卧床休息，进食高热量、高蛋白、高维生素、易消化、清淡的食物。

（3）皮肤护理：剪短指甲，皮肤有瘙痒感时，可涂炉甘石洗剂，避免接触眼睛和口、鼻。疹子退后脱皮时，不能强行剥脱，应用剪刀轻轻剪去。

（4）口腔护理：年龄小的宝宝用生理盐水棉签擦拭口腔，年龄大的宝宝饭后用淡盐水漱口，多喝水。

（5）降温：宝宝发烧给予凉毛巾额部冷敷，不能用酒精擦浴或冷水擦浴，因为宝宝全身皮肤都是发红的，如果用了会刺激皮肤，引起不适。

温馨提示

猩红热宝宝常出现关节炎、肾炎等并发症，要及时去医院就诊。比如在发病2周左右，如果宝宝出现关节肿痛的表现，有可能并发了关节炎；如果在发病2～3周左右，宝宝出现了尿血，尿呈茶色或鲜红色，眼睛肿，脸也肿，有可能并发了急性肾小球肾炎。

反思与拓展

猩红热痊愈后会再次感染吗？

A族β型溶血性链球菌分型多，型间无交叉免疫，得一种型别的猩红热，可产生对该型的免疫力，但仍然有可能再次感染其他型的猩红热，而且目前没有疫苗。

（四）流行性感冒

相关情景

宝宝昕昕8岁了。今天早上昕昕发烧了，体温38.7℃，额头痛，全身痛，很乏，不想去上学，鼻塞，流清鼻涕，打喷嚏。

🩺 宝宝怎么了？

宝宝得了流行性感冒。流行性感冒简称流感,是由流感病毒引起的急性呼吸道传染病,多发生于冬、春两季,多见于5岁以上宝宝。发病急,先有怕冷,随之发烧,体温迅速升至39~40℃,小婴儿高热会引起惊厥,有头痛,以前额痛为主;全身酸痛,以背部和四肢痛为主,并有全身软弱无力。咳嗽、咳痰比较轻。部分病人有轻度喷嚏、流鼻涕、鼻子不通气等。部分病人有胃肠道症状,如恶心、呕吐、腹泻等。

👩‍⚕️ 我们该如何应对？

1. 流感宝宝的家庭照护

(1)休息:宝宝卧床休息,保持室内空气新鲜,每日通风两次。

(2)饮食:给宝宝进食清淡、易消化的半流质食物,如大米粥、小面片、拌汤等,不要吃油腻的,多喝水,多吃蔬菜和水果,补充水分和维生素。

(3)口腔护理:婴幼儿可用消毒棉签蘸生理盐水清洗口腔,儿童饭后用淡盐水漱口。

(4)降温:发烧的宝宝要给予物理降温,额部凉毛巾冷敷、温水擦浴、酒精擦浴、头枕冰袋等,维持体温正常。

2. 流感重在预防

(1)通过媒体及时了解流感的流行情况,冬春季节更应警惕。

(2)流感流行期间少去公场所,在人员密集的场所应戴口罩,减少传播机会。

(3)每年9、10月份按时接种流感疫苗。

(4)在流行季节,室内可用食醋熏蒸空气消毒,预防流感。

🩺 温馨提示

(1)避免宝宝捏着鼻孔用力擤鼻涕,以免发生鼻窦炎、中耳炎。

(2)如果流感宝宝抓耳挠腮、耳朵痛,持续咳嗽超过1周,气喘、呼吸困难、痰多黏稠时应及时就医,这是并发了中耳炎、支气管炎或肺炎。

⊙ 反思与拓展

冬春季节,气温骤变,冷暖不定,宝宝更是抵抗力低下,经常会有感冒咳嗽,如何识别宝宝得了普通感冒还是流感呢?

流感与普通感冒的表现很相似,但是流感全身症状重,比如头痛、全身酸痛、乏力更明显,同时还要结合当时流感的流行趋势进行判断。流感不容忽视,不注意往往会引起大流行或爆发流行。

(五)手、足、口病

相关情景

宝宝妞妞4岁了。今天妞妞发烧了,体温38.3 ℃,还流口水,在口唇、手心、指头出现了米粒大小的水疱。

宝宝怎么了?

病后出现发热,继之在口腔黏膜、口唇出现水疱,并在手、足背,指、趾背,尤其是手心、脚心出现小米粒或黄豆大小的斑丘疹或水疱,这可能是手、足、口病。手、足、口病是以手、足及口腔内发生水疱、丘疹为特征的病毒性传染病。是由"柯萨奇A16病毒"引起的,主要发生于6个月至5岁的宝宝,多在夏、秋季节发生流行,通过唾液飞沫传播。在幼儿园、小学,如不注意预防,常可造成流行。

1. 宝宝得了手、足、口病有什么表现呢?

(1)宝宝先出现发热、咳嗽、全身不适等表现。接着在口腔黏膜、舌、唇、牙龈等处出现小水疱,水疱破裂后形成糜烂和浅溃疡。宝宝嘴痛、流口水,因为疼痛不愿吃饭。

(2)在手心、脚心、手指、脚趾及指、趾甲周围出现小米粒或黄豆大小的圆形或椭圆形斑丘疹或水疱(图4-2-5-9),膝盖和屁股处也会出现。水疱不痛、不痒、不留疤,中间含有透明液体。

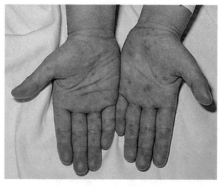

图4-2-5-9　手、足、口病皮疹和水疱

(3)病后无并发症,1周左右可痊愈。

2. 手、足、口病有哪些并发症呢?

手、足、口病严重的会并发脑膜炎、脑炎、心肌炎和肺炎等。

 我们该如何应对?

1. 手、足、口病宝宝的家庭照护

(1)隔离:对于没有并发症的宝宝及早在家隔离,暂时不去幼儿园、学校,不能与其他小朋友玩耍。

(2)饮食:给宝宝进食清淡、易消化、容易咀嚼的食物。口腔有水疱的宝宝应给流质或半流质食物。有嘴痛的宝宝不能吃过热、过甜、过咸、酸、辣、硬等食物,以免加重疼痛。

(3)口腔护理:饭前、饭后用温开水或淡盐水给宝宝漱口,小婴儿可用生理盐水棉签轻轻清洁口腔。保持口腔湿润和清洁,避免继发细菌感染。

(4)皮肤护理:宝宝的衣物应宽松、柔软,经常清洁宝宝手、足,剪短指甲,不能乱抓东西,避免皮肤继发感染。

2. 手、足、口病重在预防

(1)在流行季节,少去公共场所,减少传染机会。

(2)在流行季节,要注意宝宝是否有不适,及时发现,及时隔离。

(3)培养宝宝良好的生活习惯,不要用手乱摸脏东西,勤洗手,勤换鞋袜。给宝宝勤晒被褥。不喝生水,不吃不干净的食物。

(4)幼儿园有小范围流行,宝宝可暂时不要去幼儿园。

 温馨提示

如果宝宝出现了脉搏增快,呼吸加快、困难,口唇发青,口吐白色、粉红色或血性泡沫液(痰),可能发生了肺炎、肺水肿;如果宝宝出现了精神不振、萎靡不振、头痛、呕吐、肢体抖动、无力或瘫痪,可能出现了脑膜炎、脑炎。有这些情况时一定要去医院及时就医,以免延误病情。个别宝宝病情进展快,短期内可引起死亡。

 反思与拓展

宝宝抵抗力低下,属于易感人群,在传染病流行期间应给予重点保护,家长们如何做好消毒隔离呢?

宝宝用过的餐具应彻底煮沸消毒,宝宝的用过的被褥、玩具应在日光下曝晒,爸爸、妈妈们在接触宝宝前后应洗手,采取"七步洗手法"。第一步:掌心相对,手指并拢相互摩擦;第二步:手心对手背沿指缝相互搓擦,双手交替进行;第三步:掌心相对,双手交叉沿指缝相互摩擦;第四步:弯曲各手指关节,半握拳把指背放在另一手掌心旋转揉搓,双手交替进行;第五步:一手握另一手大拇指旋转搓擦,双手交替进行;第六步:把指尖合拢在另一手掌心旋转揉搓,双手交替进行;第七步:搓洗手腕,双手交替进行。宝宝的房间禁止吸烟,每天通风两次,保持室内空气新鲜和流通。

第三节　怎样对女性不同时期健康问题进行家庭照护

一、月经期

相关情景

　　16岁的小玲是位高三的学生,从她12岁月经初潮起,每次来例假都会小腹痛。随着高考一天天临近,学习任务越来越重,但小玲的痛经却折磨着她,有一天她忍着痛参加模拟考,可是题目刚做到一半,肚子就疼得忍受不了了,还伴有头痛、头晕的症状,同学和老师看到她面色苍白,大汗淋漓,吓得赶紧把她送到医院。经过休息和输液治疗,疼痛有一些缓解,但每次都会这样反复,小玲非常担心由于自己的痛经影响到考试,家长也不知所措。

这是怎么了?

　　我们经常把女性的月经叫作"好朋友",但这位"朋友"有时候特别不友善,尤其是像小玲这样的少女和青年女性,经常会受到痛经的折磨。月经是随着体内激素变化而发生的周期性子宫内膜脱落出血的过程,一般每隔28~32天一次,每次持续3~7天时间。月经期有时候会伴有下腹部隐痛、腰骶部疼痛,甚至头痛、头晕等不舒服症状,这都是正常的。

但是,如果经血排出受阻、造成潴留,或者由于个体差异,机体对月经期某些激素较为敏感,比如前列腺素,这种激素刺激子宫引起痉挛性收缩,引起像小玲这样的剧痛,就是一种疾病了,要引起重视,应该及时就医治疗。

🙂 我们该如何应对?

1. 经期饮食

要多吃一些温热的食物如甜食、红糖水,尽量避免生冷刺激的食物如雪糕、冷饮、凉皮、麻辣烫等,因为这些可以使经血运行不畅,子宫痉挛引起痛经,还会使月经期延长。

2. 经期活动

充分休息非常重要,不要进行剧烈的活动,也不要熬夜,可以散散步,这样可以促使经血排出。

3. 经期卫生

要选择质量合格的卫生巾,每3~4小时更换一次,保证会阴部的干燥,每天晚上用温开水清洗会阴部,如果是已婚女性,一定不能在经期进行性生活。如果洗澡要淋浴,不能选择盆浴,尽量快速洗完并吹干头发,注意保暖,以免着凉。

4. 经期衣着

女性在月经期经常会发生经血漏出衣裤的尴尬情景,为避免这种情况,要选择合适的卫生巾并及时更换,同时也要选择合适的衣裤,内裤要选择高腰、柔软透气的,尽量不要穿浅色的裤子或裙子。经期要比平时多穿点衣服,注意保暖,特别是小腹部的保暖。如果衣物被经血浸染,应尽快清洗,先用冷水浸泡,再用洗衣液轻轻揉搓清洗,切忌用热水,因为血液中的蛋白质遇热就会发生变性,而不宜清洗干净。

5. 经期心理调适

女性生理期时由于激素水平改变,身体不适很容易引起情绪不稳定,心情不好。但是也不要纵容自己乱发脾气,因为发脾气会扰乱经期,也很伤肝脏。可以做一些自己喜欢,同时又能放松心情的事情,比如听听轻音乐、和好朋友聊天、散步等。

6. 痛经保健

(1)非处方药的使用:在行经前3~5天开始服用益母草颗粒2包,有条件者可加上生山楂30 g、红糖30 g一起煮好候温,于临睡前一次服完,服至月经来第一天结束。月经干净后3~5天可以服用八珍颗粒或者乌鸡白凤丸,一直服至下次月经前5~7天。这样算一个周期,对于疼痛较轻的病人来说,一般连续使用2～3个周期即有明显效果。

(2)泡脚止痛:中药泡脚可以使药物透皮吸收起到止痛作用,如果配合中底反射区的压按则效果更好。常用止痛泡脚处方:小茴香10 g、益智仁10 g、丁香10 g、乌药20 g、当归15 g、生白芍20 g、益母草30 g、川牛膝20 g、红花9 g,煎好于临睡前泡脚30分钟左右,一般于月经前1～2天开始使用,用至月经第2～3天。

(3)中药敷脐止痛法:脐在中医中称为神阙穴,这个地方血管丰富,便于外用药物吸收。常用敷脐处方:当归20 g、香附15 g、肉桂10 g、川牛膝15 g、益母草30 g,将上述药物研粗末,装布袋,于月经前1～2天开始围于脐部,用至月经第2～3天。若出现局部皮肤过敏者请勿使用。

(4)局部热敷:用暖宝宝、热水袋进行下腹部热敷有利于促进腹部的血液循环,也有助于缓解疼痛。

温馨提示

(1)如果经血过多,每次持续7天以上,就有可能引起贫血,要注意在饮食上多吃含铁比较高的食品,比如瘦肉、红枣、动物肝脏、血块等。

(2)月经不规律时要及时去医院就诊。

(3)如果发现有进行性加剧的痛经,经积极处理仍无好转,应立即去医院就诊。

反思与拓展

在月经周期中,女子的体温是有高低变化的,常常是月经前半期体温稍低,后半期体温稍高,通过体温变化能了解哪些讯号呢?

卵巢除排卵外,还分泌激素,主要为雌激素和孕激素。排卵前主要是卵泡的生长、成熟,此时以分泌雌激素为主。排卵后的卵泡形成黄体,黄体能产生两种激素,即雌激素和孕激素,而孕激素能刺激体温中枢,使体温略为上升,正常妇女在排卵后体温可升高0.3～0.5 ℃。

人们通过检查基础体温可测出体温的变化,方法是在较长时间睡眠6～15小时以上,醒来,尚未进行任何活动之前,由自己测得体温,起床后将所测体温记录于基础体温单上,逐日进行,画成曲线。正常曲线是排卵前稍低,排卵期最低;而排卵后由于孕激素的致热作用,体温高于卵泡期。因此正常曲线呈双相型,无排卵性月经周期缺乏孕激素无上述规律性变化,体温前后一致呈单相型。

体温变化的意义:

(1)双相型体温可作为排卵的重要指标,排卵时间在双相体温转变前2~3天内,单相型体温可肯定无排卵及黄体形成。

(2)双相型体温高温阶段(黄体期)如超过16天以上,即有受孕可能,对于治疗中的不孕症病人是喜兆,对于有习惯性流产史者,此时应采取保护措施。

(3)一般认为体温曲线高温期不应少于12天,上升幅度不宜低于0.3~0.5℃,否则即为黄体功能不足。

二、妊娠期

相关情景

　　小李和小王是一对甜蜜的新婚夫妇,刚刚度完蜜月回来。最近,妻子小王早上总是起得很晚,而且还总是觉得恶心,平时也是无精打采的,他们觉得应该是结婚应酬还有蜜月旅行太累的缘故,就没当回事。直到今天,小王才发现自己的例假期已经过了十几天了,月经却还没有来,用早孕试纸一测,是怀孕了!面对这个毫无防备的蜜月宝宝,小两口真是又惊又喜,但是,第一次碰上这事儿,该如何做好孕期家庭保健,生一个健康可爱的宝宝呢,俩人心里都没底。

这是怎么了?

妊娠是女性生殖功能的最佳表达。当精子与卵子结合后,人体会产生相应的怀孕激素来维持孕期胚胎的发育,同时随着子宫逐渐增大,对周围的膀胱、直肠会造成压迫症状。孕期身体内部的细微变化会导致孕妇出现以下临床表现:

(1)月经停止:平时月经规则的妇女,一旦月经停止,就要想到是否已经怀孕。如月经过期10天不来,应怀疑为怀孕了;如月经过期30天不来,就应高度怀疑,至少应去医院做检查了。

(2)乳头触痛和乳房胀痛:这往往是初次怀孕妇女的最早感觉之一。此时妇女的乳头、乳晕颜色也会加深。

(3)早孕反应:怀孕6周左右出现头晕、乏力、嗜睡、食欲不振、喜食酸食、厌油腻和恶心、呕吐,并以早晨最为明显。

(4)小便次数增多:这是子宫增大压迫到膀胱的缘故。

 我们该如何应对?

1.早孕期保健

早孕期是指受孕后的头3个月(即12周),又叫妊娠早期,这时期是胚胎的形成阶段,所以也可称为胚胎期。此期如不注意,可能影响胚胎的正常发育,甚至引起早期流产或先天畸形,因此保证早孕孕妇的健康非常重要。早孕期的保健要点有:

(1)确诊早孕,确定基础血压、基础体重。

(2)保持室内空气清新,避免病毒感染,戒烟酒。不接触有害物质,如汞、苯以及放射线、噪音等,以免这些有害因素影响胚胎发育,造成畸胎。

(3)有妊娠反应(即晨吐现象)者,只要正确对待处理,一般3个月后会逐渐恢复正常。为了避免或减少恶心、呕吐等胃肠道不适,可采用少吃多餐的办法,注意饮食清淡,不吃油腻和辛辣食物,但一定要坚持进食,否则会影响孕妇健康,也不利于胚胎发育。孕妇可以吃些带酸味的食品,如杨梅、柑橘、醋等,以增加食欲,帮助消化。有时也可服用一些复合维生素 B 和维生素 C 或钙剂,补充营养。维生素 B_6 可能减轻妊娠反应。不能乱服"止吐药""秘方"或"偏方"等,以防产生不良后果。

(4)保持心情愉快、思想放松。家族成员要关心早孕妇女,尤其丈夫要体贴妻子,早孕期不宜行房事,以免引起流产。

(5)生活起居要有规律,避免过劳,保证睡眠时间,每日适当活动。

(6)妊娠早期孕妇一旦患病,应去医师处诊治,并说明自己已怀孕,不能自行滥服药物,一定要按医嘱治疗。

2.孕中期保健

孕中期是指受孕后的中间3个月(即24周),是胎儿生长发育较快的阶段。孕中期的保健要点有:

(1)孕妇机体代谢加速,胎儿、胎盘等附属物能量及代谢增加,热能需要量每日要比妊娠早期增加约300 kCal,妊娠中期和后期每周体重增加不少于0.3 kg,不多于0.5 kg。为增加能量代谢,应增加维生素 B_1、B_2 的摄入量。

(2)注意加强营养,以全面合理的营养搭配,均衡膳食为基础,荤素搭配、粗细结合、饥饱适度、不偏食、不挑食,并根据个人活动量、体质及

护理家园——家庭全过程健康照顾

孕前体重决定摄入量和饮食,适当补充铁剂、钙剂。

(3)保证充足的睡眠,一般每天晚上至少要保证8~9个小时的睡眠,如有条件,可以下午再睡1~2个小时。孕中期以后,孕妇的最佳睡姿是左侧卧位,切忌仰卧。

(4)注意个人卫生,孕妇新陈代谢旺盛,脂腺、汗腺分泌增多,特别容易出汗,所以孕妇必须经常洗头、洗澡、勤换衣服,以保持皮肤的清洁,促进全身血液循环和身体内废物的排泄,保护身体健康。洗澡应采用淋浴,不宜盆浴,水温不宜过高。孕妇的阴部分泌物增多,应每天用温水清洗外阴,并选用卫生护垫,保持会阴部的干爽,避免阴道炎的发生。孕妇牙龈容易出现充血、肿胀疼痛和出血等症状,因此,应养成良好的口腔卫生习惯。刷牙应选用软毛牙刷。

(5)每日胎教,从妊娠3个月开始。全身放松,呼吸匀称,心平气和,面部呈微笑状,双手轻轻放在腹部的胎儿位置上,双手从上至下,从左至右,轻柔缓慢地抚摸胎儿,感觉好像真的在爱抚可爱的小宝宝,感到喜悦和幸福,默想或轻轻地说:"宝宝,妈妈跟你在一起","宝宝好舒服,好幸福","宝宝好聪明好可爱"。每次2~5分钟。

(6)监测胎儿生长发育的各项指标,如宫高、腹围、体重、胎儿双顶径等。预防妊娠并发症如妊娠高血压综合征等,并预防及治疗生殖道感染,做好高危妊娠的各项筛查工作。

3.孕晚期保健

孕晚期是指受孕后的末3个月(即28周以后),也称为妊娠晚期。此时期胎儿逐渐发育成熟,但妊娠高血压综合征、胎盘早期剥离、前置胎盘等也多在此阶段发生。因此,怀孕后期更应注意保健。孕晚期的保健要点有:

(1)定期进行产前检查,每次均应测量血压、体重,并听胎心音。

(2)胎动监护,此法简单可行,且可靠性很大,用以了解胎儿状况。胎动次数的多少、快慢、强弱等,常表示着胎儿的安危。因此,人们把胎动称为胎儿安危的标志。胎动正常,表示胎盘功能良好,输送给胎儿的氧气充足,胎儿在子宫内发育健全,小生命在子宫内愉快地生存着。平常孕妇在怀孕18~20周时,孕妇可以自己感觉到胎动。据妇产科专家观测,正常明显胎动不少于每小时3~5次,12小时明显胎动次数约30~40次。但由于胎儿个体差异,有的胎儿在12小时内胎动次数可达100次以上。只要胎动有规律,有节奏,变化不大,都说明胎儿发育是正常的。

(3)预防早产,孕妇要适当活动,从怀孕后期就应禁止性生活,尤其进入分娩前的妊娠第10个月时,绝对不可性交,因为性交可能造成胎膜早破和早产。

(4)做好乳房保健,怀孕37周后可每日按摩乳头2次,每次15～30分钟,以助乳房保健和防过期妊娠。

(5)加强产前检查,到了妊娠第10个月,孕妇的子宫底高已达到30～35 cm。由于胎儿下降,孕妇感到腹部的隆起有些靠下了,这是等待分娩的关键时刻。孕妇应尽量改变担心不安的心态,用轻松的心情考虑一些产后的事情。一过36周,面临分娩,为尽早捕捉异常,孕妇的产前检查要每周进行1次,以利掌握分娩时可能发生的种种情况。

(6)进入妊娠第10个月,孕妇更要注意睡眠充足,休息充分,以积蓄体力,准备分娩时用力。饮食营养也要注意,多吃些量小营养成分高的食物,也有利于增加分娩时的产力。

(7)进入妊娠10个月时,要准备好分娩地点。如果去医院分娩,就要准备好交通工具;如果在家分娩,就要请好助产士,准备好分娩时的用品,并保证产房的卫生环境。

(8)妊娠后期,孕妇一定要记住预产期,以防分娩时措手不及。另外,这样还可以准确地知道是否怀孕过期,如果过期对胎儿健康不利,必须请医生帮助娩出胎儿。孕妇要知道临产前的征兆,这对于有准备地安全分娩很重要,以防突然分娩,准备不足,手忙脚乱,给分娩带来困难。

温馨提示

(1)一旦家中孕妇发生腹痛、阴道流血,照料人员自身要镇静,切忌慌张,及时送孕妇就近就医,不要拉着孕妇到处走动,这对孕妇和胎儿的安全与预后至关重要。

(2)在运送孕妇的同时要加强对孕妇的心理安慰,因为稳定情绪是十分必要的,这样才能确保医疗取得理想的效果。

(3)安眠药、安定片、麻醉药、镇痛剂等药物对胎儿脑神经有不良影响,孕妇不能乱用,以保证安全。

(4)狗、猫、猪等身上有寄生虫,如果孕妇受到感染,也有可能生下脑积水的大头婴儿。所以,孕妇最好不要饲养动物。

(5)当发生阴道流血,妊娠3个月仍持续呕吐,寒战发热,腹部疼痛,头痛、眼花、胸闷、心悸、气短,液体突然从阴道流出,胎动计数减少等异常情况,应立即就医。

◎ 反思与拓展

怀孕十个月,营养有侧重,准妈妈应该根据不同阶段来调整自己的膳食,才能生一个健康而聪明的孩子。在为孕妇选择食物种类时应掌握哪些知识呢?

(1)蛋白质是生命的基础。它供给热能,没有蛋白质就无法形成胎儿的身体组织和器官。据调查,孕妇每日摄入蛋白质超过85 g时,胎儿最健康,流产率最低。每天进食500 mL牛奶,1~3个鸡蛋,2~4两瘦肉或鲜鱼,4两豆腐或6两豆浆,1两植物油和1斤粮食。豆类和大米可合用,如红豆大米粥。动植物蛋白质也可混用,如土豆烧牛肉,肉片烧豆腐等,可充分发挥蛋白质的互补作用,提高其营养价值。

(2)各种维生素是孕妇不可缺少的营养物质。多数维生素不能由人体合成,只能由食物供给。维生素分脂溶性维生素和水溶性维生素两大类,前者包括维生素A、D、E、K等,后一类包括维生素B和C,含有大量维生素的食物有动物肝脏、鲜枣、木耳、紫菜、核桃仁、瓜果和各种新鲜蔬菜等。孕妇每天必须摄入足够的叶酸,才能满足胎儿迅速发展的需要,含叶酸丰富的食物有牛奶、牡蛎、菠菜、白菜等。微量元素包括铁、铜、锌、碘、锰、钙、镁等与胎儿发育成长的关系也十分密切,一些宫内成长迟缓、死胎、早产、甚至畸形,都与微量元素缺乏有关。

(3)含铁质多的食物有瘦肉、动物肝脏、动物血等。

(4)孕妇补锌,主要应从动物蛋白的食物中补偿,特别是乳制品最好。

(5)孕妇缺碘可引起甲状腺肿,胎儿可发生矮小痴呆症。含腆丰富的食物有海带、紫菜、海鱼、海虾、含碘盐等。

(6)孕妇缺钙,胎儿出生后易患佝偻症,孕妇则易患软化症,牙齿脱落、腰腿痛、手足抽搐。含钙的食品很多,如牛奶、豆类和干果等。如缺钙,可遵医嘱补钙剂。

三、产褥期

相关情景

张女士,27岁,初产妇。产后7天,感觉寒战、浑身酸痛,头疼,测体温39.3 ℃,肚子疼痛明显,血性恶露增多、有恶臭。去医院就诊,医生诊断为子宫内膜炎,住院治疗期间停止给宝宝喂奶。治愈出院后,产妇及家人很担心这种情况再次发生。

这是怎么了？

产褥期的全身变化虽是生理性的，但因分娩时产妇精力体力消耗较大，抵抗力降低，加上有产道创面，易发生感染和其他疾病。张女士所患的子宫内膜炎属于产褥期感染，是分娩时及产褥期生殖道受病原体感染，引起局部和全身的炎性变化，病原体经胎盘剥离面侵入，扩散到蜕膜后造成的。严重时出现寒战、高热、头痛、心率快、白细胞增多，更甚者，可出现败血症症状，有时并发感染性休克。如子宫内膜炎不经治疗，可扩散至子宫肌层及输卵管、卵巢及盆腔结缔组织，症状可加重。如发高热，体温可达29～40℃，伴全身乏力、出汗、头痛、心率快、下腹痛加剧、白带增多以及全身体质衰弱等现象。

我们该如何应对？

产褥期是指产妇全身各器官除乳腺外，从胎盘娩出后逐渐恢复或者接近正常未孕状态的时期，一般为6周。在产褥期，产妇有很大的心理变化，要经过一系列心理和社会的适应过程。因此，做好产褥期的家庭照护十分重要。

1. 室内卫生

在我国有些旧习俗中，产妇要"捂月子"：不管天气多热，门窗都要紧闭；产妇包扎头巾，盖棉被，不洗头，不刷牙。这些不良习惯必须纠正。应该科学地布置产妇及婴儿居住的环境，居室一定要清洁，空气新鲜，每日定时开门窗通风换气。有条件者，室内温度最好保持在恒温20～22℃为宜，相对湿度60%～65%，居室内应有充足的阳光。

2. 适当活动

产后第一天应卧床休息，以恢复体力，以后可下床活动，以促进机体功能的恢复。产后6周内，松弛的盆底组织尚未恢复，应避免重体力劳动，防止阴道壁胀出，甚至子宫脱垂。自然顺产者，产后6～12小时就可以轻微活动，产后24小时可以走动；剖宫产者，术后3天可以离床活动，但是不能过于劳累，也要避免长时间站立和蹲位，以免影响骨盆底组织的恢复。产后如果没有异常情况（如产后大出血、会阴大面积裂伤等），一般产后第2天可以开始做保健操（图4-3-3-1），共7节，每天6～18次，每1～2天增加1节，直到产后6周，6周后可以选择其他运动方式。产后

2周时开始加做胸膝卧位,以预防或纠正子宫后倾。上述动作每日做3次,每次15分钟,运动量应逐渐加大。

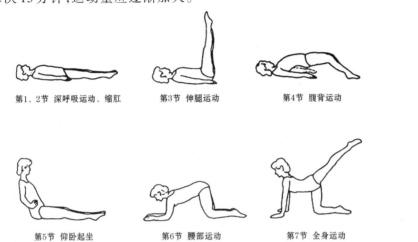

第1、2节 深呼吸运动、缩肛　　　第3节 伸腿运动　　　第4节 腹背运动

第5节 仰卧起坐　　　第6节 腰部运动　　　第7节 全身运动

图4-3-3-1　产后保健操

3. 合理饮食

加强营养是提高产妇机体抵抗力的重要手段。产后最初1～2日可酌情进食,最好吃些清淡而易消化的饮食,忌多食,以免引起消化不良;以后再逐渐增加含有丰富蛋白质、碳水化合物及适量脂肪的食物,如奶、蛋、鸡、鱼、瘦肉、肉汤、排骨汤及豆制品等。产后数日内饮食应易消化吸收又富于营养,食物不过分油腻,少食多餐,宜多食流质,以保证母乳充足。此外还要注意补充维生素及矿物质,可多吃些新鲜水果和蔬菜等;为了防止便秘,也要吃些粗粮。

4. 外阴护理

产后一周内,特别是会阴有伤口的产妇,每天早晚各洗一遍,一定要用温开水(注意是烧开后放温的水),因为此时宫口是开的,要防止病菌侵入,生水中有病菌。另外是要用流水冲洗,从前至后洗。洗的时候先用温水把手洗干净,只洗外表不洗内部。冲洗后擦干外阴,使用消毒会阴垫。如会阴肿胀,可用生理盐水或50%硫酸镁湿热敷。产后一周以上者,可用1:5000高锰酸钾热水坐浴,每日2～3次。一天要换2次内裤,换下的内裤洗干净后要放到阳光下晒干,紫外线消毒。睡觉的体位对伤口也有影响,如果伤口在右侧就应向左侧睡。

5. 乳房护理

产后半小时,婴儿吸吮母亲的乳头,因婴儿吸吮时刺激乳头,可反射性地引起子宫收缩。首次喂奶前应先用肥皂热毛巾及清水揩洗乳头,以后每次喂奶前均应用清水揩洗乳头。产后 3～4 天出现奶胀、压痛是暂时性的,主要为淋巴静脉充盈所致,有时轻度发热,一般不超过 38 ℃时不必处理。乳晕局部可用热敷以利血流通畅。如有乳头退缩,可用手指将其牵出。乳头破裂,轻者可用铋剂药膏外涂,重者用乳罩吸乳以避免乳腺炎发生。乳汁不足时,可服用中药及调节饮食。

温馨提示

(1)除了家人,亲戚朋友不要过早探望产妇和婴儿。由于刚分娩后的产妇需要静养以恢复体力,亲友最好不要在此时来探望。若来探望,时间也不宜超过半小时,要给产妇尽量多的时间休息。有慢性病或感冒的亲友更是最好不要来探视产妇及新生儿,以免引起交叉感染。

(2)产后第 1~2 周不宜大补特补。产后第 1~2 周的主要目标是"利水消肿",使恶露排净,因此绝对不能大补特补。正确的进补观念是:先排恶露、后补气血,恶露越多,越不能补。前 2 周由于恶露未净,不宜大补,饮食重点应放在促进新陈代谢,排出体内过多水分上。

(3)传统观念认为,产褥期不能洗澡、不能洗头,怕因此受风受凉留下病根。实际上这种认识是不合理的,保证产妇的个人卫生是预防产褥期感染的重要手段。

(4)产后若感到会阴部或肛门有下坠不适感、疼痛感,应请医生诊治,以防感染和血肿发生。正常恶露会发出新鲜的血腥味,但如果发出恶臭,表示可能感染了,应立即就诊。

反思与拓展

分娩后,虽然从沉重的大肚子状态下解放出来,但在产褥期仍有不少使产妇烦恼的症状。应该如何正确对待呢?

其实,产后出现的许多问题有的是生理现象不用担心;有的则是病理表现,故应有所了解,及早发现及早治疗。

(1)子宫复原不全:分娩后已经过去好多天,但仍有红色或褐色恶露持续不断,下腹疼痛。其原因可能是宫内有残留异物。应服用子宫收缩药,如无效还须行清宫手术。

(2)产褥热:分娩后两三天体温持续在 38 ℃以上,或感发冷发热,其原因常包括感冒、产道感染和乳房胀痛。一旦发生,勿滥用退热剂,应去医院诊治。

（3）妊娠高血压综合征后遗症：一般来说，患有妊娠高血压综合征者，分娩后症状也随之消失。但仍有部分产妇分娩后症状持续存在，故有该症状者，产后应定期检查，发现异常及时治疗，否则会留下后遗症。

（4）尿潴留：产后2小时应鼓励产妇下床排尿，有排尿障碍者，可用热蒸汽坐熏或用流水声诱导。如产后6～8小时仍不能自行排尿则为产后尿潴留，胀大的膀胱可影响子宫的收缩，必须采取导尿术。

除此之外，还有如乳头皲裂、乳腺炎、便秘、子宫脱垂等，产后均易发生，最好在医生的指导下治疗。

妇女生产后身体相关部位会有哪些变化呢？是否能够恢复？

其实，产褥期以生殖器官和乳房的变化最为明显。但前者是复原，后者是进一步发育。

（1）子宫：分娩后子宫即收缩到脐平，以后每天下降1.5～2 cm，产褥期末可恢复到正常大小。

（2）阴道、骨盆：阴道壁由于胎儿娩出被撑开，且有许多细小伤口，产褥期内阴道壁肌张力逐渐恢复。骨盆底肌肉由于扩张而失去弹力，且常有部分肌纤维断裂。产褥期如能坚持锻炼，可恢复到接近孕前状态。

（3）乳汁的分泌：产后不久捏乳头，即会有淡黄黏稠样乳汁流出，叫初乳。初乳营养价值高且含很多抗体，是婴儿降生后的第一餐佳肴。但早期往往乳汁分泌不足，多数人需两周左右才能充分满足婴儿的需要量。故产后要坚持母乳喂养，即使乳汁不多，也要让婴儿经常吸吮，这样才能刺激乳房分泌乳汁，同时也有利于子宫的复原。哺乳期佩带合适的纯棉胸罩可使乳房丰满，避免乳房下垂。

四、哺乳期

相关情景

刘女士，28岁，演员。于昨日上午8点30分剖宫产一6斤3两男婴，今天凌晨5点自感全身乏力，乳房肿痛，初为人母的她，担心给宝宝喂奶会影响身材，影响工作，而不愿意喂奶。直到下午，经护士及家人耐心劝说后刘女士才同意给宝宝喂奶，这时却发现左右腋下有核桃大硬结，触痛明显。宝宝嗷嗷待哺，刘女士有奶却挤不出来，不知如何是好。

这是怎么了？

乳汁淤积引起的乳房硬块最常见于哺乳初期的产妇,也可发生在哺乳的任何时期。新妈妈最初没有做到有效的母乳喂养,未及时排空乳房,乳汁淤积在乳房内,导致乳腺管阻塞,引起乳房硬块。宝宝错误的吸吮姿势引起乳头皲裂,妈妈怕疼而拒绝哺乳,也是导致乳汁淤积的原因。而乳汁淤积则是急性乳腺炎的重要原因和早期表现之一,如处理不当容易引起乳腺炎,有的宝宝因此失去母乳喂养的机会。故应及早预防,及时处理,让哺乳妈妈免受乳汁淤积的困扰。

母乳对于婴儿,是其他任何食物都不能比拟的。母乳不但包含宝宝生长所需的全部营养,更奇妙的是,还会根据宝宝发育的不同阶段,自动对里面的成分进行调整而满足宝宝的需求变化。同时母乳还含有多种抗细菌、病毒和真菌感染的物质,对预防新生儿和婴儿感染有重要意义。这些都是人工喂养无法相提并论的,所以每位母亲都应当尽量用自己的乳汁喂哺她的宝宝。

我们该如何应对？

1. 母乳喂养是最好的选择

(1)母乳是婴儿最适宜的营养品,它含有适当的蛋白质、碳水化合物(糖类)、矿物质(无机盐类)及各种维生素以供养生长发育中的婴儿。请不要为自己的乳汁是像水一样而感到泄气,或担心乳汁可能不够好,实际上,你的乳汁是富含婴儿发育所必需的各种营养成分的。

(2)母乳中(特别是初乳)含有大量抵抗病毒和细菌感染的免疫物质,可以增强婴儿抵抗疾病的能力。母乳喂养的孩子一般来说抗病能力强,很少得病,这是其他任何替代乳品都无法实现的。

(3)母乳含有促进大脑迅速发育的优质蛋白、必需的脂肪酸和乳酸,另外,在脑组织发育中起重要作用的牛磺酸的含量也较高,因此,母乳是婴儿大脑快速发展的物质保证。

(4)母乳喂养有利于培养良好的亲子关系。母亲享受到为人母的满足,孩子感受到母亲的关心,有安全感,利于母婴间的感情交流。哺乳期间,排卵会暂停,也可以达到自然避孕的效果,有助于推迟再一次妊娠。研究指出:哺育母乳可以减少患卵巢癌、乳腺癌的危险,保护母亲健康;哺育母乳可以促进子宫的收缩,帮助子宫收缩到以前大小,减少阴道出血,预防贫血;哺育母乳不但不会影响母亲身材,还可有效地消耗怀孕时累积的脂肪,促进身材的恢复,避免产后肥胖。哺乳期佩带合适的纯棉胸罩可使乳房丰满,避免乳房下垂。母乳喂养的母亲富有成就感,更自信,尤其对子女的教育等事务更有信心。

（5）哺喂母乳与婴儿的人格发展和亲子关系的培养有极密切的关系。哺乳的过程中,婴儿和母亲有皮肤对皮肤,眼对眼的接触,满足了婴儿对温暖、安全及爱的需求。

（6）母乳喂养既经济又方便,假如用人工喂养,每月奶粉要花费数百元甚至上千元,还需购买奶瓶、奶嘴等。母乳不用花钱购买奶粉、奶瓶,更减少了婴儿生病看医师所需额外付出的精力与金钱,减少了家庭经济负担。母乳卫生、温度适宜,携带方便,可以随时、随地哺乳。免去配奶、温奶、洗刷奶瓶及奶头等麻烦,提高父母的生活品质。

2. 喂养方法

（1）母乳喂养时间:目前主张产后立即喂奶,正常足月新生儿出生半小时内就可让母亲喂奶,这样既可防止新生儿低血糖又可促进母乳分泌。孩子吸吮乳头还可刺激母体分泌乳汁,为母乳喂养开个好头。早喂奶能使母亲减少产后出血。

（2）母乳喂养姿势:①侧躺抱法:让宝宝在母亲身体一侧,用前臂支撑他的背,让颈和头枕在母亲的手上。如果刚刚从剖宫产手术中恢复,那么,这是一个很合适的姿势,因为这样对伤口的压力很小。②侧卧抱法:母亲可以在床上侧卧,让宝宝的脸朝向自己,将宝宝的头枕在臂弯上,使他的嘴和自己的乳头保持水平。用枕头支撑住后背。③摇篮抱法:用母亲手臂的肘关节内侧支撑住宝宝的头,使他的腹部紧贴住自己身体,用另一只手支撑着乳房。因为乳房露出的部分很少,将它托出来哺乳的效果会更好。

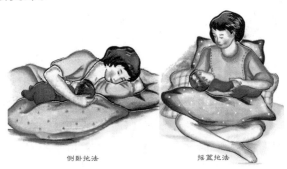

侧卧抱法　　　　摇篮抱法

图4-3-4-1　母乳喂养姿势

3. 喂养步骤

（1）碰碰宝宝嘴唇，让嘴张开。

（2）嘴张开后，将宝宝抱在胸前使其嘴放在乳头和乳晕上，宝宝的腹部正对自己的腹部。

（3）如果宝宝吃奶位置正确，其鼻子和面颊应该接触乳房。

（4）待宝宝开始用力吮吸后，应将宝宝的小嘴轻轻往外拉约5 mm，目的是将乳腺管拉直，有利于顺利哺乳。

4. 喂养次数

新生儿出生后就应开始哺乳，并实行按需要不定时喂哺。按需哺乳不必拘泥：宝宝饿了就喂，妈妈涨奶了也要喂，不必太拘泥时间次数。婴儿出生后的4～8天最需频繁哺乳以促使母乳量迅速增多。对于嗜睡或安静的婴儿，应在白天给予频繁哺乳，以满足其生长发育所需的营养。

温馨提示

（1）哺乳期间母亲应戴上合适的棉制胸罩，以起到支托乳房和改善乳房血液循环的作用。

（2）哺乳前柔和地按摩乳房，有利于刺激排乳反射。

（3）切忌用肥皂或酒精之类的物品洗擦乳头，以免引起局部皮肤干燥、皲裂。如需要，只需用含有清水的揩奶布清洁乳头和乳晕。

（4）哺乳中应注意婴儿是否将大部分乳晕吸吮住（图4-3-4-2），如婴儿吸吮姿势不正确或母亲感到乳头疼痛，应重新吸吮，予以纠正。

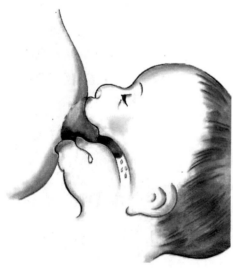

（5）哺乳结束时，不要强行用力拉出乳头，因在口腔负压情况下拉出乳头，会引起局部疼痛或皮损。应让婴儿自己张口使乳头自然地从口中脱出。如果母亲因某种原因不得不中断喂哺，那么应首先把自己的手指轻轻放进婴儿的口中，使其停止吸吮。

图4-3-4-2　含接姿势

（6）每次哺乳应两侧乳房交替进行，并挤空剩余的乳汁，这样可以促使乳汁分泌增多，预防乳管阻塞和两侧乳房大小不等。学会手工挤奶（图4-3-4-3）和恰当使用吸奶器或奶泵，避免因手法与吸力不当引起乳房疼痛和损伤。

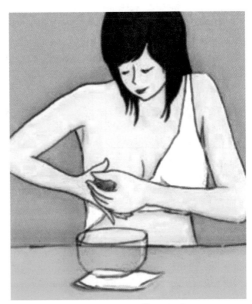

图4-3-4-3　挤奶方法

（7）轮流哺乳排空乳房，如果宝宝一次没能吃完一侧乳房，下次喂奶时还要记得先吃这侧的乳房，让它排空后再吃另一侧的乳房。让每侧乳房都有排空的机会，防止乳汁淤积在乳房里导致乳管不通，乳核形成，甚至乳腺炎的发生。

（8）养成良好的哺乳习惯，有意识地训练宝宝，使喂奶间隔时间逐渐延长，让宝宝的胃肠和妈妈的身体都有时间进行休息；不让宝宝含乳头睡觉，含乳头睡觉一方面容易使妈妈的乳头受伤，另一方面对宝宝牙床的发育也不利；如果妈妈有事需要和宝宝分开暂时不能哺乳，一定要坚持定时挤奶，以保证乳汁的分泌。

反思与拓展

　　母乳喂养是我们一直提倡的，但如果因各种原因发生产后乳汁淤积，我们该如何预防和处理呢？

　　中医认为，产后乳汁淤积是乳痈产生的直接病因，提出手法排乳的治疗原则。通过疏通乳络，清除乳汁淤积及乳孔堵塞，促进脓液的排出，使细菌无滋生环境的同时，增强局部血液循环，从而消炎止痛，发挥双重治疗作用。

　　如何正确按摩乳房呢？首先，根据乳房的结构特点，在患乳皮肤表面涂抹少量的润滑剂，左手端托患乳，然后用右手的四根手指，也就是食指至小指，采用推、揉、按的手法，疏通患乳的硬结、肿块。然后，再用右手的五根手指的指腹顺输乳管的放射方向从乳根至乳晕部，轻拿揉抓，

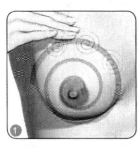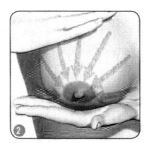
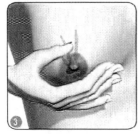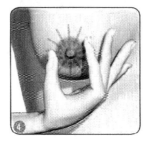

图4-3-4-4　乳房按摩手法

疏通淤乳。最后,用右手的食指与中指夹持患侧乳晕以及乳头部,不断向外轻轻挑提,淤乳就会喷射而出(图4-3-4-4)。重复上面的手法,直至淤乳排尽,乳房松软为度。

哺乳期母亲的常见问题及预防处理措施有哪些?

(1)乳胀:产后3~4天,乳房可能会膨胀、变硬、疼痛,有热感,出现乳胀后要帮助母亲多吸吮,疼痛严重者可适当用局部热敷。

(2)乳管阻塞:乳房的腺组织结构是分叶排列的。如果乳管阻塞,使乳汁不能排出,某一叶便会形成一痛性肿块。必须及时处理防止发展成乳腺炎和乳房脓肿。

(3)乳头痛:最常见的原因是婴儿吸吮不当,有乳头疼痛时必须注意将乳头大部分深入婴儿口腔,做到正确含接就可以缓解乳头疼痛。

(4)乳头皲裂:婴儿错误的吸吮会损伤乳头皮肤,造成皲裂,损伤的皮肤容易引入细菌,发生感染。发现皲裂后首先要纠正婴儿的吸吮方式,继续喂哺,喂哺时让婴儿先吃无皲裂一侧的乳头。每次喂奶结束后,在乳头上留一滴奶,且在哺乳间隔时尽可能让乳房暴露于空气和阳光下,有助于皮肤的愈合。

母乳是喂养婴儿的最佳食品,但是如果母亲自身健康状况或生活、工作影响,出现以下几种情况时,就应停止或暂停母乳喂养。

(1)母亲患病时应慎重选择是否继续母乳喂养。当母亲患有传染性疾病(如肺结核、肝炎)时,应实行母婴分离,人工喂养。患糖尿病的母亲在治疗期间不宜喂奶,否则易诱发糖尿酮症昏迷殃及婴儿。母亲感染性疾病用抗生素治疗时,应暂停授乳,以防药物通过乳汁危及婴儿。母亲患乳腺炎时乳汁中可能混有大量病菌,孩子吃奶后容易引起感染,甚至发生败血症。患有肾炎的母亲,由于食物中蛋白质的限制,授乳时又消耗掉更多的蛋白质,应暂停授乳。患严重慢性病如心脏病等的母亲因身体虚弱不宜哺乳,因为此时哺乳,一方面不能保障乳汁质量,另一方面又容易造成母亲负担过重而影响身体。

(2)母亲食用了污染的食物或接触了污染的物质,使得有害物质残留在体内。这些有害物质又会通过乳汁进入婴儿体内对婴儿的生长发育、神经系统、免疫系统产生危害。如果母亲工作在污染严重的厂矿,频繁接触漂白剂、消毒剂、杀虫剂等化学制剂和工业原料,应远离污染源一段时间之后再生育,并慎重考虑是否母乳喂养。

(3)特殊情况下可采取一些措施达到间接母乳喂养的效果。母亲发热时,乳汁浓缩,可使婴儿发生消化不良,应将奶汁挤出稀释再喂。婴儿刚出生开始母乳喂养时,乳头常因为婴儿用力吸吮发生破裂,可将奶汁挤出喂养,待乳头破裂处痊愈后再直接喂养。

五、更年期

相关情景

李女士,49岁,教师,性格内向、自信心强、工作积极肯干,对学生耐心细致、平易近人。但最近她的月经周期开始不规律,间隔时间延长、月经量少,还逐渐出现失眠和头痛、头重的症状,这使她情绪急躁,心境烦闷,经常与单位同事闹别扭,和家人也因琐事发生冲突。

这是怎么了?

围绝经期综合征又称更年期综合征,指妇女绝经前后一段时间出现性激素波动或减少所致的全身各个系统出现不适,伴有神经心理症状的一组综合征。比如会出现月经不规律,阵发性潮热涌向头颈部以至遍及全身,发热后出汗,有时头晕,眼前发黑,心跳加快,胸闷,情绪不稳定,忧虑,记忆力减退,注意力不集中,爱发火、失眠,有时喜怒无常;出现骨质疏松,腰酸背痛等。更年期的症状是多种多样的,每个人的表现不一样,有的严重,有的较轻微。

我们该如何应对？

1. 力求心理稳定

更年期是妇女一生中的一个生理过程，所出现的一些症状，一般不会持续很久，随着时间的推移，会逐渐消失，对妇女今后的身心健康不会产生消极影响。

2. 保持愉快的心境

尽量使精神豁达开朗，遇到不顺心的事情要善于自我疏导。在生活中要尽量避开刺激源，防止不良事情对大脑的刺激。在躲避不了的时候，要运用意志的力量，转移注意，把注意力转向其他事物。切记不要迎着刺激源，那样会增加更年期的神经失调，带来说不尽的烦恼。

3. 饮食起居要有规律

不要暴食狂饮，也不要睡眠不规律。事实表明，规律的生活对于心理上的平静和愉悦有着重要作用。

4. 体育锻炼

是调节心理的重要方式，例如做广播体操、打太极拳、跳健身舞、外出旅游、海滨散步等，都可以给人带来乐感，对稳定情绪，调节自主神经紊乱极为有益。

丈夫五招应对妻子的更年期综合征

（1）要有正确认识：更年期综合征是更年期妇女的一种病症，并不是妻子"长脾气了"，也不是她"找别扭"。不少丈夫因为对此缺乏认识，使家庭矛盾愈演愈烈，最后只能导致分手。这个教训一定要吸取！

（2）要避其锐气：妻子烦躁或发怒时，要回避一下，等她的情绪稳定下来。在她心境较好时，不妨给她讲些道理。

（3）要同情关怀：丈夫应放下男子汉的架子，多分担一些家务，也要陪妻子上医院。另外，丈夫还要说服子女尊敬妈妈，让子女理解母亲。

（4）要多一些幽默：丈夫多说些得体的笑话，可活跃气氛。但注意笑话要掌握时机和分寸，不要让妻子感到是拿她寻开心。另外，听一些轻音乐、通俗歌曲及相声之类也有好处。

（5）性生活要有节制：更年期妇女由于雌激素水平有所下降，导致性欲有不同程度的降低。此时丈夫要有所节制，多加爱抚，可能会使性生活更加理想。

能缓解女性更年期症状的食物

(1)富含植物雌激素的食物,如异黄酮,黄豆、小扁豆、绿豆、红小豆、鹰嘴豆等豆类,能有效减少潮热和盗汗。

(2)富含ω-3脂肪酸的食物,如三文鱼、金枪鱼、沙丁鱼、鲭鱼、鲱鱼等海鱼以及食用烹调用的亚麻油、橄榄油,能够保持体内高维生素E水平(可食用适量坚果),拥有自内向外的滋润光泽。

(3)富含纤维素的食物,如全谷、燕麦、豆类、水果、蔬菜,有助于平衡体内激素。

(4)富含大量必需脂肪酸的种子、坚果和鱼油,能缓解关节疼痛。

(5)富含钙质的食物,如烹制酥软的鱼类(连刺一起食用)、绿色叶类蔬菜和低脂乳制品,能够增加体内钙的含量。

(6)菊花茶是很好的平衡剂,可以当作饮料饮用,也可以在水中加入5滴菊花油进行足浴。

(7)大豆及大豆制品可以改善更年期女性减退的记忆力。

(8)蜂王浆既可延缓更年期的到来,又可使更年期综合征的症状显著减轻甚至消失。

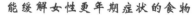 **温馨提示**

(1)绝经期是妇女一生中必经的生理时期,有时出现一系列不适症状是不可避免的。有必要掌握一些保健知识,保持乐观情绪,以平和的心态去面对,走出家门、结交朋友、热心于社会活动,对安度此期至关重要。

(2)围绝经期是"多事之秋",许多疾病都有可能乘虚而入。调适得不好可能会引发躯体、心理等诸多方面的疾病。

(3)家庭和社会都应当充分关怀和体谅处于这一时期的妇女,为她们创造一个充满爱意、充满理解、充满温馨的生存环境。出现这样或那样的临床症状时,应陪送其到医院进行诊治。

(4)食用含钙高的食物,如牛奶、豆制品、鱼、虾、蟹、芝麻等,或适量补充钙剂和维生素D,增加户外活动,进行适宜自身的体育锻炼,可以有效地延缓骨质疏松的进程。

(5)激素替代治疗是有效改善症状、提高生活质量的方法,但应在医生的指导和严密监控下使用。

(6)定期进行妇科健康体检,做到有病早治,无病早防。

反思与拓展

由于围绝经期症状产生的主要原因是由于体内雌激素的减少引起的，所以适当补充女性所需雌性激素是必要的。但是，激素替代治疗是否安全、可靠，有哪些副作用及危险性呢？

对于有严重的围绝经期症状的女性，可以在医生的指导下使用激素替代治疗来缓解。但由于对更年期药物治疗缺乏认识及存在用药误区，很多女性把雌激素当成重返青春的灵丹妙药，甚至通过自行购买含有雌激素的保养品来延迟更年期或者缓解不适症状。专家认为，这种将激素当作保健品来用的做法是极其危险的，因为更年期激素治疗若使用不当，将会产生很大的副作用：如间断性子宫出血、白带增多、乳房胀痛、浮肿、体重增加、胃肠道副作用、血压升高等，更令人担忧的是，长期大剂量雌激素替代治疗将增加子宫内膜癌、乳腺癌、血栓病及高血压的发病率。因此，雌激素不能滥用，不宜补得过早、过多或过急，单纯为了保持年轻而补充雌激素更是有害无益。

第四节　怎样对癌症病人进行家庭照护

一、心理护理

相关情景

李阿姨早年离异，含辛茹苦独自将儿子抚养大，眼看儿子成家立业，自己可以享受天伦之乐，却没想到被诊断为肺癌。李阿姨感觉非常愤怒，觉得被命运捉弄，因此，常常和周围的人争吵。李阿姨的儿子非常着急，希望她能早日摆脱这种负面情绪，但不知如何劝说。

这是怎么了？

当一个人被确认为癌症后，会受到极大的心理冲击，从理解疾病到接受治疗则会经历一个复杂的心理适应过程。临床观察显示,凡是精神负担沉重、抑郁寡欢或性情暴躁的癌症病人,生存期大多较短,而乐观开朗、积极求生、无所顾虑的癌症病人,即使病情较重,其生存时间却比较长。有人形容说,制服癌症的钥匙或许正掌握在癌症病人自己的手中。因此,保持良好的心理状态是延长癌症病人生存期、提高癌症病人生活质量的重要条件。家属是癌症病人最亲近的人,也是病人力量的源泉和强大的精神支柱。因此,李阿姨的家人应对病人进行积极的心理疏导,以有效提高李阿姨的生存质量。

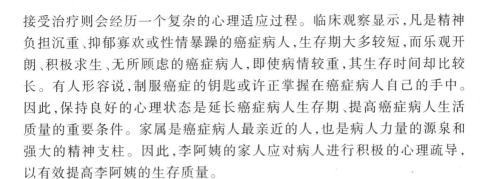 **我们该如何应对**?

从得知疾病到接受现实,癌症病人的心理会经历一系列复杂的变化,针对不同的心理特点,我们因采取不同的心理疏导方法。

1. 关心

当病人突然得知自己患有癌症时,一般会顿时呆住,脑子里一片空白,接着会出现恐惧心理。此时我们应多陪伴病人,给予病人安全感,多安慰和关心病人,不能在病人面前表情紧张,应镇静、温和,使病人得到积极的影响。

2. 耐心

当病人的情绪逐渐平静下来,会通过否认来应对癌症诊断所带来的紧张与痛苦。不愿面对事实,认为是医院的误诊,因此到处求医,希望能找到一位否认自己得癌症的医生,希望有奇迹发生。否认如同缓冲剂,能把坏消息带来的冲击力缓和下来,降低病人的恐惧程度,缓解痛苦,但也经常延误病情。此时我们应冷静、忍让,不欺骗、不隐瞒,不需急于让病人接受现实,用耐心和真心去疏导、劝慰,帮助病人逐渐了解病情,让他尽情地表达内心的感受和想法。

3. 爱心

一旦证实癌症的诊断准确无误,病人会立即感到愤怒,有被生活遗弃、被命运捉弄的感觉,还会认为所有人都对不起他,并把这种愤怒向周围的人发泄,表现为常常与亲人、医护人员发生争吵,但又害怕周围人遗弃他。同时,随着病情的加重,悲哀和沮丧的情绪油然而生,病人感到绝望,感到自己的死期即将来临,甚至有轻生和自杀的行为。此时我们一定要有爱心,理解病人的痛苦,认真倾听病人的倾诉,允许病人以发怒、抱怨、不合作行为发泄情绪,给予病人更多的关爱、理解、同情和宽容。

同时也要细心观察病人,多陪伴,以防不幸的事情发生。

4.细心

愤怒的心理消失后,病人开始慢慢接受现实。有的人接受了医生、亲友的劝告和安慰,从绝望与沮丧的情绪中摆脱出来,重新热爱自己有限的生命,不再怨天尤人、自暴自弃,以平静的心情,接受医生的治疗,期盼获得良好的治疗效果。预后不好的癌症病人开始准备接受死亡。此时我们应积极主动关心、指导病人,为病人创造舒适的环境,鼓励病人保持自我形象与尊严,增强病人与疾病斗争的信心,帮助病人了却未完成心愿,给予更多支持。对预后不好的癌症病人,要加强临终护理,使病人平静、安详、有尊严地走完人生的最后一程。

温馨提示

在对病人进行心理疏导时,不仅要把握病人的心理变化,还要了解病人的性格特点。

1.内向型病人的心理疏导

这类病人表现为情绪低落,默默无语。我们对他们要多疏导、劝慰,注重倾听病人的感受,说话时语言谨慎小心,不要用暗示性语言,以免病人生疑而导致心理负担,必要时可隐瞒部分病情。请患有同种(类)疾病的康复者给病人谈谈亲身感受和经验,可事半功倍地增强病人生存的意志和信心。

2.暴露型病人的心理疏导

这类病人当获知自己患有癌症时,往往性格会发生很大变化,出现更为严重的恐惧和愤怒。对于这类病人我们更要宽容、忍耐,关心、体贴、照料病人,找出症结所在,争取得到病人的合作与信任,抓住适当时机进行心理疏导,引导病人意识到良好的心态对治疗疾病的重要性,使病人能积极乐观地对待疾病并战胜疾病。

3.知识型病人的心理疏导

这类病人大多胸怀宽阔,认识事物比较客观,对疾病有一定的认识,具有坚强的信念,能够积极配合诊治,同时厌恶对自己隐瞒病情和过分安慰。因此,我们既要坦诚交代病情又要疏导病人,以求最大限度地调动病人的积极性来配合治疗。

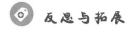 **反思与拓展**

1. 癌症病人的心理护理

癌症病人的心理问题及变化特点非常突出,表现形式因人而异,如果不能得到恰当、有效的心理疏导干预,往往会使病人走向误区,后果不堪设想。那么,对癌症病人进行有效的心理护理我们还应掌握哪些方法呢?

癌症病人的心理护理必须注重四个关键点:前提、基础、关键和核心。前提是努力与主管医生建立融洽的医患关系;基础是家属要与医生、护士默契配合;关键是充分认识病人的心理特点;核心是帮助病人对疾病的诊断、治疗和预后有充分的认识,提高病人战胜疾病的信心。

2. 心理干预小技巧

(1)鼓励病人自己料理一些事情,并及时肯定病人的坚强表现。比如称赞病人:"你能自己干,真了不起。"或者说:"家庭活动你也能参加了,真好!"等等。

(2)病人的身体看上去较好时,要及时告诉他,让他知道你也为他高兴。比如"你今天脸色好多了"等等。

(3)和病人一起从事一些与治疗无关的活动,让他分散对疾病的注意力,同时让他觉得他有能力从事治疗以外的活动,从而增强活下去的信心。

(4)病情好转时,也要常常有人陪伴。喜欢别人的关怀是人的天性,即使病情好转,仍须继续给予病人关怀与支持。

(5)鼓励病人经常与其他癌症病人交流自己的情感及疾病对生活的影响,帮助病患之间发展密切的人际关系。

(6)渐进性放松训练:训练病人随意放松全身肌肉以消除紧张与焦虑,病人可从手部开始,按照头部、肩部、上肢、胸腹、臀、下肢,一直到双脚的次序对各组肌肉进行先收缩后放松的练习,最后达到全身放松的目的。

(7)臆想治疗:病人可舒适地坐着,闭上眼睛,开始深呼吸和放松,全神贯注地想象自己已经完全恢复健康,看见了先前病灶功能恢复正常,然后把这种感觉扩展到其他器官,感到整个身体健康而有活力,再缓慢睁开眼睛。通过这种练习可增强病人战胜疾病的信心。建议病人每天做3次,每次10~15分钟。

二、疼痛的照护

相关情景

王先生,今年68岁,一个月前因上腹部饱胀不适伴隐痛、泛酸、嗳气,入院检查,最后确诊为胃癌晚期。因救治无望,王先生要求回家休养。最近这几天王先生每天都痛得在地上打滚,用头撞墙,因为受不了疼痛的折磨,他甚至要求亲人帮助他结束生命,希望能平静而有尊严地走完自己的人生。

这是怎么了?

疼痛是癌症病人最常见和最难忍受的症状之一。据统计,全世界有癌症病人约1400万,每年新发生的癌症病人有700万,其中30%～60%伴有不同程度的疼痛。我国现有癌症病人200万,每年新发生的癌症病人约有160万,疼痛的发生率为40%～50%,其中,50%病人的疼痛为中度至重度,30%为难以忍受的重度疼痛。晚期癌性疼痛带给病人心理上极大的伤害,使他们焦虑、抑郁、痛苦、烦躁、愤怒,丧失自控和自信,感到恐惧和绝望,甚至抱怨人生,泄愤于自己或他人,严重者还会出现心理障碍和精神病样症状。癌痛折磨造成的行为和身体的变化也给病人家庭造成了精神压力,而这又反过来影响病人,加重病人痛苦,使病情恶化。剧烈癌痛是病人萌发自杀想法或实施自杀行为的主要原因。因此,对王先生而言,做好疼痛护理,最大限度地降低其因疼痛引起的各种不良反应,提高他的生活质量是家庭护理工作中的重要内容之一。

我们该如何应对?

1. 药物止痛

根据医嘱,通过药物缓解疼痛。口服给药是最方便、不良反应最小、病人最易接受的用药方式。不能口服者采用其他方式用药,如直肠用药、皮下注射或静脉注射等。病人对止痛药的敏感度有个体差异,因此止痛药没有标准剂量,我们要改变以往病人惧怕阿片类药物产生依赖的错误观念,按时给药,给药剂量以能控制病人的疼痛为准。

2. 基础护理

为病人创造一个安静、整洁、空气新鲜、温度及湿度适宜的环境,保证病人充分的休息和睡眠,加强营养,增强机体的抵抗力,这样既可以减少并发症的发生,又能减轻疼痛,因此是所有癌症病人的主要需求。大多数癌症晚期病人无法照顾自己,我们要做好病人皮肤、口腔、呼吸道、泌尿道等系统的照料,如协助病人采取舒适的体位,保持皮肤的清洁,经常翻身拍背等,以防止压疮、坠积性肺炎等并发症的发生。

3. 非药物疗法

对于病程较长和疼痛较轻的癌症病人,可采用非药物疗法来止痛,这些方法不但简便易行,而且还会使病人增强战胜病魔的信心,提高生活质量。

(1)转移止痛法:通过与他人交谈,回忆童年趣事,看一些笑话、幽默小说,将注意力集中于其他事情而不是疼痛的感觉,通过听觉、视觉、动感等对神经的强刺激,阻断痛感,缓解疼痛。

(2)物理止痛法:通过热敷、冷敷、按摩等方法刺激疼痛周围皮肤或相对应的健侧可以达到止痛的目的。热敷、冷敷方法可参照常用家庭护理技术一章。按摩不仅可以改善皮肤局部的血液循环,促进代谢产物的排泄,而且可以拉近与病人的关系,从心理和生理上起安慰和镇痛作用,最常见的按摩部位为背部和肩部。

(3)心理指导:主动与病人交谈,倾听病人的诉说,关心、体贴、理解病人,鼓励病人树立战胜疾病的信心,积极配合治疗,取得病人信任,增加病人的安全感。

(4)松弛止痛法:松弛是一种无焦虑和骨髓紧张的相对自由状态,全身松弛可使人产生轻快感,肌肉松弛可阻断疼痛反应。简单的松弛方法包括深呼吸、腹式呼吸、练瑜伽等。

(5)精神安慰及社会支持:淡化病人角色,鼓励病人进行力所能及的活动,争取家属及社会的配合,充分调动其在治疗中的积极作用,使病人增强战胜疾病的信心和勇气。

 温馨提示

癌痛治疗中人们常会因为一些误解,而影响到治疗或增加了病人的痛苦,您是否走入了以下这些误区呢?

误区一:恐惧阿片类药物,认为使用非阿片类药物更安全。

非阿片类药物对消化系统、泌尿系统、血液系统、中枢神经等有很多不可逆的副作用,镇痛作用也有限,所以对于中、重度的癌症疼痛病人,阿片类止痛药具有无可取代的地位。

误区二：一定要等到疼痛无法忍受时，才可应用止痛药。

长期得不到止痛的病人，不仅容易出现焦虑，寝食难安，影响病人的生存质量，而且由此引起的消瘦、衰竭，使病人不能耐受原发病的治疗（如手术、放疗、化疗等）。癌痛病人及时、按时应用止痛药更安全有效，可持续有效地缓解疼痛，镇痛药的剂量也最低。

误区三：阿片类药物非常容易成瘾。

根据临床实践，阿片类药物在规范使用的情况下，癌痛病人出现成瘾的现象极为罕见。

误区四：阿片类药物会快速耐药，病人所需药量会越来越大，而且无法停药。

大多数耐受性问题是由于不恰当的给药方式造成的，由于给药间隔时间不规则和允许疼痛反复出现，以至需增加剂量方可产生有效的镇痛效果，只要按时给药，避免疼痛再现，并不会产生耐受性。

误区五：癌症病人服用阿片类药物会缩短寿命。

国外的资料显示，阿片类药物的正确应用反而延长了癌症病人的生命，这是由于疼痛消失，睡眠得到改善，增强了食欲和体质所致。

误区六：既然应用了阿片类药物，就不应该有疼痛。

癌症病人的疼痛比较复杂，因此使用阿片类药物不一定毫无疼痛。

误区七：止痛药不能和其他药物合用。

在癌痛治疗中，辅助药的联合使用是十分必要的，由于镇痛药大都具有明显的副作用，治疗初始即配上辅助用药，既可以减轻病人痛苦，又能增加服药的依从性。

阿片类药物的副作用有哪些？如何防治？

阿片类药物最常见的副作用是便秘、恶心呕吐和镇静，其他包括精神症状、口干、尿潴留、瘙痒、肌肉痉挛、烦躁不安、耐药性、生理依赖等。恶心呕吐等反应一般在数天后会自行消失。对便秘的预防性措施有多饮水、多吃纤维性食物、适当活动等，必要时就医，按医嘱给予缓泻剂。密切观察病人的其他不良反应，一旦出现，及时就医。

⊙ 反思与拓展

疼痛是癌症病人最大的痛苦之一，随着病情的发展，会有越来越难以忍受的疼痛，那么，造成病人疼痛的原因是什么呢？

（1）肿瘤压迫骨、神经内脏、皮肤。

（2）肿瘤浸润、转移,颅内压升高。

（3）治疗引起的疼痛,如吻合错位、神经损伤、瘢痕压迫等。

（4）化学治疗损伤,如栓塞性静脉炎、中毒性周围神经炎等。

（5）放射治疗损伤,如放射线造成的黏膜皮肤损伤、周围神经损伤、局部组织纤维化、放射性脊髓炎等。

（6）疾病相关的疼痛,如恶病质造成的多脏器衰竭,长期卧床导致的顽固性压疮,肌肉痉挛、便秘等引起的疼痛。

每个人对疼痛的感受与耐受程度不尽相同,准确判断疼痛的程度可以帮助我们有效地解除病人的痛苦,那么,有哪些方法可以帮助我们评估疼痛的程度呢?

（1）临床疼痛评估法。将疼痛分为三级:轻度,有疼痛但可忍受,能正常生活,睡眠不受干扰;中度,疼痛明显不能忍受,要求用止痛剂,睡眠受干扰;重度,疼痛剧烈,不能忍受,睡眠受严重干扰,可伴有自主神经紊乱或被动体位。

（2）使用一条长约10 cm的游动标尺,一面标有10个刻度,两端分别为"0"分端和"10"分端,0分表示无痛,10分代表难以忍受的最剧烈的疼痛。

（3）通过观察病人的行为改变,用6个不同的面部表情(从微笑至悲伤至哭泣)来表达疼痛的程度。从左到右分别被标为0~5分,表示无痛、极轻微疼痛、稍显著疼痛、重度疼痛和剧痛。因其直观理解,较适用于病情较重,语言表达困难的病人。

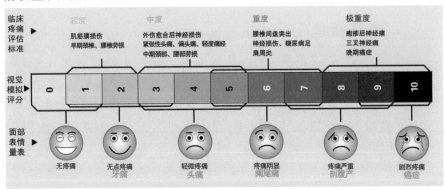

图4-4-2-1 疼痛评估方法

什么是"WHO癌痛三阶梯疗法"?

"WHO癌痛三阶梯疗法"是目前癌症疼痛治疗的基本方法,是指在对癌痛的性质和原因做出正确评估后,根据病人的疼痛程度和原因,适当选择相应的镇痛剂。第一阶段(轻度疼痛)口服非麻醉性止痛药(非甾体类抗炎镇痛药),如阿司匹林、对乙酰氨基酚等;第二阶段(中度疼痛)按顺序加用弱麻醉性止痛剂,如可卡因、曲马朵等;第三阶段(重度或难以忍受的剧痛)使用麻醉性止痛药,如吗啡、哌替啶等。晚期癌症病人不必忍受疼痛,正确应用止痛药反而有助于延长癌症病人的生命,吗啡类药物是晚期癌症病人止痛的"金标准"。

疼痛三阶梯疗法示意图

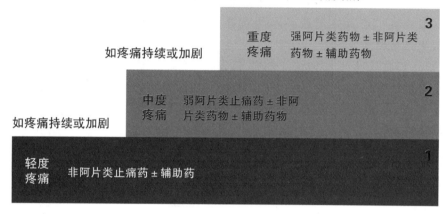

疼痛缓解

3 重度疼痛 强阿片类药物±非阿片类药物±辅助药物

如疼痛持续或加剧

2 中度疼痛 弱阿片类止痛药±非阿片类药物±辅助药物

如疼痛持续或加剧

1 轻度疼痛 非阿片类止痛药±辅助药

图4-4-2-2 WHO癌痛三阶梯疗法

三、化疗、放疗后的照护

相关情景

2011年6月,小李父亲体检时发现是肺癌晚期,已经无法手术,医生建议化疗治疗延续生命。刚住院时,父亲能吃能喝,但是经过几天的化学药物治疗后,老人几乎吃不下饭,恶心、呕吐、腹胀、腹泻,并且出现脱发,身体日渐消瘦。小李万分着急,这种情况该怎么办呢?

 这是怎么了?

化疗、放疗是各种癌症的主要治疗手段,但化疗、放疗是把双刃剑,不仅杀死了肿瘤细胞,同样也杀死了正常的人体细胞,因而会产生诸多副作用,如消化道反应、血液系统反应、泌尿道问题、肝脏的毒性反应、心脏和肺的毒性反应、药物本身的过敏反应、脱发等。因此,做好化疗、放疗后的护理对肿瘤病人的恢复至关重要。小李应精心照顾父亲,减轻化疗的副作用,以提高治疗效果。

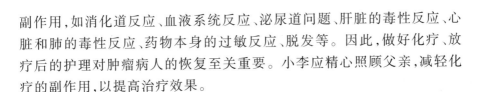 **我们该如何应对?**

1. 饮食

癌症病人多伴有营养不良,且某些化疗药物会产生严重的胃肠道反应(如恶心、呕吐和肠炎),因此,家属应烹调营养丰富又适合病人口味的饮食,并注意菜肴的色、香、味及饭菜温度,以增进病人食欲,满足病人的营养需求。宜给高蛋白、高热量、易消化饮食,如鱼、虾、蟹、鸡鸭肉、猪瘦肉、动物内脏、牛肉汤、牛奶、面条、馄饨、米汤、蜂蜜、豆制品等,并注意动、植物蛋白的搭配。制作食品时应以煮、炖、烩的方式为主,避免进食熏烤和油炸食品,严禁食用刺激性调味品,如胡椒、芥末、烈性酒等。饮食宜少吃多餐,不必受进餐时间的限制,一有食欲可随时进餐,细嚼慢咽。饭后应立即躺下休息,因为饭后活动会使消化功能减弱而增加不适感。食物和饮料以室温为宜。此外,要保持良好的进食环境和气氛,进食时心情要愉快,不忧虑、不生气,以助于食物的消化吸收和健康的恢复。

2. 口腔

化疗、放疗往往会引起口腔黏膜损坏,主要表现为口腔干燥、牙龈炎、口腔溃疡等,严重者还会影响进食,因此应协助病人保持口腔清洁。进食后用软毛牙刷刷牙,或用温水、双氧水漱口。如口腔出现溃疡,可采用呋喃西林液、双氧水含漱。某些肿瘤的放疗累及腮腺组织,经照射,唾液分泌减少,病人可感觉口干、咽喉疼痛和吞咽困难,可多饮水,外出均应随身携带饮料,多进半流质食物,如藕粉、芝麻糊等,若病情加重,应及时就诊。

3. 脱发

毛发脱落是化疗、放疗期间出现的最常见的副作用之一,个人形象的改变极易给很多肿瘤病人尤其是女病人造成很大的心理障碍,这对于治疗是很不利的。此时应告诉病人通常在停止治疗后2~3个月内头发会再生,不要把脱发想象的那么可怕。脱发严重的病人可戴帽子、包裹头巾或佩带假发。

4. 皮肤

放疗后的皮肤非常脆弱,要细心呵护。照射野皮肤应避免阳光直接照射;强风直吹,如电风扇直接而持续地吹风;过热或过冷的刺激,如热水袋、电热器或冰块的直接刺激;避免粗、硬织物,金属物件刺激。若颈部无放射野应避免粗糙围巾和硬衣领的摩擦,也不宜佩戴项链,冬天宜用柔软的纱布或丝绸围巾保暖。随时修剪指甲,避免抓破皮肤。如皮肤出现红斑、脱皮、湿疹、水泡,要及时就诊。

5. 活动与休息

病人应适当休息,不做剧烈运动,以防运动后由于软弱无力、脑缺血而发生外伤及出血等意外事故,对有颅内出血和阴道出血倾向的患者应给予绝对的卧床休息。

6. 消毒隔离

化疗、放疗后病人由于抵抗力差,白细胞减少,体质虚弱,极易感染其他疾病。为避免感染,此时病人应独居一室,室内家具从简,每天通风数次,湿拖把拖地,有条件者可运用空气净化器。家属照料病人时应更换干净衣物,若家属患呼吸道感染则尽量避免接触病人。病人应保持体表、床褥、衣物干净和整洁,不在公共场所逗留,以避免感染。

7. 心理安慰

治疗时许多病人会感到沮丧、害怕、生气、失败、孤独或无助,家属应积极采用心理干预的方法,以增强病人自信心,提高战胜疾病的斗志。

8. 定期复查

随诊和正确用药是巩固治疗效果的关键,因此,化疗、放疗后要遵医嘱按时复查血常规及肝肾功能等。

温馨提示

1. 在化疗、放疗期间应如何减少脱发呢?

(1)化疗、放疗时病人可以戴冰帽以减少脱发。这种特制的冰帽可以使头皮温度保持在15℃以下,并能吸收头部血管,从而减少对头皮、毛发的损害。

(2)在化疗、放疗期间尽量把头发剪成短发,以便于脱落头发的清理,并减轻梳头时对头发的刺激。

(3)采用粗齿梳子梳理头发,洗发时不要多揉搓,不用腐蚀性洗发剂、染发剂,不烫发,不使用电吹风及刺激性的护发品。

2. 化疗、放疗后的癌症病人应多吃哪些食物?

(1)增强免疫功能的抗癌食物,如香菇、银耳、黑木耳、蘑菇、黄豆、红薯、荠菜、胡萝卜、花生、黄花菜、洋葱、薏苡仁、海带以及海蜇等,这类食物均能提高巨噬细胞吞噬癌细胞活力,对抗癌有益。

(2)含维生素C丰富的新鲜蔬菜和水果,如油菜、菠菜、小白菜、西红柿、橘子、山楂、鲜枣、猕猴桃、柠檬等。经实验证明,多食含维生素C丰富的食物,具有防癌与抗癌作用。

(3)含维生素A丰富的食物,如胡萝卜、莴笋叶、油菜、动物肝脏、鱼肝油等。

⊙ **反思与拓展**

如果病人置有PICC管,那么在居家护理时有哪些注意事项呢?

PICC(Peripherally Inserted Central Catheter)是指经外周插管的中心静脉导管,用于为病人提供中期至长期的静脉治疗(留置时间为5天至1年)。PICC置管病人的家庭护理注意事项有以下五项。

(1)出血的处理:出血是穿刺术后最常出现的并发症,一旦发现要立即压迫穿刺处(即纱球或棉球所覆盖的位置)10～15分钟,并且3天内尽量减少屈肘动作。

(2)手肿胀的处理:抬高置管的手臂,常做手掌的屈伸运动,即握拳→松拳→握拳。也可手握热毛巾,促进血液回流,但要注意水温,防止烫伤。

(3)换膜和接头的时间:置管术后24~72小时须更换贴膜一次,穿刺处如无异常则每周更换贴膜及接头一次,尽可能由专业护理人员更换。

(4)静脉炎处理:每日热敷后涂抹静脉炎膏,每日3次,连续使用10天。如病情加剧应及时就医。

(5)严禁高压注射:CT、核磁共振检查时所注射的加强给药易造成导管破裂,因此,严禁经PICC导管高压注射药物。

第五章

家庭急救与护理

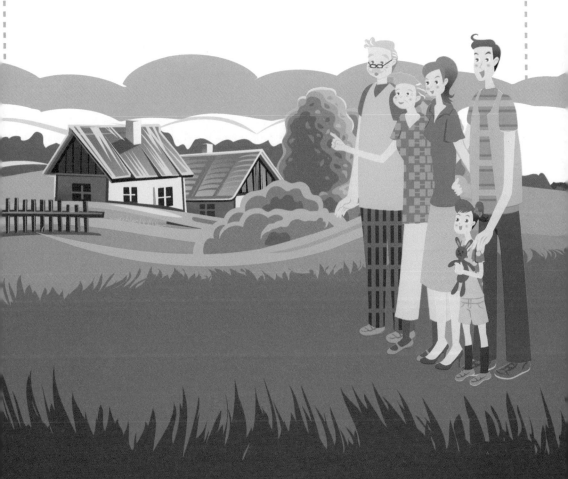

第一节 怎样进行家庭急症的救助

一、家庭急救常识

相关情景

某市"120"紧急救援中心接到求救电话称:有一位老人在家中饮酒后感觉心前区不适,遂卧床休息,几小时后家人呼之不醒。但打电话者因慌乱未说清具体住址,当"120"急救人员经几番询问赶到后,老人已经死亡了。

这是怎么了?

人的生命如此脆弱,当突发性疾病发生时,如果我们能及时发现和排除威胁生命的迹象,尽快与专业医疗人员联系,在拨打急救电话时做清楚的描述,并在呼救的同时,采取正确的抢救措施,就能为医生挽救病人生命赢得宝贵的时间。因此,在生活中学会一些急救常识是非常有必要的。

我们该如何应对?

1. 在1~2分钟内判断病人病情

在事发现场,家人不要被当时混乱的场面和危急的情况所干扰,要沉着镇静地观察病人的病情,在短时间内做出病情判断,本着"先抢救生命后减少伤残"的急救原则首先对病人的生命体征进行观察与判断,如果病人出现以下症状、体征,就说明病情危重,身边的人应该迅速呼救和采取必要的救命措施。

(1)意识丧失

轻拍病人肩部,同时急呼其名字或称谓,也可以呼喊"喂、喂""听得见吗""你答应一下"等。切记不可用力摇晃病人,以免造成伤害。如果病人没反应、不睁眼、不说话,或者反应很微弱,说明可能发生了意识障碍,预示着病情严重。

（2）心跳停止

一般以手指触摸脉搏即可知道心跳次数。手腕部的桡动脉、颈部的颈动脉（图5-1-1-1）、大腿根部的股动脉是最容易触摸到脉搏跳动的地

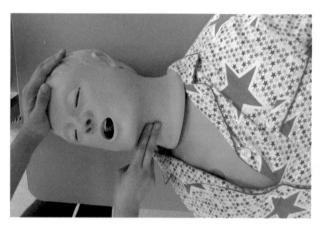

图5-1-1-1 判断颈动脉搏动

方。对于危重病人无法摸清脉搏时，可将耳紧贴伤员左胸壁听心跳。此项检查一定要在5～10秒内完成，当有危及生命的情况发生时，心跳将发生显著变化无法听清甚至停止。心跳停止时摸不到大动脉搏动，此时应立即对伤员进行心肺复苏抢救。

（3）呼吸停止

一看：观察病人胸口的起伏，可了解有无呼吸；

二听：贴近病人口鼻处听呼吸道有无气流响声；

三感觉：面部靠近病人口鼻，感觉有无气体排出（图5-1-1-2）。

（4）瞳孔异常

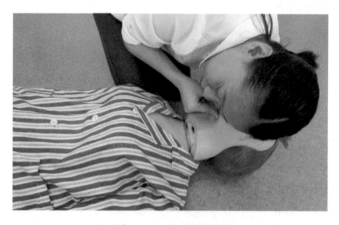

图5-1-1-2 判断呼吸

正常人两眼的瞳孔等大等圆，在光照下迅速缩小。对于有颅脑损伤或病情危重的伤员，两侧瞳孔可呈现一大一小或散大的状态，并对光线刺激无反应或反应迟钝。经过上述检查后，

护理家园——家庭全过程健康照顾

基本可判断伤员是否有生命危险,如有危险则立即进行心、脑、肺的复苏抢救。

2. 呼救

打急救电话是急救的第一步。我国统一的急救电话号码是"120"。急救中心是24小时服务的,按划定区域就近、就急出车,提供急救医疗服务。拨打"120"向急救中心呼救是最简便快捷的方式。

(1)什么情况下必须拨打"120"?

①心脏病突然发作,如严重的心绞痛、急性心肌梗死、严重的心律失常、急性心功能不全等。

②严重的呼吸困难,如窒息、呼吸道异物阻塞等。

③大咯血、大呕血。

④突然昏迷、抽搐、急性瘫痪及休克等。

⑤严重烧伤、创伤、触电、溺水等。

⑥各种急性中毒,如食物中毒、药物中毒、农药中毒、服毒等。

⑦急产。

(2)如何拨打"120"?

①在拨打电话时不要慌张,拨通电话后简要清楚地说明:自己的姓名与电话号码,病人的姓名、性别、年龄和联系电话;病人家庭所在地的具体街道门牌号和主要标志,尽可能指出大家都熟悉的街道显著标志;说清疾病或损伤是怎样发生的,病人目前最危重的情况,如昏迷、呼吸困难、大出血等;报告已做过哪些处理;询问救护人员到来之前还应该做些什么。

②要简明扼要,准确客观地描述一切,不要过多加入自己的主观预想或意见。使救护人员可以马上明白病人的所在地点和处境,以便通过电话指导进行正确的现场急救。

③为避免打电话时有遗漏,拨电话前可以迅速将上述问题先考虑一下。

④切记不要先挂断电话,以免接听电话者来不及问清楚需要了解的相关信息。

⑤在拨打"120"电话15～20分钟后,如救护车仍未到达,可以再次打电话咨询,确认地址。

(3)救护车抵达前需做些什么?

①在救护车到来之前,应根据情况开始现场急救,如人工呼吸、胸外心脏按压、包扎止血等。有脊髓损伤的病人切忌搬动,以免加重病情,应

该在专业人员指导下进行搬运。

②准备所需费用及医保卡等医疗证件。

③怀疑中毒的病人要把吃过的食物和药品带上供医生参考。

（4）救护车抵达后需做些什么？

①向医护人员说明曾实施过哪些急救及处理，以及病情有何变化。

②如果是旧疾，应向救护人员说明病名、病史及用药情况。

③问清将转到哪家医院，必要时通知其他家人或单位领导前往。

温馨提示

（1）时间就是生命，"120"是您的生命热线。及时拨打"120"将为家人的生命开辟一条绿色通道。

（2）如果发现意识丧失、呼吸停止，应立即做到保证呼吸道畅通，进行人工呼吸。

（3）听从救护人员安排，不要舍近求远。伤病员呼吸心跳停止时，应在就近医疗单位进行初级急救，之后再送大医院，避免病人在途中死亡。

反思与拓展

如果在旷野、夜晚、倒塌的房屋内等不易被人发现的情况下发生意外伤害，我们要怎样求助呢？

（1）受伤后立即争取得到他人的帮助是自救的重要的措施之一，大声呼叫是最简单易行的办法。

（2）如果伤者被困在地震后倒塌的建筑物或塌方后的矿井、隧道中，无法与外界取得联系。可用砖头，石块按照国际通用呼救信号"SOS"的规律，有节奏地敲击自来水管、暖气管、钢轨发出声响吸引外部救护者的注意。但是这种敲击不宜过重，这样即可节省体力也可防止因敲击震动过大引起更大的塌方。

（3）在野外发生交通事故时，若受伤者被困在翻入沟内的汽车中，可按照国际通用的呼救信号"SOS"的规律鸣笛，闪动车灯吸引经过车辆的注意。

（4）如果独自一人在野外受伤，白天可用晃动的衣物或手表表盘对阳光的反射呼叫救援，夜晚可用手电筒、打火机、BP机的光亮和声响吸引救援。

（5）在紧急情况下为了得到及时救助,还请务必记住下列电话号码:

①火警台:119;

②报警台:110;

③医疗急救台:120;

④邻居电话号码;

⑤辖区内派出所的电话号码;

⑥附近医院的电话号码;

⑦熟悉的医生的电话号码。

二、家庭常见急症的救助

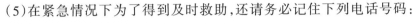

相关情景

张太太,57岁,某日中午独自在家中清洁吊灯时不慎从梯子上跌落下来,头部着地,因无明显伤口及不适,休息片刻后继续打扫卫生。下午张太太感到头痛难忍,并且频繁呕吐,一侧肢体活动受限,傍晚才被下班回到家中的家人送到医院,但进医院急诊室不久就因颅内出血形成脑疝呼吸、心跳停止了。

这是怎么了?

生活中有些意外伤害和疾病往往会突然降临,如果处理不当,就会使小伤、小病变成重伤、大病,甚至危及生命。如果我们掌握一些急救与护理的基本知识,及时识别危急症状,一旦发生意外,在家中及时给予伤者适当的应急处置,就能达到赢得时间,减少伤残,挽救生命的目的。

我们该如何应对?

1. 头痛

通常是指局限于头颅上半部,包括眉弓、耳轮上缘和枕后连线以上部位的疼痛。头痛的原因繁多,头部外伤、脑膜受到刺激、脑血管收缩张力增加、脑部氧气不足等都会引起不同程度的头痛,其中有些是严重的致命疾患。必须尽快找到头痛的原因,才能解决头痛的问题。

（1）头痛发作时应减少活动,安静休息。

（2）注意观察和体会头痛发作的性质、时间、伴随症状,及时到医院做进一步检查。

（3）可用冰袋或冷毛巾敷在病人前额，以利止血和降低脑压。

（4）病人突然出现剧烈头痛伴呕吐，应及时拨打"120"寻求救助。病人应立即卧床休息，抬高床头30°，取头高脚低侧卧位或仰卧头偏向一侧，这样呕吐物就能流出口腔，防止呕吐物误吸入气管导致窒息。病人保持镇静，避免躁动，在救护车到来之前，家人不要随意搬动病人。

（5）血压高者，应按脑出血等疾病尽快急救及就医。

2. 窒息

真正的窒息在现实生活中很少发生，喝水呛到或是被食物噎到一般都不算是窒息。窒息发生时，患者不会有强烈的咳嗽，不能说话或是呼吸，脸会短时间内变成红色或青紫色。窒息一旦发生首先要迅速叫救护车抢救患者。在等待救护车的同时，需要采取以下措施：

（1）让病人身体前倾，用手掌用力拍患者后背两肩中间的位置。

（2）站在病人身后，用拳头抵住病人的腹部，用另一只手握住那个拳头，上下用力推进推出（5-1-2-1），腹部被突然地冲击，产生向上的压力，压迫两肺下部，从而驱使肺部残留空气形成一股气流，帮助异物排出。

（3）病人也可以将自己的腹部抵在一个硬质的物体上，比如椅子背、厨房台面，然后用力挤压腹部，快速向上冲击（图5-1-2-2），反复几次，让卡在喉咙里的东西排出来。

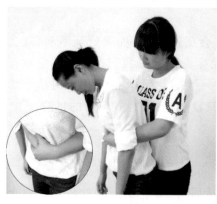
图5-1-2-1 腹部手拳冲击

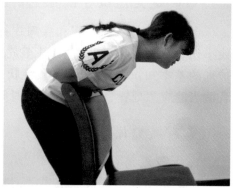
图5-1-2-2 自救挤压腹部

3. 晕厥

主要原因是脑血流量骤减，导致广泛性脑缺血、缺氧引起的突发性、短暂性、一过性的意识丧失而突然倒地或不能站立，可在短时间内恢复，如不能恢复，则说明源性病变严重。

（1）晕厥发作时，让病人取平卧位，解开衣领、乳罩、腰带，抬高下肢，以增加脑部血流量。

（2）注意盖好被子保暖，保持安静，喂服热水或糖水。

（3）经过急救处理后仍不能恢复，或因大出血或心脏病引起的晕厥，则要立即送医院急救。

4. 胸痛

引起胸痛的原因很多，常见的病变是胸部带状疱疹、肋软骨炎、肋间神经痛、肋骨骨折、胸膜炎、肺炎、肺癌、气胸、食管癌、心绞痛、心肌梗死和心包炎等。由于胸痛原因众多而复杂，应注意有无其他伴随症状，尽早查明原因以便正确处理。

（1）卧床休息，对因肺部疾病所致的胸痛病人，取患侧卧位可减轻疼痛。伴有胸闷、气急的胸痛或心脏病致胸痛者宜取半卧位。

（2）若为心绞痛发作时，应立即将备用的硝酸甘油放在舌下含服。

（3）经上述紧急处理后疼痛仍未缓解时，应速送医院急救。

5. 咯血

是指喉部以下的呼吸道或肺血管破裂，血液随咳嗽经口腔咯出。咯血常伴有喉部作痒，血液与痰液混在一起，色鲜红、带泡沫。常见原因有呼吸道疾病、心血管疾病及血液系统疾病等。

（1）咯血量小的病人应静卧休息。

（2）大量咯血者应绝对卧床休息，取平卧位，头应偏向一侧，或取侧卧位，既保持呼吸道畅通，又可避免因不慎将咯出的血块吸入气管或肺部而引起窒息。

（3）发现病人出现极度烦躁不安，表现恐惧或精神呆滞，喉头作响，突然胸闷，挣扎坐起，继而气促、发绀、牙关紧闭和神志不清，说明病人将面临咯血窒息的危险。此时护理者应迅速将病人抱起，使其头朝下，上身与床沿成45°～90°角，轻托病人的头部使其向背部屈曲，以减少气道的弯曲，并拍击病人背部（图5-1-2-3），尽可能倒出滞留在气道内的积血，这样可有利于血块咯出而解除险情，恢复呼吸道通畅。

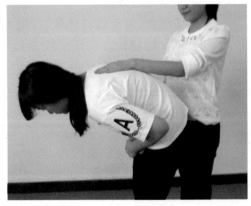

图5-1-2-3　拍背法

（4）大咯血病人应暂禁饮食。咯血停止后或少量咯血时,应给予温凉流汁或半流汁。忌服浓茶、咖啡等刺激性饮料,并保持大便通畅。

（5）因咯血而被污染的衣、被应及时更换,咯出的血痰及时倒去,以避免给病人造成不良刺激。

6. 呕血与便血

常见于消化道溃疡及门静脉高压引起的食管、胃底静脉曲张破裂出血。呕血一般为咖啡色或暗红色,有时可伴有食物残渣;胃内的出血若往下消化道去,则引起便血,其大便为柏油样的黑便。

（1）发生呕吐鲜血或排黑便时,安慰病人,切忌惊慌、紧张,因为过分紧张能使血压升高,加重出血。

（2）绝对卧床休息,取平卧头低脚高位,头偏向一侧,及时清除口腔内的积血,以免血液误吸入气管而造成窒息。

（3）绝对禁食禁水。

（4）可用冰袋放在胃部,起到一定的止血作用。

（5）当病人呕血或便血量较大时,应立即送医院急诊,途中注意保暖。

7. 腹痛

是指病人自觉腹部突发性疼痛,常由腹腔内或腹腔外器官疾病引起,常为阵发性并伴有恶心、呕吐及出汗等一系列相关症状。

（1）卧床休息,观察腹痛初起时和现时的疼痛部位,注意疼痛的经过,与大、小便及饮食是否有直接关系,还应该注意与疼痛一起出现的还有哪些症状(如恶心、呕吐、血尿、便血、腹泻、发热等),这些情况必须详细记录下来,以便在去医院就诊时供医生参考。

（2）急性腹痛在没有确诊时不能吃止痛药,更不能打止痛针,以免掩盖病情,使医生难以诊断。

（3）严格禁食,避免腹部热敷,以免加重病情。

（4）成年女性急性腹痛则要注意月经情况,有无停经史,如系宫外孕破裂出血,则将迅速出现面色苍白、冷汗、血压下降甚至休克,须立即送医院抢救。

温馨提示

（1）一旦家中出现危重病人,救护人员自身要镇静,切忌慌张。现场家庭人员的及时救护,对病人的安全与预后至关重要。

（2）在进行急救的同时要安慰病人,因为稳定情绪是十分必要的,这样才能确保急救取得理想的效果。

（3）不要用力随意推摇、搬动病人，如遇骨折、脑出血，随意搬动会扩大病情。

（4）快速联系急救帮助，接受专业指导，以免延误病情。

反思与拓展

家庭急救护理只是针对家庭中的紧急突发急症吗？对患有慢性疾病的病人是否可以放松警惕呢？

其实家庭急救涉及范围广泛而复杂。因为，人的疾病有千种万种，体质也不相同，病情变化自然千差万别。所以，当一个人的生理和心理的完整性被破坏，并出现无法确定的健康照顾问题时，就会有紧急征象存在。慢性疾病已成为我国疾病谱中的主要疾病，而慢性疾病即是急重症的基础，各种慢性疾病都有可能急性发作。如患有冠心病的人会突然出现急性心肌梗死，高血压病人会因某些诱因导致血压急剧升高而出现高血压危象，糖尿病病人会发生糖尿病性昏迷等。因此，对患有慢性疾病的病人也要注意预防和及时发现紧急征象，采取初步救护，这对挽救生命、减少并发症和降低死亡率都是非常重要的。

第二节　怎样进行心肺复苏

相关情景

王先生，56岁，某大公司经理，患有冠心病，平日工作非常繁忙。某日在家中饮酒时突然倒地不省人事，虽然家人很快拨打了"120"急救电话，可医生到来时已经错过了最佳救治时机，医生说王先生是心跳呼吸突然停止，如果当时家人能及时实行心肺复苏术，就有救活的希望。

这是怎么了？

这种出乎意料的突然死亡，医学上又称猝死。是指各种原因引起的,在未能预计的情况和时间内心脏突然停止跳动,大动脉搏动与心音随之消失,重要器官(如脑)严重缺血、缺氧,导致生命终止。如得不到即刻及时的抢救复苏,4~6分钟后就会造成人体重要器官组织不可逆的损害,这是因为人体没有储氧器官,一旦心跳呼吸停止,18秒后脑缺氧,30秒后昏迷,60秒后脑细胞开始死亡,6分钟后脑细胞几乎全部死亡。猝死多数在家中或正常工作中发生,因此,即时的现场救护就显得非常重要,能为进一步抢救直至挽回心搏骤停病人的生命赢得最宝贵的时间。所以,我们不能单纯等待医护人员到现场抢救,每一个人都应该学会家庭急救护理的第一步,掌握心肺复苏的基本方法。

 我们该如何应对?

心肺复苏术又称CPR,是一种在病人停止呼吸或停止心跳情况下用人工呼吸和胸外按压进行抢救的急救技术。凡溺水、心脏病、高血压、车祸、触电、药物中毒、气体中毒、异物堵塞呼吸道等导致的呼吸、心搏骤停,均可采用心肺复苏术维护脑细胞及器官组织不致坏死。心肺复苏的步骤如下:

1. 确保周围环境安全

眼睛环顾四周,避免人群围观,移开危险物品,保证环境安全。

2. 判断意识

轻拍病人双肩并在病人双耳边大声呼唤,如"你还好吗? 你没事吧? 你能听到我吗? 你怎么了?"诸如此类,若患者对拍打呼唤完全没有反应表示意识丧失。同时用耳贴近患者口鼻,如未感到有气流或胸部无起伏,则表示病人已无呼吸。

3. 呼救

立即向周围人群呼救,并嘱他人拨打"120"急救电话。

4. 摆正病人的体位

将病人放置于仰卧位,注意头、颈、躯干在一条直线上,解开颈扣及腰带,暴露胸部。

5. 判断颈动脉搏动

用右手中指、食指摸到喉结再向旁移1~2 cm,可触摸到病人的颈动脉,判断有无动脉搏动,这个判断过程要求在10秒内完成,若颈动脉无搏动,则应立即行胸外按压。

6. 胸外心脏按压

按压部位在两乳头连线中点处,双手掌根重叠放在这个区域,手指伸直或交叉互扣。按压时,上身前倾,双臂伸直,双肩正对病人胸骨上方,垂直向下用力按4～5 cm,然后放松(图5-2-1),但双手不要离开胸部。节奏要均匀,可口念或默数01、02、03、04、05至25,口念26、27、28、29、30,频率>100次/分钟。

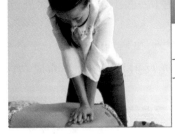

掌根部下压,手指上翘,两臂伸直,垂直于胸壁。

下压深度:4~5 cm
下压频率:80~100次/分钟

图 5-2-1　胸外按压

7. 开放气道

检查口腔如有异物、分泌物或义齿,应先清除并取出义齿。抢救者将一手掌小鱼际(小拇指侧)置于患者前额,下压使其头部后仰,另一手的食指和中指置于靠近颏部的下颌骨下方,将颏部向前抬起,帮助头部后仰,气道开放。必要时拇指可轻牵下唇,使口微微张开。

8. 人工呼吸

用压住前额的那只手捏紧病人双侧鼻孔,然后用口唇包紧病人的口唇,在保持气道畅通的操作下,平稳地向内吹气。但要注意,千万不要漏气,如果吹气有效,其胸部会膨起,并随着气体的呼出而下降(图5-2-2)。吹气后,急救者口唇离开,并松开捏鼻子的手指,使气体呼出,同时侧转头呼吸新鲜空气,再进行第二次吹气。每次吹气的时间成人不少于1秒,频率为8～12次/分钟。

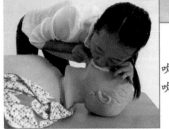

捏紧鼻翼,抢救者正常吸气,口对口包紧,快而深的吹气。

吹气量:800~1200 mL
吹气频率:80~100次/分钟

图 5-2-2　人工呼吸

9.复苏效果判断

(1)触摸颈动脉搏动,有效时每次按压后就可触到一次搏动。若停止按压后搏动停止,表明应继续进行按压。如停止按压后搏动继续存在,说明病人自主心搏已恢复,可以停止胸外心脏按压。

(2)看病人胸廓有无起伏,如有起伏说明自主呼吸恢复,可以停止人工呼吸。若病人胸廓无起伏,人工呼吸应继续进行。自主呼吸很微弱时同样应坚持人工呼吸。

(3)如病人有眼球活动,口唇、甲床转红,甚至手脚可活动,观察瞳孔时,可由大变小,并有对光反射,则表示复苏成功,等待送入医院进一步治疗。

(4)当有下列情况可考虑终止复苏:①心肺复苏持续30分钟以上,仍无心搏及自主呼吸,现场又无进一步救治和送治条件,可考虑终止复苏;②脑死亡,如深度昏迷、瞳孔固定、角膜反射消失,将病人头向两侧转动,眼球原来位置不变等,如无进一步救治和送治条件,现场可考虑停止复苏。

温馨提示

(1)胸外心脏按压术只能在病人心脏停止跳动时才能施行。

(2)胸外心脏按压的位置必须准确,不准确容易损伤其他脏器。按压的力度要适宜,过大过猛容易使胸骨骨折,引起气胸血胸;按压的力度过轻,胸腔压力小,不足以推动血液循环。

(3)口对口吹气量不宜过大,一般不超过1200 mL,胸廓稍起伏即可。吹气时间不宜过长,过长会引起急性胃扩张、胃胀气和呕吐。吹气过程要注意观察病人气道是否通畅,胸廓是否被吹起。

(4)人工呼吸要与胸外按压交替进行,严格按吹气和按压的比例操作,按压30次,吹气2次为一个循环,吹气和按压的次数过多和过少均会影响复苏的成败。

(5)施行心肺复苏术时应将病人的衣扣及裤带解松,以免引起内脏损伤。

(6)如确定病人为胸部内伤、张力性气胸,或严重的肺气肿等则不能做胸外心脏按压。

反思与拓展

当婴儿与儿童出现意外,发生呼吸、心跳停止时,心肺复苏术的方法与成人是否完全相同呢？

在心肺复苏中，我们称1岁以内的小儿为婴儿，1～8岁为儿童。其心肺复苏处理基本同成年人，但有以下几点特殊之处。

1. 判断意识

婴儿对言语如不能反应，可以用手拍击他的脚或肩膀，并呼唤他，如能哭泣，则为有意识。如果他没有反应，马上叫人拨打"120"急救电话，同时快速而轻柔地把宝宝脸朝上放到一个稳固的物体表面上。

2. 打开宝宝的气道

用一只手扶着宝宝的头向后仰，另一只手轻轻地抬起他的下巴（婴儿的头不用向后倾斜很多就可以打开气管）。检查生命迹象（活动和呼吸），低下头靠到宝宝的嘴前，眼睛看向他的脚，检查他的胸部是否有起伏，并仔细听是否有呼吸声。如果他在呼吸，应该能感觉到他呼到面颊上的气。但整个过程不要超过10秒钟。

3. 检查肱动脉

婴儿因颈部肥胖，颈动脉不易触及，可检查肱动脉。肱动脉位于上臂内侧，肘和肩之间，抢救者大拇指放在上臂外侧，食指和中指轻轻压在内侧即可感觉到脉搏。在施行心肺复苏后1分钟内，应再次检查肱动脉搏动。

4. 人工呼吸

如果婴儿没有呼吸，抢救者的嘴必须将婴儿的口及鼻一起盖严（图5-2-3）；如病人为儿童，则就像对成人一样，捏住鼻子，包住嘴进行人工呼吸。做两次人工呼吸，轻轻吹两口气，每次1秒钟。吹气的力量以胸廓上升为度。人工呼吸的频率，婴儿为每分钟20次，儿童为每分钟15次。

要注意，宝宝的肺比较小，吹气时不可太用力，吹气太用力或太快会使气体进入宝宝的胃，或者会伤害到宝宝的肺。

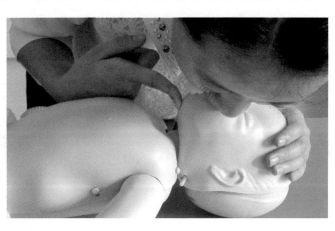

图5-2-3　小儿人工呼吸

5. 胸外按压部位及方法

胸外按压的部位在胸骨中部，两乳头之间的连线中点。对婴儿用中、食两个指头进行按压，胸骨下陷深度为 1.5 ~ 2.5 cm（图5-2-4）；对儿童用一只手掌根，下陷深度为 2.5 ~ 4.0 cm。要垂直向下按压，动作要均衡流畅，不能急促。

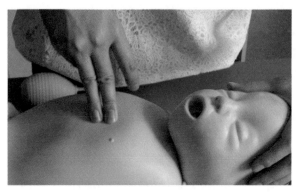

图 5-2-4　小儿胸外按压

6. 胸外按压频率与人工呼吸比例

婴儿胸外按压频率应至少100次/分钟。儿童同成人一样，胸外按压和人工呼吸的比例是30∶2，婴儿则为3∶1。

7. 重复按压和吹气

重复进行30次胸外心脏按压和2次人工呼吸。如果只有你单独和宝宝在一起，在进行2分钟急救后，即拨打"120"或当地的急救电话。继续抢救，直到急救人员赶来，若经抢救后呼吸恢复，应立即去医院继续诊治。

第三节　怎样处理常见损伤

一、挫伤

相关情景

李女士，30岁，某日搬家时不小心将胳膊压于桌子底下，朋友帮忙取出后局部青紫出现瘀斑，疼痛且活动受限，但她未予重视，未作任何处理。两天后出现大片的青紫肿胀，疼痛难忍，前去医院就诊发现皮下血肿，怀疑已感染。

😀 这是怎么了？

日常生活中挫伤是比较常见的,是指因钝性暴力作用于人体软组织而发生的非开放性损伤,如撞击、挤压、摔倒是最常见的原因。头部、关节、胸壁、骨盆部、腰部等为多发部位,如脑挫伤、肾挫伤、胸部挫伤、手指挫伤等。针对这些挫伤的问题,如果不及时处理或处理不当,就可能会使小问题变成大问题,局部的青紫变成大片的青紫肿胀,且疼痛加剧,严重时甚至会出现血肿或感染的情况。因此,掌握一些基本的应急与护理知识是非常必要的,以便及时给予正确处理,这样不但可以减轻病人的痛苦,也可以加快病人恢复的速度,还可以省下不必要的医药费用。

😊 我们该如何应对？

1. 冷敷

一般在24小时内,越早越好。如果皮肤完整,无破损,可在冷水中浸泡或将毛巾浸湿做冷敷,也可将冰块敲碎装在布袋里,做局部冷敷。冷敷的目的主要是使毛细血管收缩,减轻局部充血、组织肿胀及皮下瘀血的情况,也有一定的止血作用;同时可抑制局部组织细胞的活动,降低人体对疼痛的敏感性,起到一定的止痛效果;还可降低细菌及组织的活动能力,具有消炎、减慢炎症扩散的作用。

2. 热敷

一般在挫伤24～48小时后,可改用热敷,如使用热水袋,温度一般控制在60～70 ℃,但小儿和老人温度要低些,一般以48～50 ℃为宜。装水至袋的1/3~1/2即可,然后驱尽袋内的空气,绑紧开口,装入布套内,进行局部热敷。热敷的目的是使局部毛细血管扩张,减轻深部组织充血,起到一定的止痛作用,也可促进局部炎症的吸收,使肌肉及肌肉腱松弛,利于关节活动。

3. 药物

可配合吃一些消炎药或活血化瘀药,也可局部敷药,如红花油、三七等,然后用绷带固定,限制活动,有利于恢复。

😊 温馨提示

(1)一旦发生挫伤,应给予重视,做出相应的应急处理,不要等待其自行痊愈,以防发生感染。

（2）冷敷时需注意局部皮肤有无变色、感觉麻木、发紫等，如出现这些情况，应立即停止，以防冻伤。

（3）热敷时注意观察皮肤的情况，以防烫伤。

（4）保持局部皮肤清洁、干燥、卫生。

（5）若出现肋骨骨折、肌腱损伤、血肿、感染等严重情况时，应立即到医院接受专业治疗，以免延误病情。

反思与拓展

挫伤是否都属于一般性小损伤呢？看似没有明显外伤的挫伤是否会有危险呢？

其实，挫伤根据所受暴力程度不同其症状有轻有重，如轻度挫伤一般为毛细血管溢血，毛细淋巴管流出的淋巴液积聚于肌肉和结缔组织之间，造成局部青紫、肿胀，疼痛明显。重度挫伤则可引起血肿甚至休克，从而威胁生命，如肾挫伤、脑挫伤等。不同部位的挫伤有不同的临床表现，如关节挫伤可在运动时出现明显疼痛，胸壁挫伤可出现血胸甚至肋骨骨折、并发休克和心肺功能异常等。所以，看似没有明显外伤的挫伤也可能有危险，我们必须认真检查，以便及时发现，做好急救处理。如为特殊部位的挫伤伴有大血肿、骨折或休克时，须立即送医院采取相应治疗措施。

二、踝扭伤

相关情景

李先生，30岁，某日下午和朋友去打篮球，跳起投篮落地时突然失足落空，之后脚踝处肿胀疼痛，但他还是坚持走路回家，到家后脚踝处肿胀加重，疼痛难忍，不得已前去医院就诊。

这是怎么了？

生活中如滑倒、转动、急停、失足落空、陷入洞穴而急速拔出、跳跃等活动时，踝关节受到间接的机械外力超出其生理所能承受的活动范围，瞬息间的过度伸展、屈曲或扭转等动作，会引起肌肉、肌腱、韧带、筋膜、关节囊等组织产生撕裂、断裂或移位等，就会造成踝扭伤。踝扭伤是以局部肿胀、疼痛、活动受限、皮色紫青为主要表现的损伤性疾病。运动损伤中发生率最高,大多是在过度运动,运动前没有进行合理的热身,身体失去重心,落地时踩在别人的脚上或脚被绊倒时出现。而出现这些情况时,如果我们立即限制活动,正确采取一定的应急和护理措施,不但能减轻病人的疼痛,而且能加快恢复的速度。

踝扭伤俗称"崴脚",扭伤类型如图 5-3-2-1。临床上外侧韧带损伤较为常见,其临床表现是踝外侧疼痛、肿胀、走路跛行,有时可见皮下瘀血,外侧韧带部位有压痛,足内翻时会引起外侧韧带部位疼痛加剧。

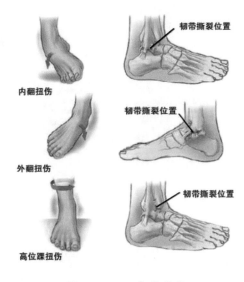

图 5-3-2-1　扭伤类型

我们该如何应对?

1. 限制活动

禁止走路,避免立即在局部按揉。

2. 抬高患肢

可加快血液、淋巴液回流,不至于使血液瘀积于血管损伤处。

3. 冷敷

冷敷能使血管收缩,减轻局部充血,降低组织温度,起到止血、消肿、止痛的作用。常用冷毛巾或冰袋局部冷敷。冷敷方法:将冷水浸泡过的毛巾放于伤部,每3分钟左右更换一次,也可以用冰块装入塑料袋内进行外敷,每次20~30分钟。夏季则可用自来水冲洗,冲洗时间一般在4~5分钟左右,不宜太长。

4. 热敷

踝部扭伤24~48小时后,则改用热敷疗法,因为热敷能改善血液和淋巴液循环,有利于伤处瘀血和渗出液的吸收。热敷方法:将热水或热醋浸泡过的毛巾放于伤处,5~10分钟后毛巾已无热感时更换。每天进行1~2次,每次热敷约30分钟即可,也可热水泡脚。

5. 按摩

轻微扭伤病人可在3天后进行轻手法按摩,按摩力度以病人有酸胀感为宜。

6. 包扎固定

热敷后可涂洒一些云南白药或红花油(孕妇禁用)等,然后用绷带进行包扎固定(图 5-3-2-2)。为达到更好的治疗效果,也可同时服用一些内服药,如三七胶囊、舒筋活血片等。也可采用艾叶草进行煮水熏洗,每次熏洗 20 ~ 30 分钟,每天熏洗 1 ~ 2 次,具有活血化瘀、舒筋活络、止痛的功效,便宜更实惠。

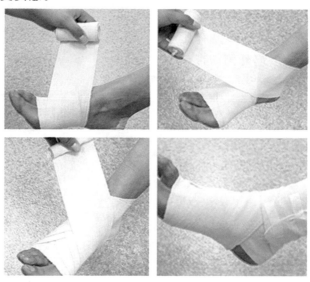

图 5-3-2-2　绷带包扎

温馨提示

(1)踝关节扭伤后,局部软组织(肌肉、血管及韧带)因暴力损伤而出血或渗血,使踝部肿胀疼痛,活动后症状会加重。损伤初期盲目热敷处理或草率地揉捏按摩反而会加重踝部伤痛,致使伤处血管扩张,增加出血量,使伤情进一步恶化。

(2)冷敷时需注意局部皮肤有无变色、感觉麻木、发紫等,如出现这些情况,应立即停止,以防冻伤。

(3)热敷时注意观察皮肤的情况,以防烫伤。

(4)注意饮食,忌辛辣食物,多吃一些高蛋白类的食物,如豆类、牛奶、骨头汤、牛肉等。

(5)踝扭伤后期,适当的恢复性锻炼是非常重要的,它可以促进血液循环和关节复位,以达到促进康复的疗效。

护理家园——家庭全过程健康照顾

◎ 反思与拓展

踝扭伤会给人们带来痛苦和不便,在日常生活中怎样来预防扭伤的发生呢?

(1)训练方法要合理:掌握正确的训练方法和运动技术,科学地增加运动量。

(2)准备活动要充分:在实际工作中,我们发现不少运动损伤是由于准备活动不足造成的。因此,在训练前做好准备活动是十分必要的。

(3)注意间隔放松:在生活中,为了更快地消除肌肉疲劳,防止由于局部负担过重而出现的运动伤,间歇的休息非常重要。

(4)防止局部负担过重:训练中运动量过分集中,会造成机体局部负担过重而引起运动损伤。

(5)加强易伤部位肌肉力量练习:据统计,在运动实践中,肌肉、韧带等软组织的运动伤最为多见。因此,加强易伤部位的肌肉练习,对于防止损伤的发生具有十分重要的意义。

三、烫伤

相关情景

张某,14岁,学生。打水时不慎将开水壶打翻,壶中的开水泼在了左脚上,当时疼痛难忍,其他同学帮她脱下袜子,结果撕裂了脚面的水泡,又因红肿明显用纱布包扎足部,两天后左脚肿胀更加明显,疼痛加剧,怀疑感染,才前去医院就诊。

😷 这是怎么了?

在我们的生活中,经常会遇到各种原因引起的烫伤,常见于小儿,如开水、烫粥等,也可见于生产过程中的意外事故,如铁水、钢水等。烫伤占各种烧伤原因的85%～90%,尤其以5岁以下儿童和20～30岁青年最多,夏季6～8月发生率高,手、头、面颈、四肢等暴露部位最易烫伤。

发生烫伤后,热力作用于皮肤和黏膜,不同层次的细胞因蛋白质变性和酶失活等原因发生变质、坏死,而后脱落或成痂。强热力则可使皮肤甚至其深部组织炭化。烫伤区及其邻近组织的毛细血管,可发生充血、渗出、血栓形成等变化。渗出是血管通透性增高的结果,渗出液为血浆成分(蛋白浓度稍低),可形成表皮真皮间的水泡和其他组织的水肿。

面积较小、较浅表的烫伤,除疼痛刺激外,对全身影响不明显。面积较大、较深的烫伤,则可引起下述的全身性变化。

1. 血容量减少

伤后24～48小时内,毛细血管通透性增高,血浆成分丢失到组织间(第三间隙)、水泡内或体表外(水泡破裂后),故血容量减少。严重烫伤后,除损伤处渗出外,其他部位因受体液炎症介质的作用也可有血管通透性增高,故血容量更加减少。除了渗出,烫伤区因失去皮肤功能而水分蒸发加速,加重了脱水。机体在血容量减少时,会通过神经内分泌系统调节,降低肾的泌尿以保留体液,并产生口渴感。毛细血管的渗出经高峰期后可减少至停止,组织间渗出液可逐渐吸收。然而,如果血容量减少超过机体代偿能力,则可造成休克。

2. 能量不足和氮负平衡

伤后机体能量消耗增加,分解代谢加速,出现负氮平衡。

3. 红细胞丢失

较重的烫伤可使红细胞计数减少,其原因可能是血管内凝血、红细胞沉积、红细胞形态改变后易破坏或被网状内皮系统吞噬,故可出现血红蛋白尿和贫血。

4. 免疫功能降低

伤后低蛋白血症、氧自由基增多、某些因子释出,均可使免疫力降低。中性粒细胞的趋化、吞噬和杀灭作用也削弱,所以烫伤容易并发感染。

我们该如何应对?

1. 用凉开水或纯净水冲洗伤口

无论是开水烫伤还是蒸汽烫伤,应先降低烫伤皮肤温度,减少烫伤处的进一步损伤,同时用水冲洗也能减少疼痛。如果伤口没有破开,则浸泡10分钟左右;如果伤口处已经破开,就不可再行浸泡,以免感染。如果烫伤面积过大,应把整个身体浸泡在浴缸里。也可使用毛巾沾水敷在不能用水冲洗的部位。

2. 不要急切地脱掉衣物

当烫伤处在有衣物覆盖的地方时,不要着急脱掉衣物,以免撕裂烫伤后的水泡,可先用水冲洗降温,再小心地去掉衣物。

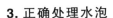

3. 正确处理水泡

如果烫伤处有水泡,一般不要弄破,以免留下疤痕,但是有时水泡较大或处在关节等较易破损处,则需用消毒针扎破。如果水泡已经破掉,则需用消毒棉签擦干水泡周围流出的液体。

4. 用纱布进行包扎

可先在烫伤处涂上一些药膏,然后用无菌纱布包扎,两天后解开纱布,查看创处,如果出现好转,应继续涂些药膏,然后再行包扎。一般的烫伤两周内即可愈合,但如果发现伤口处感染,应立即找医生治疗。

5. 保护好伤口

烫伤处应避免在阳光下直射,包扎后的伤口不要触水,烫伤的部位也不要过多活动,以免伤口与纱布摩擦,增加伤口的愈合时间。

6. 发生二度烫伤的处理办法

烫伤过于严重,达到二度烫伤时应先用干净纱布覆盖或暴露,然后迅速送往医院就医,不可在创面上涂抹药物。

温馨提示

(1)不要使用冰块冷敷创口处,以免温度过低致使已经破损的皮肤伤口恶化。

(2)不可烫伤后立刻涂抹牙膏,牙膏会使皮肤热气无处散发,只能往皮下组织深处扩散,从而造成更深一层的伤害。

(3)不要使用酱油治疗伤口,首先酱油不具备治疗功能,其次酱油的颜色会影响医生的诊断。

反思与拓展

当发生烫伤时,是可以自己在家中处理还是需要立即去医院就诊呢?

这需要我们学会正确估计烫伤的深度,烫伤程度分为三度:

(1)一度烫伤:最轻的烫伤,只损伤皮肤表层,局部有轻度红肿、无水泡、疼痛明显。处理方法:家里如果有芦荟,可以用芦荟汁涂于伤口,能够起到治疗作用;如果没有,可以到药店购买一些万花油或者烫伤膏,不过这些都是治疗浅度烫伤的药物,只适用一度烫伤,深度烫伤需要用专业的烫伤药。

(2)二度烫伤:中度烫伤,不但损伤表皮,而且也伤及皮肤中层,有水泡,疼痛明显。处理方法:应立即送往医院治疗,若条件不允许,送医院之前可采用以下应急措施:①先用上述降温方法给伤处降温;②如果伤口有异物,可用凉开水清洗去除;③如果有烫伤药,及时使用烫伤药,如果没有可以参照一度烫伤处理的方法,能够缓和伤势,及时送去医院接受专业治疗;④严重的烫伤不可包扎,用暴露疗法对伤势恢复有好处,可以加快恢复速度,降低留疤概率;⑤如果有口渴的感觉,需口服淡盐水补充水分。

（3）三度烫伤:最严重的烫伤,皮下组织、脂肪、肌肉都受到损伤,呈灰色或红褐色,甚至会变黑变焦,此时由于神经受到损伤,疼痛不明显。处理方法:应立即将病人送往医院治疗,以免危及生命。到达医院之前需密切观察病情变化。

在日常生活中小儿发生烫伤的危害较高,我们该怎样来预防宝宝烫伤呢?

（1）寒冷的冬季使用热水袋保暖时,热水袋外边用毛巾包裹,手摸上去不烫为宜。注意热水袋的盖一定要拧紧,经检查无误才能放置于包被内,要定时更换温水,既保暖又不会烫伤宝宝。

（2）给宝宝洗澡时,应先放冷水后再兑热水,水温不高于40 ℃。热水器温度应调到50 ℃以下,因为水温在65～70 ℃时,两秒钟之内就能严重烫伤宝宝。

（3）暖气和火炉的周围一定要设围栏,以防宝宝接触。

（4）将厨房的门上锁,不要让宝宝轻易进入厨房。

（5）将可能造成烫伤的危险品移开或加上防护措施,如热水瓶不要放在桌子上,熨斗等电器用具要放在宝宝够不到的地方。桌子上不要摆放桌布,防止宝宝拉下桌布,弄倒桌上的饭碗、暖瓶而烫着自己。

（6）家庭成员要定期进行急救知识培训,并检查落实情况。时常提醒宝宝自我防烫伤。如看见宝宝想用手去摸暖气、热饭碗、火炉等,家人可以赶紧先将自己手指触一下这些东西,然后急忙缩回,一边装着很烫的样子,一边喊"烫""疼",宝宝看后,就不敢动手去摸了。

第四节　怎样应对常见意外

一、出血

相关情景

张先生,20岁,昨日下午与人打架,不小心被水果刀割破了胳膊,胳膊中间有喷射样出血,随意用衣服将伤口包裹上,未予其他处理,到家后面色苍白,皮肤湿冷,家人立即将其送往医院求治。

 这是怎么了?

血液是流经心脏和血管的不透明红色液体,主要成分为血浆、血细胞,还有各种营养成分,如无机盐、氧、激素等,有营养组织、调节器官活动和防御有害物质的作用。人体内的血液量是体重的7%~8%,假如一个未成年人的体重为60 kg,则其血液量为4200~4800 mL。

血液自心、血管腔流出,称为出血。流出的血液逸入体腔或组织者,称为内出血;血液流出体外称为外出血。对于外出血的原因,日常生活中,割伤、刺伤和擦伤等比较常见。如动脉出血:血液鲜红,量多,呈喷射状,短时间内大出血,可危及生命;静脉出血:血液暗红,量中等,呈涌出状或徐徐外流,速度稍缓慢;毛细血管出血:血液鲜红,量少,呈水珠样流出或渗出,多能自行凝固。一旦遇到外伤出血,快速、正确、及时地处理出血非常重要。

 我们该如何应对?

(一)止血

1.指压止血法

用于急救处理较急剧的动脉出血。手指压在出血动脉的近心端(靠近心脏)的邻近骨头上,阻断血运来源。在手头一时无包扎材料和止血带时,或运送途中放止血带的间隔时间,可用此法起到止血作用。优点是方法简便,能迅速有效地达到止血目的,缺点是止血不易持久,压迫位置必须准确才能见效。

常用压迫止血点有:

(1)头面部出血:①压迫颞动脉:手指压在耳前下颌关节处,可止同侧上额、颞部及前头部出血(图5-4-1-1)。②压迫面动脉:面部血供来自两侧动脉,对准伤侧下颌角前约1 cm的凹陷处,用拇指向内向上压迫面动脉止血(图5-4-1-2)。③压迫颈动脉:将同侧胸锁乳突肌中段前缘的颈动脉压至颈椎横突上,可止同侧头颈部、咽部等较广泛出血(图5-4-1-3)。注意不能压迫时间太长,更不能两侧同时压迫,否则会引起严重脑缺血;注意不要因匆忙而将气管压住,引起呼吸受阻。

(2)手掌、手背出血:压迫手腕横纹稍上方内外侧的尺、桡动脉止血(图5-4-1-4)。

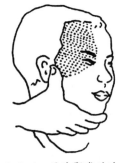 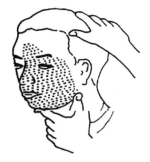

图5-4-1-1　压迫颞浅动脉止血法　　　图5-4-1-2　压迫面动脉止血法

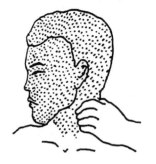 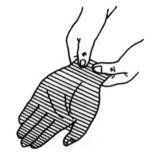

图5-4-1-3　压迫颈动脉止血法　　　图5-4-1-4　压迫尺、桡动脉止血法

(3)肩部和上肢出血:①压迫锁骨下动脉:在锁骨上窝内1、3处按到动脉搏动后,将其压在第一肋骨上,可止肩部、腋部及上肢出血(图5-4-1-5);②压迫肱动脉:在肱二头肌沟骨触到搏动后,将其压在肱骨上,可

止来自上肢下端前臂、手部的出血(图5-4-1-6)。

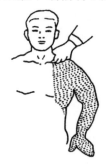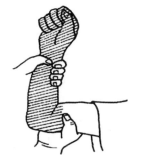

图5-4-1-5　压迫锁骨下动脉止血法　　图5-4-1-6　压迫肱动脉止血法

(4)下肢出血:在大腿根部内侧压迫股动脉,可止下肢出血(图5-4-1-7)。

(5)足部出血:用两手拇指分别压迫足背中部近足踝处的胫前动脉和内踝与跟腱之间的胫后动脉搏动点止血(图5-4-1-8)。

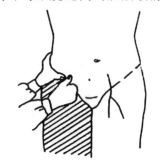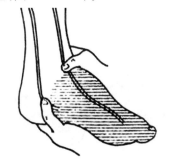

图5-4-1-7　压迫股动脉止血法　　图5-4-1-8　压迫胫前、后动脉止血法

2. 止血带止血法

适用于四肢大动脉的出血,是用橡皮管或胶管止血带将血管压瘪而达到止血的目的(图5-4-1-9)。

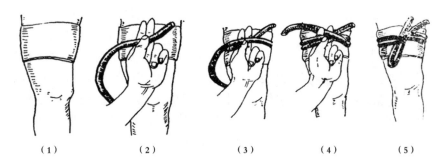

（1）　　　　（2）　　　　（3）　　　　（4）　　　　（5）

图5-4-1-9　止血带止血法

3. 布条止血带

将三角巾折成带状或将其他布带绕伤肢一圈，打个蝴蝶结，取一根小棒穿在布带圈内，提起小棒拉紧，将小棒依顺时针方向绞紧，将绞棒一端插入蝴蝶结环内，最后拉紧活结并与另一头打结固定。

4. 直接压迫止血法

适用于较小伤口的出血，用无菌纱布直接压迫伤口处，压迫约10分钟。

5. 填塞止血法

适用于颈部和臀部较大较深的伤口。先用镊子夹住无菌纱布塞入伤口内，如一块纱布止不住出血，可再加纱布，最后用绷带或三角巾绕颈部至对侧臂根部包扎固定。

6. 加垫屈肢止血法

适用于前臂和小腿的出血。在肘窝、腘窝处加垫（如一卷绷带），然后强力屈曲肘关节、膝关节，再用三角巾或绷带等缚紧固定。对已有或怀疑有骨折或关节损伤者禁用（图5-4-1-10）。

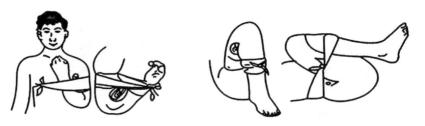

图5-4-1-10　加垫屈肢法

（二）包扎

1. 加压包扎止血法

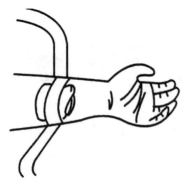

图5-4-1-11　加压包扎止血法

是最常用的止血方法，适用于各种伤口。方法：用无菌敷料覆盖伤口，然后用纱布、绵垫放在无菌敷料上，再用绷带或三角巾加压包扎。紧急情况下，毛巾、围巾、领带、长袜等都可以临时替代绷带作包扎用。包扎时松紧要适宜，以既能止血，又不阻断肢体的血流为准（图5-4-1-11）。

2. 绷带包扎法

（1）环形包扎法：用于肢体较小或圆柱形部位，如手、足、腕部及额部，亦用于各种包扎起始时。绷带卷向上，用右手握住，将绷带展开约8 cm，左手拇指将绷带头端固定于需包扎部位，右手连续环形包扎局部，其圈数按需要而定，用胶布固定绷带末端（图5-4-1-12-A）。

（2）蛇形包扎法：在急救缺乏绷带或暂时固定夹板时使用，绷带不互相掩盖（图5-4-1-12-B）

（3）螺旋形包扎法：用于周径近似均等的部位，如上臂、手指等。从远端开始先环形包扎两圈，再向近端呈30°角螺旋形缠绕，每圈重叠前一圈2/3，末端胶布固定（图5-4-1-12-C）。

（4）螺旋反折形包扎法：用于周径不等部位，如前臂、小腿、大腿等，开始先做两圈环形包扎，再做螺旋包扎，然后以一手拇指按住卷带上面正中处，另一手将卷带自该点反折向下，盖过前一圈1/3或2/3。每一次反折须整齐排列成一直线，但每次反折不应在伤口与骨隆突处（图5-4-1-12-D）。

（5）"8"字形包扎法：用于肩、肘、腕、踝等关节部位的包扎和固定锁骨骨折。以肘关节为例，先在关节中部环形包扎两圈，绷带先绕至关节上方，再经屈侧绕到关节下方，过肢体背侧绕至肢体屈侧后再绕到关节上方，如此反复，呈"8"字连续在关节上下包扎，每圈与前一圈重叠2/3，最后在关节上方环形包扎两圈，胶布固定。（图5-4-1-12-E）。

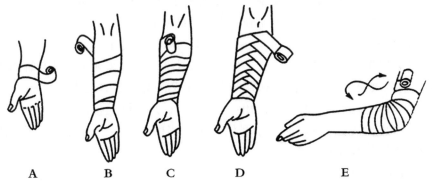

图5-4-1-12　四肢绷带包扎法

（6）回返性包扎法：用于头顶、指端和肢体残端，为一系列左右或前后返回包扎，将被包扎部位全部遮盖后，再做环形包扎两圈（图5-4-1-13）。

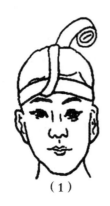
（1）

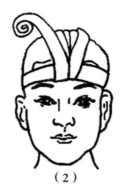
（2）

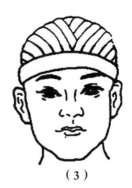
（3）

图5-4-1-13　回返性包扎法

 温馨提示

一旦遭遇外伤出血,快速止血是现场急救的首要步骤。没有经过急救专业培训的人,在抢救病人时,最好采用指压止血法,只有在万不得已的情况下才可使用止血带。因为控制止血带的压力和压迫时间不当,动脉血管被压迫处以下的部位会因缺血、缺氧时间过长而肌肉组织变性甚至坏死,导致严重后果。

因此,在使用止血带时应注意:

（1）部位:上臂外伤大出血应扎在上臂上1/3处,前臂或手大出血应扎在上臂下1/3处,下肢大出血应扎在大腿中部或中上1/3处。

（2）敷料:使用止血带的部位垫敷料,避免损伤皮肤。

（3）松紧度:应以出血停止、远端摸不到脉搏为合适。

（4）时间:越短越好,一般不应超过1小时,若必须延长,则应每隔1小时左右放松1~2分钟,放松期间在伤口近心端局部加压止血。

（5）标记:标记止血带的使用原因和时间,并严格交接班。

（6）止血带选择:根据出血部位选用恰当的止血带。不能用铁丝、细绳索、线等替代止血带。

包扎时应注意:

（1）包扎时展开绷带的外侧头,背对患部,一边展开,一边缠绕,无论何种包扎方式,均应环形起,环形止,松紧适当,平整无褶,最后将绷带末端剪成两半,打方结固定。结应打在患部的对侧,不应压在患部之上,有的绷带无须打结固定,包扎后可自行固定。

（2）衬垫物的填充要适当,过多固定不牢靠,过少则会造成压迫。

（3）包扎时一定要将绷带展平，轻轻地缠在患肢上即可，不要发生皱褶，也不可过紧。托举扶持患肢时要用手掌，不能用手指。绷带应与体表贴附，不可架空而过，绷带间不留空隙，两端应稍向外弯曲。

（4）包扎时一定要松紧适当，过松易滑脱而失去作用，过紧则会造成压迫。

反思与拓展

当发生严重创伤出血量较大时，可能会导致失血性休克，甚至死亡，我们在采取止血、包扎措施的同时还应掌握哪些方法以保证病人的安全，为进一步救治打好基础呢？

1. 判断出血量

（1）失血量<5%（200～400 mL）时，能自行代偿，无异常表现。

（2）失血20%（约800 mL）以上时，面色苍白、肢凉，脉搏增快达100次/分钟，出现轻度休克。

（3）失血20～40%（800～1600 mL）时，脉搏达100～120次/分钟，出现中度休克。

（4）失血40%（1600 mL）以上时，心慌、呼吸快，脉搏血压测不到，出现重度休克，可导致死亡。

2. 处理方法

失血量<5%（200～400 mL）时，立即止血即可。若病人失血20%（约800 mL）以上，出现休克的表现时，在立即止血的同时，应采取头和躯干抬高20°～30°、下肢抬高15°～20°体位（即中凹位），以增加回心血量。有呕吐时头偏向一侧。呼叫救护车将病人送至医院，及早建立静脉通道，补充血容量，纠正酸碱平衡失调、改善微循环，吸氧，保暖，保持呼吸道通畅。及时纠正休克，以防病人失血过多导致重度休克，生命受到威胁。

二、异物

相关情景

小明，5岁，在客厅里边吃枣子边玩，突然脚下一滑，摔倒在地。妈妈听到动静后跑过去，发现小明一个劲地流泪，脸都憋青了，妈妈立即抱起小明往医院赶，结果堵车严重，等到医院时小明已经窒息而死。

这是怎么了？

　　生活中我们经常会看到老人或小孩吃枣子、花生或豆子时，一不小心将其卡在气管里，因抢救不够及时而危及生命的报道，出现这种情况时我们要紧急进行处理。异物呛入气管，可以发生在喉、气管、支气管等部位。多见于儿童，尤以1～5岁比较多见，老年人反应比较迟缓也易发生。异物呛入气管后，如果不及时处理，可能会引起严重的后果，甚至危及生命。如果我们懂得一些基本的急救知识，及时准确地采取一定的应急措施，就能够避免悲剧的发生。

 我们该如何应对？

1. 气管内异物

　　一旦发生异物吸入，应立即采取措施排出异物，否则几分钟之内就可危及生命。

　　（1）首先清除口腔和鼻内的呕吐物或食物残渣。

　　（2）成人排出气管异物的方法有：

　　方法一：弓步站姿，救护者站在病人的身后，一只脚迈于病人的两腿之间，呈弓步；拳头放于肚脐上方，环绕病人腰部，一手握拳，拳头的拇指侧顶在病人的上腹部（脐稍上方），另一手握住握拳的手；腹部冲击，向上、向后猛烈挤压病人的上腹部，挤压时动作一定要快，压后随即放松（图5-4-2-1）。

　　方法二：救护者站在病人的侧后方，一手臂置于病人胸部，围扶病人，另一手掌根在肩胛间给予连续、急促而有力的四次拍击，以利于异物排出（图5-4-2-2）。

　　方法三：对于卧位或昏迷的病人，让病人屈膝蜷身，面向救护者，而救护者用膝和大腿抵住病人胸部，用掌根在肩胛间给予连续有力的四次拍击，从而使异物排出（图5-4-2-3）。

　　方法四：自我救治法。一手握空心拳，拇指侧置于腹部脐上两指、剑突下处，另一手紧握住此拳，双手同时快速向内、向上冲击5次，每次冲击动作要明显分开。也可以选择将上腹部压在坚硬物上，如桌边、椅背和栏杆处，连续向内、向上冲击5次。重复操作若干次，直到异物排出（图5-4-2-4）。

护理家园——家庭全过程健康照顾

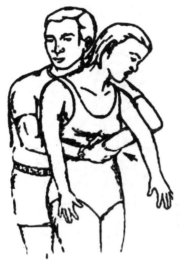

图 5-4-2-1 腹部冲击法

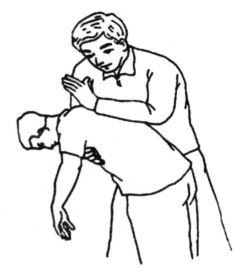

图 5-4-2-2 拍击法

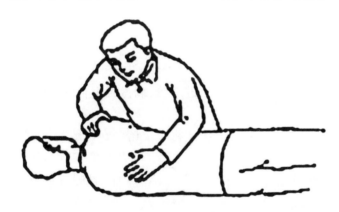

图 5-4-2-3 拍击法

（3）儿童急救法

方法一：弯腰背部叩击法（8岁以上儿童）。低头并大弯腰，救护者用手掌猛拍其背部两肩胛中间4次，如异物仍未排出，可重复上述动作。

方法二：拍背法。让小

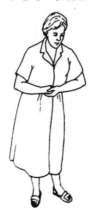

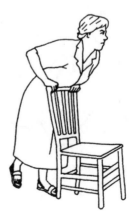

图 5-4-2-4 自我救治法

儿趴在救护者膝盖上,头朝下,托其胸,拍其背部4次,使小儿咯出异物(图5-4-2-5)。

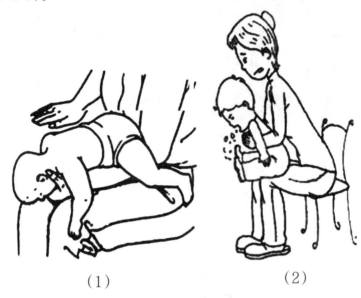

（1）　　　　　　（2）

图5-4-2-5　婴幼儿背部叩击法

方法三:催吐法。用手指伸进口腔,刺激舌根催吐,适用于靠近喉部的气管异物(图5-4-2-6)。

方法四:婴幼儿背部叩击法。将宝宝俯卧在两腿间,头低脚高,然后用手掌适当用力在宝宝的两肩胛骨间拍击4次。拍背不见效,可以让宝宝背贴于救护者的腿上,然后救护者用两手食指和中指用力向后、向上挤压婴幼儿中上腹部,压后即放松,可重复几次。

如果上述方法都无效,应尽快将病人送往医院。

2. 异物入鼻

（1）如果异物塞进一侧鼻孔,可用纸捻、小草、头发

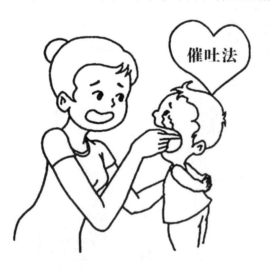

图5-4-2-6　催吐法

等刺激另一侧鼻孔,使病人打喷嚏,鼻子里的异物会因此被喷出来;或者用力擤出,压迫无异物的鼻翼,将嘴闭上用力擤出,可重复2~3次,如为儿童,成人可为其示范。

(2)如果上述方法无效,说明异物很大或堵塞很紧,须立即去医院诊治。

3. 异物入耳

(1)如小虫进入耳内,可用电灯(或手电筒)靠近耳朵照射外耳道,虫子喜光线,会顺着光线爬出来;也可将香烟徐徐吹入耳内,虫子就会自动爬出来。

(2)如果水液进入耳内,可用脱脂棉棒把耳内水液吸出;也可让进水一侧的耳朵向下,单脚踊跃,水液即或流出(图5-4-2-7)。

(3)小豆类、小弹丸之类的东西进入耳内,可将身体弯向有异物的耳朵一侧,单脚踊跃,直至异物掉出(图5-4-2-7)。

(4)上述办法如果没有效果,或耳朵内因有异物而致疼痛、发炎,应速去医院诊治。

4. 异物入眼

(1)当灰沙、昆虫、铁屑等进入眼内时,应轻轻将上眼皮向前拉起,使眼皮和眼球之间有一空隙,让眼泪向下冲刷,有时几秒钟即可将异物排出。一次不行,可多做几次。

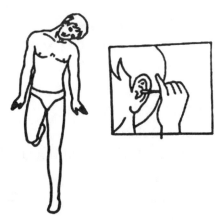

图5-4-2-7 单腿跳或棉签吸

(2)如泪水冲不出异物,可轻闭眼睛,不要转动眼球,请别人把眼皮翻开,可发现异物黏敷在眼皮内面,然后用棉签或干净的手帕蘸点凉开水轻轻将异物擦掉。如果找不到异物可在电灯下或用手电筒照着寻找异物。如黏在角膜(黑眼珠)上,则应立即去医院请医生处理。切忌用指甲、火柴梗、铁丝等胡乱剔除,以免造成更大的损伤或将病菌带入引起发炎。

(3)酸碱腐蚀性物质如氨水、盐酸、硫酸等进入眼内时,应立即用清水冲洗眼睛15分钟以上。具体方法:将上眼皮尽量拉开,用水壶等倾注水流,使水柱直接流过眼球表面,一定要冲洗到眼球、眼皮内侧,决不可闭眼冲洗;或用脸盆盛满水,将面部直接侵入水中,连续做睁眼闭眼动作,或用力睁大眼睛,头部在水中左右轻轻摆动。冲洗完后,立即去医院就诊。

(4)若生石灰溅入眼内,正确处理方法是,用棉签或干净的手绢一角将生石灰粉拔出,然后再用清水反复冲洗伤眼至少15分钟,冲洗后应立即去医院接受检查和治疗。

5. 鱼刺卡于喉咙

(1)立即用汤勺或牙刷柄压住病人舌头的前部分,在亮光下仔细察看舌根部、扁桃体、咽喉壁等,尽可能发现异物,再用镊子或筷子夹出。如病人咽部反射强烈,恶心剧烈而难以配合,则可让病人做哈气动作,以减轻不适。

(2)如果实在找不到鱼刺,而病人仍觉得鱼刺卡在咽喉,可用下列方法软化鱼刺:

①威灵仙10 g、乌梅3个、食醋少许、砂糖少许,煎汤,频频缓缓咽下;

②将橘皮切小块,口含慢慢咽下;

③维生素C片,含化2片,徐徐咽下。

(3)如上述方法仍无效,或吞咽后胸骨后疼痛,说明鱼刺在食管内,应当禁食,尽快去医院诊治。

6. 手足扎刺

(1)将伤口消毒,并用消毒过的针或镊子将刺全部拔出,然后再消毒一次包扎好。

(2)如刺扎得很深,并断在肉里,或是带泥土的刺,则需去医院诊治,并注射破伤风内毒素。

(3)可口服消炎药,如头孢克肟、阿奇霉素、左氧氟沙星等。

(4)如刺拔出后局部仍红肿不退,且越来越厉害,并伴疼痛、灼热等,说明伤口已有感染,应立即去医院进一步诊治。

温馨提示

(1)当灰沙、昆虫、铁屑等进入眼内时,勿揉眼睛,以免异物擦伤眼球或陷进组织。

(2)若是生石灰溅入眼睛内,一不能用手揉,二不能直接用水冲洗。因为生石灰遇水会生成碱性的熟石灰,同时产生大量热量,反而会灼伤眼睛。

(3)异物刺伤眼睛,用纱布或手帕覆盖眼睛,送往医院。

（4）当硬性异物塞入耳朵时，不可用镊子、掏耳器取，以免使耳道受伤，无法取出时，应就诊于耳鼻喉科。

◎ 反思与拓展

异物进入我们身体的某个部位，如果我们不采取相应的急救措施会引起什么问题呢？我们又该如何预防呢？

俗话说"眼睛是心灵的窗户"，眼睛是人们直接认识五彩缤纷的外部世界的感觉器官。在日常生活中，常会发生异物入眼的情况，可立即引起不同程度的眼内异物感、疼痛及反射性流泪，严重的会造成眼球损伤，使视功能受损，轻者视力下降，重者可完全丧失视力。如异物损伤角膜较深层，已形成角膜炎、角膜溃疡，眼痛加重，眼睑红肿，怕光，流泪加重，视力下降，角膜形成白斑，重者溃疡穿孔，预后较差。因此宣传教育、安全生产非常重要。家长、学校予以重视，也可大大减少儿童眼内异物伤的发生率。

若较大的异物入耳，未及时处理，可引起听力障碍、耳鸣、耳痛、反射性咳嗽等，触及鼓膜可发生头晕；尖锐性异物可使病人发生难以忍受的疼痛、耳鸣，甚至损伤鼓膜而出血。因此，应教育孩子不要把小豆子等东西塞到耳朵里去；如发现耳朵奇痒、有异物感时，立即向家人报告，以免耳部发炎；不要养成随便抠耳垢的不良习惯；如小虫等飞入耳道，会引起过响的声音，应用双手捂住耳朵，张口，以防鼓膜震伤。

严重的鼻腔异物会造成鼻中隔穿孔、坏死，更危险的是异物会经后鼻腔掉入喉、气管、支气管，造成肺部感染，或者阻塞气道引起窒息。因此，应教育小孩子不要把食物、玩物、瓜皮果壳等塞入鼻腔，同时要防止精神不正常者、神志不清者把东西塞进鼻内。不用稻田水、山沟水洗手擦脸，以免水蛭等爬进鼻腔吸附在鼻黏膜上。

异物进入气管，未及时处理，可令人在短时间内窒息而死。因此，应尽量不要给宝宝吃硬的花生、瓜子及带核的食品，也不要让他们玩弄体积小、锐利的可以含在嘴巴里的玩具或小物品；对拒服药物的宝宝，不要捏着鼻子强迫灌药；同时养成良好的饮食习惯，不要让宝宝躺在床上吃东西；嘴巴里有食物的时候，尽量不要逗宝宝笑，也不要让其蹦蹦跳跳；避免在宝宝活动范围内存放小物品，如小纽扣、图钉等。

三、中毒

相关情景

某天,李先生在酒店举行婚礼,大家吃吃喝喝,非常热闹。但婚礼进行到2小时后,出现了让人惊讶的一幕,一部分人开始陆续出现恶心、呕吐、腹泻等表现,去医院检查后,证实为沙门氏菌引起的食物中毒。

 这是怎么了?

食物中毒是由于进食被细菌及其毒素污染的食物,或摄食含有毒素的动植物如毒蕈、河豚等引起的急性中毒性疾病。变质食品、污染水源是主要传染源,不洁手、餐具和带菌苍蝇是主要传播途径。

食物中毒的原因很多,主要可以分为以下几类:

1. 细菌性食物中毒

并不是人吃了细菌污染的食物就马上会发生食物中毒,细菌污染了食物并在食物上大量繁殖达到可致病的数量或繁殖产生致病的毒素,才会使人发生食物中毒。如果食用前彻底加热,杀死病原菌的话,也不会发生食物中毒。

2. 真菌毒素中毒

真菌在谷物或其他食品中生长繁殖产生有毒的代谢产物,人和动物食用这种毒性物质发生的中毒,称为真菌性食物中毒。中毒发生主要是由于被真菌污染的食品,用一般的烹调方法加热处理不能破坏食品中的真菌毒素。真菌生长繁殖及产生毒素需要一定的温度和湿度条件,因此,中毒往往有比较明显的季节性和地区性。

3. 动物性食物中毒

将天然含有有毒成分的动物或动物的某一部分当作食品,误食引起中毒反应;在一定条件下会产生大量有毒成分的可食的动物性食品,如食用鲐鱼等也可引起中毒。近年,我国发生的动物性食物中毒主要是河豚中毒,其次是鱼胆中毒。

4. 植物性食物中毒

在一定条件下,不当食用大量含有有毒成分的植物性食物,如鲜黄花菜、发芽马铃薯、未腌制好的咸菜或未烧熟的扁豆等。最常见的植物性食物中毒为菜豆中毒、毒蘑菇中毒、木薯中毒；可引起死亡的有毒蘑菇、马铃薯、曼陀罗、银杏、苦杏仁、桐油等。植物性中毒多数没有特效疗法，对一些能引起死亡的严重中毒，尽早清除毒物对中毒者的预后非常重要。

5. 化学性食物中毒

食入化学性中毒食品引起的食物中毒即为化学性食物中毒，主要包括以下几类：

（1）误食被有毒害的化学物质污染的食品；

（2）因添加非食品级的或伪造的或禁止使用的食品添加剂、营养强化剂的食品，以及超量使用食品添加剂而导致的食物中毒；

（3）因贮藏等原因，造成营养素发生化学变化的食品（如油脂酸败）造成的中毒。

除了食物中毒外，生活中因误食、意外、自杀等原因，我们还常常会见到农药中毒、毒鼠药中毒、酒精中毒、镇静催眠药中毒、一氧化碳中毒等。

反思与拓展

1. 食物中毒

（1）尽早催吐：让病人饮温开水 300～500 mL，用手指或压舌板、筷子刺激舌根或咽后壁催吐，如此反复进行，直到胃内容物完全呕出（胃内容物变为清水样）为止。儿童可由成人协助饮水及刺激咽后壁催吐，但不可在哭闹时进行，以防呕吐物呛入呼吸道。病人处于昏迷时不可催吐。

（2）若有呕吐物或吃剩的食物，收集后放入塑料袋内带到医院检验，可作为治疗依据。

（3）腹部保暖、安静休息，注意呼吸状态，拨打"120"送至医院进一步治疗。

2. 农药中毒

（1）应迅速脱离中毒现场，脱去被污染的衣物，用清水冲洗。食用者立即催吐洗胃，眼睛受污染者用大量清水或生理盐水冲洗。

（2）清除口腔内分泌物。

（3）有条件者给予吸氧。

（4）发生抽搐时，要在其张口时，立即把折成条状的小毛巾或手绢塞入牙齿之间，以免舌咬伤。

（5）注意保暖。

（6）要保留中毒者身边的物品，如空瓶、脱下的衣物以备医院做毒物分析。

3. 毒鼠药中毒

口服者应立即催吐，并给予导泻，立即送医院急救。

4. 酒精中毒

（1）轻症病人无须治疗，兴奋躁动时加以约束。

（2）行为笨拙、步态不稳者让其休息，以免发生意外。

（3）沉默、困倦者安静休息，予以宽松衣服，注意保暖。

（4）用手指刺激舌根催吐，呕吐时脸朝向一侧。多饮温开水、蜂蜜水和清茶，呕吐后给予清水漱口。

（5）户外遇有醉酒倒地者，先判断其意识状态，后将其移入室内或安全地带，以免冻伤或发生意外。

（6）醉酒者意识丧失时应检查其呼吸状态，保持呼吸道通畅，呼叫救护车将其送往最近的医院就诊。

5. 一氧化碳中毒

（1）迅速脱离中毒环境，将病人带离有毒现场，安置在空气流通的地方，松解衣扣，注意保暖。

（2）轻症者吸入新鲜空气，保持呼吸道通畅。严重者应立即心肺复苏，呼叫救护车送往医院治疗。

6. 强酸、强碱类中毒

（1）皮肤接触者应立即用大量清水冲洗15～30分钟，眼部接触者应立即用清水或生理盐水反复冲洗。均可服用牛奶、蛋清或植物油保护胃黏膜。

（2）冲洗的同时应立即呼叫救护车将其送往医院进一步治疗。

温馨提示

（1）催吐是排出胃内毒物的最好办法，并可加强洗胃的效果，注意事项如下：

①误食6小时内都可以催吐。

②昏迷或躁动不配合者禁止催吐，抽搐病人不要催吐。

③吞了腐蚀性很强的化学物品或煤油等不能催吐。

④心脏病或肝硬化者不能催吐。

⑤虚弱病人或过小的孩子也不宜催吐。

（2）咖啡和浓茶解酒并不合适。喝浓茶（含茶碱）、咖啡能兴奋神经中枢，有醒酒的作用。

（3）口服强酸强碱的病人禁忌催吐和洗胃，不可用强中和剂。

◉ 反思与拓展

日常生活中，中毒事件时有发生，我们该怎样来预防呢？

1. 食物中毒的预防

（1）不吃变质、腐烂的食品；

（2）不吃被有害化学物质或放射性物质污染的食品；

（3）不生吃海鲜、河鲜、肉类等；

（4）生、熟食品应分开放置；

（5）切过生食的菜刀、菜板不能用来切熟食；

（6）不食用病死的禽畜肉；

（7）不吃毒蘑菇、河豚、生的四季豆、发芽土豆、霉变甘蔗等。

2. 有机磷农药中毒的预防

（1）被药物污染的用具和包装品必须彻底清洗后才能移作他用，最好废弃不用；

（2）喷洒药物的人员务必按照规定，严格执行用药注意事项；

（3）哺乳期妇女尽可能不参加接触有机磷农药的工作，已接触者，哺乳前应脱换衣帽、做好清洗工作再接触婴儿，喷洒过有机磷农药的瓜果须经过规定时间后方可采食；

（4）禁食被有机磷农药毒死的禽、畜、水产品；

（5）室内有小婴儿居住者，在用敌敌畏消灭室内蚊、蝇时，须将小儿及其食具移离，决不能将有机磷农药涂洒于小儿头皮、衣服、被褥以消灭虱、蚤；

（6）勿用喷洒过有机磷农药的田土填充"土包裤"及尿垫；

（7）教育小儿勿至正在喷洒或喷洒过农药不久的田间玩耍；

（8）要向群众说明有机磷农药的早期中毒症状，以便及时发现病人，避免延误治疗。

3. 酒精中毒的预防

（1）避免过量饮酒，特别是勿空腹大量饮酒，养成"饮酒适度"的良好习惯。

（2）饮酒时不应打乱正常的饮食规律，切不可"以酒当饭"。

四、中暑

 相关情景

老张是一名大吊车操作工，7月的某天，气温较高，为赶工期，他在建筑工地连续工作到中午，渐渐地他感到头痛、头晕、眼花、恶心、呕吐，最后竟晕倒在地。

 这是怎么了？

在炎热烈日的暴晒下或高温环境中从事一定时间的劳动，且无足够的防暑措施，常易发生中暑。诱发中暑的因素有：①肥胖；②缺乏体育锻炼；③过度劳累；④睡眠不足；⑤伴发潜在性疾病，如糖尿病、心血管病、下丘脑病变；⑥某些药物的应用，如阿托品、巴比妥等；⑦饱食后立即进行高温环境作业；⑧酷暑季节老年人、久病卧床者、产妇终日待在通风不良、空气潮湿、温度较高的室内，均易发生中暑。

当周围环境气温升高达到一定程度，体内热调节不当时，体温升高引起中枢神经系统兴奋，机体产热增加。此时，若散热不足，一定时间后体内热蓄积高达40℃以上时，就会导致中暑高热发生。

我们该如何应对？

1. 改变环境

迅速将病人搬离高温环境，安置到通风良好的阴凉处、20～25℃的室内或使用电风扇，解开或脱去外衣，病人取平卧位。

2. 降温

（1）饮用含盐冰水或饮料。

（2）头、颈、腋窝、腹股沟等大血管处放置冰袋。

（3）冰水或酒精擦浴，用40%～50%酒精或冰水擦拭全身皮肤，边擦边按摩使皮肤血管扩张，血液循环增快，皮肤散热加快而降温。

（4）冰水浸浴，病人采用半卧位，浸浴在4℃的冰水中，并不断按摩四肢皮肤，使血管扩张，促进散热。浸浴时每10～15分钟测试肛温一次，肛温降至38℃时，停止冰水浴；体温回升到39℃以上时，可再行浸浴。

（5）体温持续维持在38.5℃以上者可口服水杨酸类解热药物，如阿司匹林、吲哚美辛等。

疑重度中暑者,应在采取措施的同时,立即呼叫救护车,及时将病人送往医院救治。

温馨提示

(1)冰袋放置位置要准确,尽量避免同一部位长时间直接接触,以防冻伤。

(2)酒精擦于全身的手法为拍打式擦拭背、臀、四肢,而不用按摩式手法。擦浴前头部放冰袋,以减轻头部充血引起的不适,足底放热水袋以增加散热。禁忌擦胸部、腹部、足底及阴囊等处。

(3)冰水擦拭和冷水浴者,在降温过程中,必须不断按摩四肢及躯干,避免皮肤血流瘀滞。

(4)冰水浸浴禁用于新生儿及昏迷、休克、心力衰竭等症状者。浸泡过程中亦需不断按摩病人颈、躯干及四肢肌肉,以加速散热。

反思与拓展

中暑时因个体差异,症状表现不尽相同,如果不能准确判断,予以及时处理,往往会贻误病情。那么,我们怎样来判断中暑病人的病情呢?

1. 先兆中暑

病人会出现大汗、口渴、头晕、注意力不集中、眼花、耳鸣、胸闷、心悸、恶心、四肢无力、体温正常或略升高等表现。

2. 轻度中暑

除了先兆中暑的症状外,病人会面色潮红、胸闷、心率加快、皮肤灼热,体温在38℃以上,也有恶心、呕吐、面色苍白、四肢皮肤湿冷、多汗、脉搏细数、血压下降等。如果及时有效地处理,3~4小时可恢复正常。

3. 重度中暑

可分为以下三种类型:

(1)热衰竭:这种类型最常见,多见于老年人或不能适应高温者。病人常会出现头痛、头晕、恶心、呕吐,继而胸闷、面色苍白、皮肤湿冷、脉搏细数、体位性晕厥、血压下降、手足抽搐、昏迷等。体温基本正常。

(2)热痉挛:多见于健康壮年。病人会出现四肢无力,肌肉痛性痉挛、疼痛等,以腓肠肌多见。体温多正常。

(3)热射病:多见于老年人。病人多表现为大量出冷汗、高热,肛温超过41℃,继而皮肤干燥无汗,呼吸浅快,脉搏细数达140次/分钟,血压正常或降低,烦躁不安,神志模糊、昏迷伴有抽搐。严重者可发生肺水肿、心功能不全、弥散性血管内凝血、肝功能损害等严重并发症而死亡。

五、淹溺

相关情景

暑假某天,天气炎热,小明和小军在湖边玩,小明便提出下水游泳凉快凉快。然而,快到湖中央时小明突然开始喊救命,情急之下小军便迅速下水救小明,结果小明抓着小军的脖子不放,以致小军无法向前游,最终两人都溺水死亡。

😀 这是怎么了?

溺水常见的原因有:缺乏游泳能力意外落水;在游泳过程中,时间过长体力耗竭、受冷水刺激发生肢体抽搐或肢体被植物缠绕等造成浮力下降而淹没于水中;在浅水区跳水,头撞硬物,发生颅脑外伤而致淹溺;潜水意外;入水前饮酒过量或使用过量的镇静药物;病人有心脏病、脑血管疾病、癫痫或其他不能胜任游泳的疾病,或游泳时疾病急性发作而导致淹溺的发生。

😔 我们该如何应对?

1. 溺水者自救

(1)保持镇静。

(2)溺水者应尽量在水中保持仰位,头向后,使口鼻露出水面,并以浅呼气、深吸气的方式进行呼吸,这样更有利于浮出水面、等待救援,切勿乱扑乱蹬,否则下沉会更快。

(3)会游泳的人,因腿部肌肉抽筋而下沉或不能继续游泳时,应一边呼救,一边将脚趾屈伸,采取仰位,浮出水面;如因手腕部肌肉抽筋,须将手指上下屈伸,亦取仰位,用两脚游向岸边。

2. 目击者紧急救援

(1)水中施救

①救护者迅速游到溺水者附近,看清位置,从其后方出手救援。首先应迅速将溺水者头部拉出水面,从水内向岸边或船上拖,只要有可能,应向溺水者口鼻内大口吹气,以促使其恢复自主呼吸。

②救护者接近溺水者时切勿正面接触,以免被其抱紧而双双下沉;

万一被抱紧,应设法挣脱,推开溺水者,再从其后方施救。

③如果救护者游泳技术一般,应携带救生圈、木板、绳索等前去救援,以免与溺水者都发生不测。

④如果救护者不会游泳,应立即呼喊他人求救,并立即拨打"120",找木板、救生圈、竹竿、绳索等投给溺水者,使其不下沉或延缓下沉时间。

(2)岸上救护

①将溺水者救上岸后迅速清除其口腔中的杂草、泥沙等异物。

②若呼吸心跳尚存,应进行倒水处理。

方法一:膝顶法,救护者取半蹲位,一腿跪地,另一腿屈膝将淹溺者腹部横置于救护者屈膝的大腿上,使头部下垂,并用手按压其背部,使呼吸道及消化道内的水倒出(图5-4-5-1);

方法二:肩顶法,救护者抱住淹溺者的双腿,将其腹部放在救护者的肩部,使淹溺者头胸下垂,救护者快速奔跑,使积水倒出(图5-4-5-2);

方法三:抱腹法,救护者从淹溺者背后双手抱住其腰腹部,使淹溺者背部在上,头胸部下垂,摇晃淹溺者,以利倒水如(图5-4-5-3)。

③若溺水者呼吸心搏骤停,应立即进行心肺复苏。

④经抢救溺水者心跳呼吸恢复时,可用热毛巾擦身,盖上毛毯或被子保暖,溺水者清醒后可给予热饮料,如糖姜水、浓茶或咖啡。

⑤情况严重者,应在抢救的同时及时呼叫救护车送往医院救治。

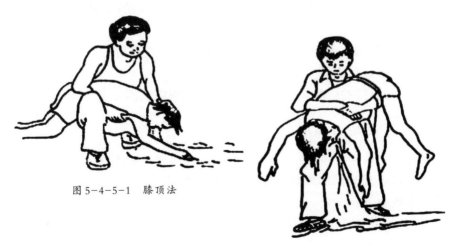

图5-4-5-1　膝顶法

图5-4-5-2　肩顶法

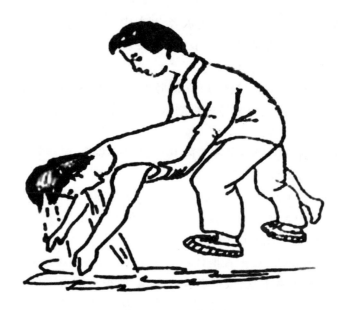

图 5-4-5-3　抱腹法

 温馨提示

（1）应分秒必争，进行现场急救。

（2）应尽量避免因倒水时间过长而延误心肺复苏等措施的进行。

（3）倒水时注意使淹溺者头胸部保持下垂位置，以利积水流出。

（4）保持上呼吸道的通畅，若溺水者口鼻中有淤泥、杂草和呕吐物，应首先清除。

（5）恢复溺水者呼吸是急救成败的关键，应立即进行人工呼吸，可采取口对口或口对鼻的人工呼吸方式。

（6）在急救的同时应迅速将溺水者送往医院救治。

反思与拓展

发生溺水事件后，溺水者会出现哪些身体方面的表现呢？

一般表现为面部青紫肿胀、眼结膜充血、四肢厥冷、寒战等。其他各系统表现如下：

（1）神经系统：头痛、癫痫发作、烦躁、昏迷、牙关紧闭、肌张力增加，也可出现言语和视觉障碍。

（2）循环系统：脉搏细数或不能触及、血压不稳、心律失常，严重者出现室颤或心室停搏。

（3）呼吸系统：咳嗽、呼吸加快、胸痛、两肺湿啰音，严重者可发生急性肺水肿。

（4）消化系统：舌肿大、腹饱胀，海水溺水者口渴明显，复苏时及复苏后普遍出现呕吐。

（5）泌尿系统：尿液浑浊呈橘红色，可出现少尿或无尿，严重者发生肾功能不全。

六、触电

相关情景

李太太买了一台电扇，插上电源后，手刚碰到底座上的电源开关时，就发出一声惨叫，当即倒地。后经检查，问题出现在插座上，由于李太太在安装时误把电源火线接到三眼插座的保护接地插孔，这样当插头插入插座后，电扇外壳便带220 V电压，从而造成触电的严重事故。

这是怎么了？

触电是指一定强度的电流通过人体时，造成的机体损伤及功能障碍。电流通过人体可引起全身性损伤局限性损伤，严重者可致呼吸和心跳停止。触电的原因如下：

1. 缺乏电气安全知识

如带电拉高压隔离开关；用手触摸破的胶盖刀闸；儿童玩弄带电导线等。

2. 违反操作规程

如在高低压共杆架设的线路电杆上检修低线或广播线；剪修高压线附近树木而接触高压线；在高压线附近施工，或运输大型货物，施工工具和货物碰击高压线；带电接临时明线及临时电源；火线误接在电动工具外壳上；用湿手拧灯泡；带式照明灯使用的电压不符合安全电压等。

3. 电气设备不合格

如闸刀开关或磁力启动器缺少护壳；电气设备漏电；电炉的热元件没有隐蔽；电器设备外壳没有接地而带电；配电盘设计和制造上的缺陷，使配电盘前后带电部分易于触及人体；电线或电缆因绝缘磨损或腐蚀而损坏；在带电下拆装电缆等。

4.维修不善

如大风刮断的低压线路未能及时修理;胶盖开关破损长期不修;瓷瓶破裂后火线与拉线长期相碰等。

5.偶然因素

如大风刮断的电线恰巧落在人体上等。

从以上触电原因分析中可以看出,除了偶然因素外,其他的都是可以避免的。

 我们该如何应对?

1.迅速脱离电源

(1)如开关箱在附近,可立即拉下闸刀或拔掉插头,断开电源。

(2)如距离闸刀较远,应迅速用绝缘良好的电工钳或有干燥木柄的利器(刀、斧、锹等)切断电线,或用干燥的木棒、竹竿、硬塑料管等物迅速将电线挑开,或者用干燥绝缘绳索套在触电者身上,拉开触电者。

(3)若现场无任何合适的绝缘物如橡胶、尼龙、木头等,救护者可用几层干燥的衣服将手包裹好,站在干燥的木板上,拉触电者的衣服,使其脱离电源。

(4)对高压触电,应立即通知有关部门停电,或迅速拉下开关,或由有经验的人采取特殊措施切断电源。

2.轻型触电

对轻型触电者,神志清楚,仅感心慌、乏力、四肢发麻,应给予就地观察及休息1~2小时,以减轻心脏负荷,促进恢复。

3.重型触电

对重型触电者,在脱离电源后应根据病情立即进行心肺复苏等抢救。在进行抢救的同时尽快转运至医院做进一步治疗。

 温馨提示

脱离电源的注意事项:

(1)救护者一定要判明情况,做好自身防护。

(2)在触电人脱离电源的同时,要防止二次摔伤事故。

(3)如果是夜间抢救,要及时解决临时照明问题,以免延误抢救时机。

(4)如果遇到触电情况,要沉着冷静、迅速果断地采取应急措施,针对不同的伤情,采取相应的急救方法,争分夺秒地抢救,直到医护人员到来。

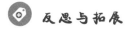 **反思与拓展**

生活中的触电事故很多，触电对我们人体有什么样的伤害呢？

触电伤害的主要形式可分为电击和电伤两大类。电流通过人体内部器官，会破坏人的心脏、肺部、神经系统等，使人出现痉挛、窒息、心室纤维性颤动、心搏骤停甚至死亡。电流通过体表时，会对人体外部造成局部伤害，即电流的热效应、化学效应、机械效应以及磁效应对人体外部组织或器官造成伤害，如电击伤、金属溅伤、电烙印。

1. 电灼伤

是电流的热效应造成的伤害，分为电流灼伤和电弧烧伤。电流灼伤是人体与带电体接触，电流通过人体由电能转换成热能造成的伤害。电弧烧伤是由弧光放电造成的伤害，分为直接电弧烧伤和间接电弧烧伤。前者是带电体与人体之间发生电弧，有电流流过人体的烧伤；后者是电弧发生在人体附近对人体的烧伤，包含熔化了的炽热金属溅出造成的烫伤。电弧温度高达 8900 ℃以上，可造成大面积、大深度的烧伤，甚至烧焦、烧毁四肢及其他部位。大电流通过人体，也可能烘干、烧焦机体组织。

2. 心室纤维性颤动

当电流通过神经纤维刺激到肌肉时，肌肉收缩，心脏本身具有工作过程所需的电动势，形成心脏各个区域按正确顺序有节奏运动的控制电信号，这个电信号的平均电压为 1～1.6 mV，心脏的一个搏动周期约为 0.75 秒。当通过人体的触电电流的电压和通过时间超过某个限值时，心脏正常搏动的电信号便受到干扰而被打乱，这样心脏便不能再进行强有力的收缩而出现心肌震动，这就是医学上所称的心室纤维颤动。若这种颤动不及时消除，很快会导致心脏停搏，造成死亡。用高压电脉消除颤动的装置称为心脏除颤器。低压情况下（110 或 230 V），交流电电流（60 Hz）引起心室纤维颤动的最低电流是 60 mA，直流电则需要 300～500 mA。如果触电电流直接流经心脏，则大约 1 mA 的电流就可能导致心室纤维颤动。

3. 神经干扰

电流能干扰神经控制（尤其是对心脏和肺的控制），因为神经元的神经控制基于电荷（电流）传递。事实证明经历多次触电事故或严重触电事故而幸免于死的人，会遗留下神经系统疾病。触电电流回路经过心脏时，当电流达到某值，会使人立刻丧失意识。

七、咬伤与蜇伤

相关情景

　　小荣与邻居家养的小狗玩耍时，不慎被咬伤左脚，当时因为伤口不深，他并未在意，也没做任何处理。2个月后，小荣突然出现头昏、头痛、行走不便等症状，继而咽喉疼痛、吞咽困难。在当地卫生院治疗无效，便转入大医院，此时小荣的血压60/40 mmHg，脉搏125次/分钟，同时有怕风、恐水、狂躁不安等症状。经专家会诊，诊断为狂犬病，后不治而亡。

这是怎么了？

　　全球每年约有55000人死于狂犬病，每10分钟就有一个人死于狂犬病，然而狂犬病导致的死亡100%都是可以预防的。狗咬伤的危险性在于其引起的狂犬病。除狗咬人可传播狂犬病以外，患病的猫、狐狸、狼也能传播狂犬病。如果被携带狂犬病病毒的动物咬伤了，这种病毒会进入人的身体，攻击大脑和脊髓，引发狂犬病导致死亡。目前狂犬病的死亡率仍是100%。狂犬病毒进入人体后并不立即发病，潜伏期长短不一，一般为1~2个月，短的半个月，长的可达数十年。主要表现为烦躁不安、恐惧、怕风、怕水，在喝水、见水甚至听到水声时即引起咽喉痉挛和全身抽搐（俗称恐水病），还有牙关紧闭、瘫痪等症状，最后因呼吸机麻痹而死亡。

我们该如何应对？

1. 动物咬伤该如何急救？

　　（1）迅速冲洗：分秒必争，出血时用大量肥皂水清洗并消毒，以最快的速度把沾染在伤口上的狂犬病毒冲洗掉。

　　（2）冲洗要彻底：狗、猫咬的伤口往往外口小、里面深，冲洗时尽量把伤口扩大，让其充分暴露，并用力向外挤压伤口周围软组织，而且冲洗的水量要大、水流要急，最好直接对着水龙头急水冲洗。

　　（3）伤口不可包扎：除了个别伤口较大，又伤及血管需要止血外，一般不用任何药物也不用包扎。

　　（4）迅速转运：经过上述处理后应迅速将病人送往医院进一步治疗。

2. 毒蛇咬伤该如何急救？

俗话说："一朝被蛇咬，十年怕井绳。"生活在有蛇出没地区的人，学会毒蛇咬伤后的急救是非常必要的。毒蛇咬人时毒液从唇腭上一对唇上腺排出，通过毒牙导管或纵沟注入伤口，毒液入血可迅速致人死亡。我国常见而危害较大的毒蛇有十余种，如眼镜蛇、金环蛇、银环蛇主要分布在长江以南，蝰蛇分布于广东、广西、福建、台湾，海蛇分布于沿海地区，蝮蛇、竹叶青蛇以平原及丘陵地区多见。蛇毒可分为神经毒素和血液毒素，前者对中枢、周围神经及神经肌肉传导功能等产生损害作用，可引起惊厥、瘫痪和呼吸麻痹；后者对心血管和血液系统造成损害，引起心律失常、循环衰竭、溶血和出血，由于蛇毒中的磷脂酶A、极体释放的组胺、5-羟色胺、缓激肽等引起局部血管壁通透性增加，血浆外渗，从而产生明显的水肿。

（1）确定毒蛇咬伤

有明确的蛇咬伤史，局部留有毒牙痕，局部和全身表现（图5-4-7-1）。

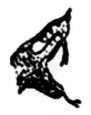
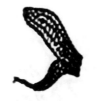

毒蛇口腔内有一对毒牙　　无毒蛇口腔内无毒牙

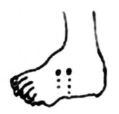
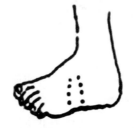

毒蛇咬伤的牙痕　　无毒蛇咬伤的细小牙痕

图5-4-7-1　毒蛇牙痕

（2）绑扎伤肢

这是一种简便而有效的方法，也是现场容易办到的一种自救和互救的方法,即在被毒蛇咬伤后,立即用布条、手巾或绷带等物,在伤肢(近心端)5~10 cm处绑扎(图5-4-7-2),以减少静脉及淋巴液的回流,从而达到暂时阻止蛇毒吸收的目的。在后送途中应每隔20~30分钟松绑一次,每次1~2分钟,防止肢瘀血及组织坏死,待伤口得到彻底清创处理并服用蛇药片3~4小时后,才能解除绑带。

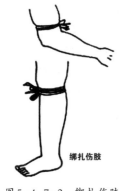

图5-4-7-2 绑扎伤肢

（3）伤肢制动

受伤后走动要缓慢,不能奔跑,以减少毒素的吸收,最好是将伤肢临时制动(禁止活动)后放于低位,送往医疗站,必要时可给适量的镇静,使病人保持安静。

（4）冲洗

立即用冷开水、肥皂水(有条件时用生理盐水或1:5000的高锰酸钾溶液)冲洗伤口(图5-4-7-3)。

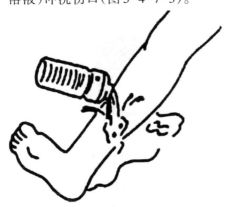

图5-4-7-3 冲洗

（5）扩创排毒

绑扎后用消毒刀具顺着毒牙痕方向纵行切开0.5 cm深的切口(如无毒牙痕则经伤口做"十"字形切口,长1~1.5 cm)再用拔火罐、吸乳器等反复多次在伤口处吸出毒液。

如无以上条件,可在绷带下用手指经伤口挤出毒液,或直接用口吸吮、吐出毒液。吸吮者应无龋齿及口腔黏膜破损,吸吮后应立即漱口。吸吮后伤口要消毒,以消毒敷料湿敷。野外条件恶劣,或躯体被咬伤时,可用火柴烧灼伤口,急送医院。

（6）冰敷法

有条件时,在绑扎的同时用冰块敷于伤肢,使血管及淋巴管收缩,减慢蛇毒的吸收,也可将伤肢或伤指浸入4~7℃的冷水中,3~4小时后再改用冰袋冷敷,持续24~36小时即可,但局部降温的同时要注意全身的保暖。

（7）迅速转运

急救处理后立即将病人送往医院,有条件时尽早应用蛇药、抗蛇毒血清、破伤风抗毒素。

3. 昆虫蜇伤该如何急救？

小斌,10岁,一天下午,和朋友玩耍时,发现一个大的马蜂窝,几个人就用小石头砸着玩,突然间一群蜜蜂飞了出来,小斌跑得慢,被严重蜇伤,随后出现瘙痒、肿痛、呼吸困难、上腹疼痛、恶心、呕吐、头晕等症状。

每个地理区域都有一些特有的昆虫及危险的动物存在,被蜜蜂、黄蜂、毒蛾、蜘蛛、蝎子等蜇伤对人体的损害轻重不一,但有时会是致命的。如果我们学会一些相应的急救措施,也许结果就会截然不同。

(1)被蜂、毒蛾、毛虫等蜇伤后会在皮肤留下毒针、毒毛。用拔毛器一点一点清除干净,或用胶带在受伤处贴上、撕下,反复进行,可将毒针、毒毛拔除。无上述条件时,也可用口吸,配合略加挤压将毒针、毒液吸出。

(2)在蛰、咬处上方5~10 cm绑一条略加施压的绷带,其松紧度应以伤员感到舒适为宜。

(3)用自来水冲洗被蜇伤部位。

(4)伤处可局部冷敷或涂以抗过敏药膏。

(5)不同品种的水母,蜇伤的危险性不同,但局部灼痛、肿胀较重时,可用干燥的沙子将留在皮肤上的刺除去,涂擦炉甘石洗剂缓解症状。

(6)如果病人被蜇伤后出现呼吸困难、恶心、呕吐、头晕、昏迷等症状,提示病情严重,应立即送往医院进一步治疗。

温馨提示

1. 动物咬伤

(1)伤口反复清洗后,再送医院做进一步处理,并接种狂犬病疫苗或注射抗毒血清。

(2)切记伤口不做任何治疗,错上加错的是伤口不仅不冲洗,还涂上红药水包上纱布。

(3)切忌长途跋涉到大医院求治,而是应该立即、就地、彻底冲洗伤口,并在24小时内注射狂犬病疫苗或注射抗毒血清。

2. 毒蛇咬伤

(1)伤肢绑扎后要每过一段时间适当放松,防止局部组织缺血坏死。

(2)若有口腔黏膜溃疡糜烂,禁止用口吸吮,以免中毒。

(3)在进行急救处理的同时应立即呼叫救护车,将病人送往医院进一步治疗,以免耗时太长耽误治疗。

3. 昆虫蜇伤

（1）被蜂、毒蛾、毛虫等蜇伤后皮肤内留下毒针、毒毛，不可用力挤压或用镊子加压拔出，以免毒液扩散。吸出的毒液不可吞入，不可用力揉搓伤处，以免毒针、毒毛深入皮肤。

（2）如果被蜘蛛咬伤后伤处剧痛或出现呼吸困难、恶心、呕吐等症状，应冷敷伤处并立即去医院接受治疗，如果可能，带上蜘蛛。

（3）有些蝎子毒性较大，处理方法与蜘蛛咬伤一样。

◎ 反思与拓展

被毒蛇咬伤后，病人出现症状的快慢、轻重与毒蛇种类、蛇毒的剂量及性质有明显的关系，当然咬伤的部位、伤口的深浅及病人的抵抗力也有一定的影响，一般毒蛇在饥饿状态下主动伤人时，排毒量大，后果严重。而不同的蛇毒致伤后，出现的症状都一样吗？是否都留有后遗症呢？

1. 神经毒致伤的表现

伤口局部出现麻木、知觉丧失，或仅有轻微痒感，伤口红肿不明显，出血不多，约在伤后半小时出现头昏、恶心、呕吐及乏力，重者出现吞咽困难、声嘶、失语、眼睑下垂及复视，最后可出现呼吸困难、血压下降及休克，致使机体缺氧、发绀，如抢救不及时则出现呼吸和循环衰竭，病人可迅速死亡。

神经毒吸收快，危险性大，但因局部症状轻，常被人忽略。伤后的第1～2天为危险期，一旦渡此期，症状就能很快好转，而且治愈后不留任何后遗症。

2. 血液毒致伤的表现

咬伤的局部迅速肿胀，并不断向近侧发展，伤口剧痛，流血不止，伤口周围的皮肤常伴有水泡或血泡，皮下瘀斑，组织坏死，严重时全身广泛性出血，如结膜下瘀血、鼻衄、呕血、咯血及尿血等，个别病人还会出现胸腔、腹腔出血及颅内出血，最后导致出血性休克。病人可伴头晕、恶心、呕吐、腹泻、关节疼痛及高热，由于症状出现较早，一般救治较为及时，故死亡率低于神经毒致伤的病人。但由于发病急，病程较持久，所以危险期也较长，治疗过晚则后果严重，治愈后常留有局部及内脏的后遗症。

3. 混合毒致伤的表现

兼有神经毒及血液毒的症状，从局部伤口看类似血液毒致伤，如局部红肿、瘀斑、血泡、组织坏死等，从全身来看，又类似神经毒致伤，此类伤员死亡原因仍以神经毒为主。

　　毒蛇咬伤后的数日内病情较重,常伴有不同程度的水电解质紊乱和休克,严重者会出现呼吸衰竭、心力衰竭、急性肾功能衰竭、溶血性贫血,因而积极的全身治疗及纠正主要脏器的功能是非常重要的。血压低时应及时输血、补液、抗休克治疗;呼吸微弱时给予呼吸兴奋剂和吸氧,必要时进行辅助性呼吸。肾上腺皮质激素及抗组织胺类药物的应用,对中和毒素和减轻毒性症状有一定的作用;全身抗感染药物,对防治局部组织的坏死是非常重要的;常规注射破伤风抗毒素以预防破伤风的发生。

第六章

家庭常用中医保健知识

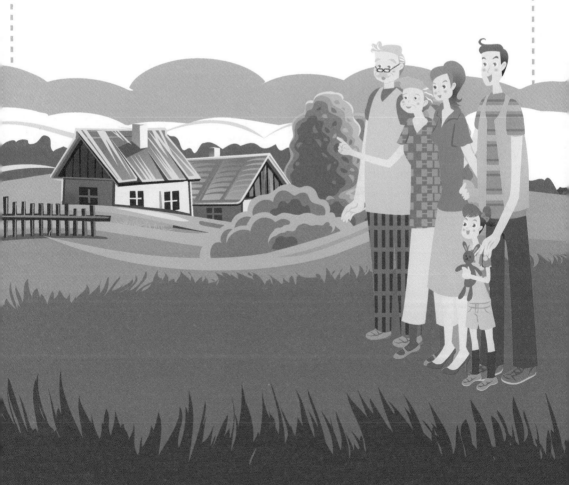

第一节 教你合理应用中医保健技术

一、教你学按摩

相关情景

刘大爷,62岁,突然中风,经医院治疗后回家休养,但仍然口舌歪斜,无法和家人交流,右胳膊及大腿不能活动,生活不能自理。

你知道吗?

中风在老年人中发病率很高,即使经抢救能存活下来,很多也会留下行动不便等后遗症,如果出院后家人对他们实行"全面"的照顾,包办一切,反而会剥夺他们运动的机会,影响康复。其实,患者中风后康复得好不好,除了与病情有关外,很大程度上还取决于患者有没有进行很好的康复训练。

认识按摩?

按摩是通过手法功力的直接作用及经络系统进一步发挥的调整作用来防病治病的,具有疏通经络、镇静止痛、调和气血、放松肌肉、消除疲劳、缓和不适感等作用,适用于肌肉酸胀、疼痛、麻木、瘫痪、萎缩,关节疼痛或活动障碍,如扭伤、半身不遂、椎间盘突出、颈椎病、肩周炎、骨质增生等,是针对中风后遗症最简单有效的方法。如果在家里对中风病人进行一些简单易行的按摩,就能促进其恢复,大大提高病人生活质量。下面就教你学按摩。

1. 常用手法

(1)推法

用指、掌或肘进行单方向直线运动(图6-1-1-1)。操作时紧贴体表,用力要稳,速度缓慢均匀,使肌肤深层透热而不擦破皮肤。

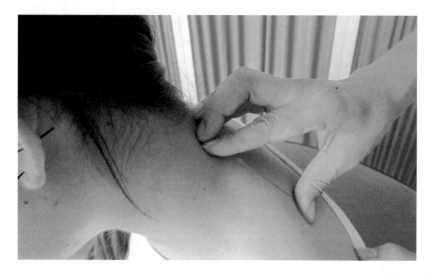

图 6-1-1-1 推法

（2）拿法

用单手或双手的拇指与其他手指对合呈钳形，进行有节律的拿捏（图6-1-1-2）。操作时用力要由轻到重，再由重到轻，动作要缓和而连贯。

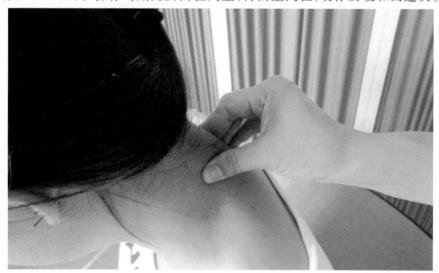

图 6-1-1-2 拿法

（3）按法

用指、掌、肘或肢体其他部分着力，按压一定的部位或穴位（图6-1-1-3）。按压时方向要与体表垂直，着力部位要紧贴体表，不可在皮肤上产生滑动;点按穴位要准确,用力以病人有酸、胀、热、麻等感觉为度。

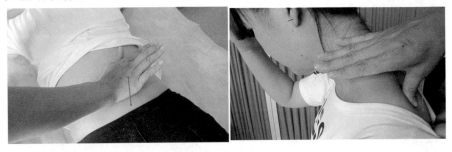

图 6-1-1-3　按法

（4）揉法

用指、掌、肘等部位着力于体表一定的部位上,做圆形或螺旋形的活动（图 6-1-1-4）。动作要缓和、协调,可沿顺时针或逆时针方向操作,频率约每分钟 120 次。

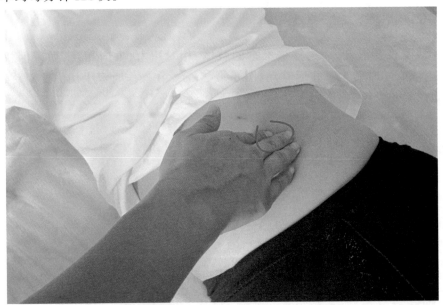

图 6-1-1-4　揉法

（5）滚法

依靠腕关节的伸屈动作来促使手掌背部在人体体表来回滚动（图 6-1-1-5）。操作时应紧贴治疗部位,不宜跳动,腕关节的屈与伸应保持相等均匀的压力,以避免手背与体表撞击,每分钟来回摆动 120 次左右。

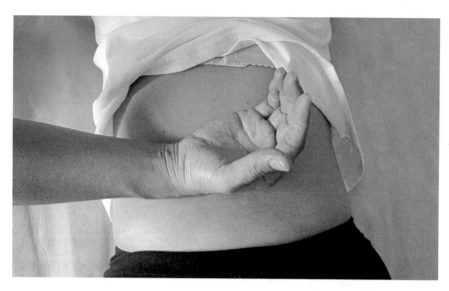

图 6-1-1-5　滚法

（6）搓法

用双手掌着力，挟住被推拿的肢体，相对用力，方向相反，做来回快速搓动，同时做上下往返移动（图 6-1-2-6）。在操作时双手用力要对称，动作柔和而均匀，来回搓动要快，上下移动要慢。

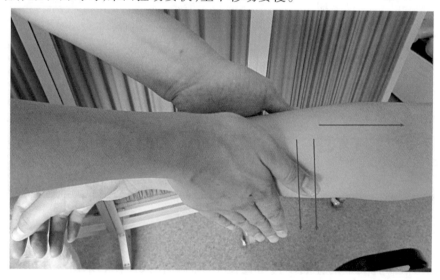

图 6-1-1-6　搓法

（7）拍法

用半握拳或手掌上下交替进行叩打（图6-1-1-7）。操作时腕部要放松自由屈伸，使动作轻快、柔和而有节奏。

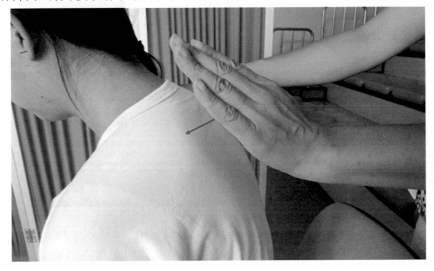

图6-1-1-7　拍法

（8）抖法

用单手或双手握住肢体远端，在轻微的持续牵引下，稍用力做连续小幅度的上下快速抖动（图6-1-2-8）。抖动的幅度要小，频率要快，用力不要过大。拌动波要沿肢体向远端方向传导。

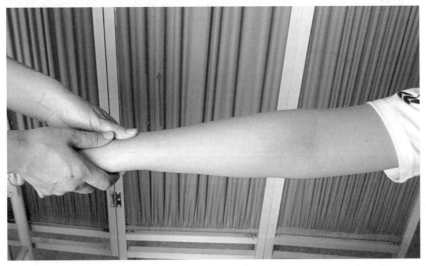

图6-1-1-8　抖法

2. 常见病按摩操作

（1）偏瘫

①运动关节：摇肩，一手托于肘，一手握腕，双手协调缓缓摇动肩关节，正反方向各30圈，操作幅度在生理范围内，频率不宜太快，随功能恢复逐渐加大幅度和频率。

②屈肘：一手托于肘后不动，另一手握于手腕，双手相对用力，拔伸肘关节数下，屈曲肘关节，然后伸直，做20次。

③摇腕：一手握前臂下端，使之固定，另一手手指与患者5指交叉，快速摇动腕关节30次。（注：右手瘫用左手摇，左手瘫用右手摇。完毕后使腕关节前屈、后伸、左偏、右偏各3～5次，每一方向至极限最佳。）

④掌指操作：双手虎口分别插于患手拇指、小指之间，双手掌相对，快速来回搓动30次，之后以双手拇指由掌根向手指方向推按数次。患手手心向下手指并拢，一手握住四指，另一手拇指桡侧缘置于第二掌骨间隙来回摩擦，擦热后由掌根推压至手指，逐个掌骨间隙为一遍，共3～5遍；双手拇指与食指相对，置于患者手掌带动掌骨向相反方向运动，逐个掌骨间隙为一遍，共5～10遍；以拇指食指相对夹持手指先捻揉数下再拔伸，逐一进行，共3～5遍。

⑤牵抖搓揉上肢：双手由肩关节向下揉搓（两掌相对夹持手臂），快速来回搓至手腕，共5～8遍，后双手握其手腕，手指向下用力拔伸至最大限度时保持，同时配合抖动5～10秒，放松，再拔伸，做5～10遍。

⑥指叩法：钝器或握空拳食指指尖关节髁叩击四肢关节或肌腱凹部，如腋窝横纹外侧、肘窝、腕横纹、腹股沟、腘窝、跟腱等，每处叩10次。

（注意哦）

每天活动3～5次，每次活动20分钟，每天坚持，注意防寒保暖及树立康复的信心。

（2）落枕

①病人取坐位，操作者立于其后，用轻柔的滚法、一指禅推法在患侧颈项及肩部施术约3～5分钟。

②用拿法提拿颈椎旁开1.5寸处的软组织，以患侧为重点部位，并弹拨紧张的肌肉，使之逐渐放松。

③操作者在患侧颈部疼痛处寻找压痛点，由轻到重按揉，然后用拇指指腹点揉肩井、肩中俞、肩外俞、天宗、风池、颈根等穴位，每穴约30秒，手法由轻到重。

④嘱病人自然放松颈项部肌肉,操作者左手持续托起下颌,右手扶持后枕部,使颈略前屈,下颌内收。双手同时用力向上提拉,并缓慢左右旋转患者头部10~15次,以活动颈椎小关节。摇动旋转之后,在颈部微前屈的状态下,迅速向患侧加大旋转幅度,手法要稳而快,手法力度和旋转的角度必须掌握在病人可以耐受的限度内,切忌暴力蛮劲,以防发生意外。

⑤操作者用拇指点按患侧落枕穴(手臂二、三掌骨间),有明显酸胀感时,嘱病人活动颈部。最后以空心拳敲打放松患侧肌肉。

（注意哦）

手法宜轻柔,切忌施用强刺激手法,以免加重症状。

（3）颈椎病

①拿捏颈项:用拇指指腹与食、中指对称用力拿捏颈项两旁的软组织,由上而下操作2~3分钟。

②滚颈肩部:用滚法放松颈根、双侧肩部及上背部,以全面放松斜方肌为重点,力量要深入,不可在皮肤上搓动,以防搓伤皮肤,一般做2分钟即可。

③拨揉项韧带:用拇指拨揉项韧带,由轻到重,重点施术于疼痛点,反复进行,约2分钟。

④点揉颈项膀胱经:用拇指点揉第1~7颈椎棘突旁开1.5~2寸处的膀胱经路线,重点施术于阳性反应点。

⑤点穴:用拇指点按颈肩部重点穴位,包括风池、安眠、完骨、风府、哑门、肩中俞、肩外俞、颈根(第7颈椎棘突下旁开5 cm)、肩井,时间各30秒。

（4）肩周炎

①松解放松:用滚法、拿法及掌根按揉肩前、肩峰及肩后,重点在肩前部、三角肌及肩后部。

②点穴弹拨:依次点压肩周疼痛点阿是穴,以酸胀为度,拇指螺纹面针对粘连的肩周肌肉弹拨分筋以松解粘连,拿、搓肩周肌肉。

③以活血通络药物为介质擦、推肩周以发热。

④从肩部到前臂反复上下搓动3~5遍,以放松肩臂,舒筋活血。

⑤放松手法:弹拨结束后,以双手掌搭在患肩,以掌揉法放松肩部,接着揉搓上臂,结束治疗。

（5）腰椎间盘突出

①抖下肢：病人俯卧位，双手抓床头，操作者双手握住患肢脚踝，缓缓用力牵拉，同时上下小中幅度抖动，以增大脊柱间隙，松解粘连，使突出物回纳。

②后伸揉腰法：病人俯卧位，操作者一手托起患侧下肢抬高到一定高度并做外展动作，使髋关节后伸，另一手以滚法滚揉患处，使突出物回纳。

③结束动作：在腰臀部及患侧下肢部位施滚、拿、揉等缓解手法，点揉患侧环跳、风市、委中、承山、昆仑、太溪、太冲。

（注意哦）

上述方法每日1次，10次为一疗程，治疗期间卧硬板床休息，并注意局部保暖。

（6）月经不调（痛经）

①按摩小腹：双手相叠置于小腹，紧压慢按，以每分钟10次的频率进行，直至小腹内有热感为宜。共操作5分钟

②斜擦小腹两侧：双手置于侧小腹，从后向前斜擦，方向朝外生殖器。不要往返擦动，要方向一致，以摩热为度。共操作5分钟。

③点揉子宫：用双手食指、中指按压住两旁子宫穴，稍加压力，缓缓点揉，以酸胀为度，操作5分钟，以腹腔内有热感为最佳（子宫穴位于下腹部，脐下一横掌处向左右旁开四横指各有一穴）。

④揉太冲：用左手拇指指腹揉捻右太冲穴，有酸胀感为宜，1分钟后再换右手拇指指腹揉捻左太冲穴1分钟（太冲穴位于脚大趾与第二趾之间，该穴不仅可以治疗女人痛经，还可以治疗一切妇科疾病）。

⑤按揉三阴交：用一侧手拇指指腹揉捻对侧三阴交穴，有酸胀感为宜（三阴交穴位于小腿内侧，足内踝尖上四横指，该穴对所有妇科疾病疼痛均可缓解）。

（注意哦）

多主张在经前5～7天开始治疗，月经来潮后停止，待下次月经来潮前，下腹部、腰骶部出现疼痛时继续操作，如手法得当，可使经期提前1～2天，随着经血排出，疼痛也会随之消失或减轻。

（7）小儿常用穴位及按摩手法（图6-1-1-9、图6-1-1-10）

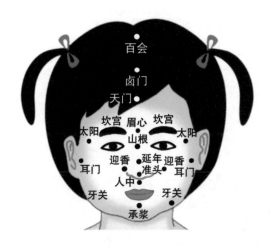

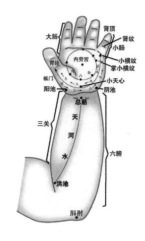

图6-1-1-9 小儿头面部穴位图　　　图6-1-1-10 小儿上肢穴位图

①开天门：两拇指自下而上交替直推眉心至前发际（图6-1-1-11），多用于小儿发热、头痛、烦躁不安等。

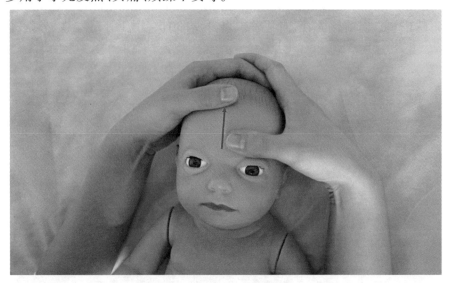

图6-1-1-11 开天门

②推坎宫：以两拇指面自两眉头向两眉梢分推，称分推坎宫（图6-1-1-12），约30～50次。用于外感发热、头痛、神志异常、目赤痛、近视眼等。

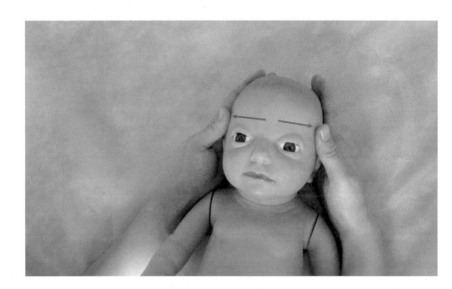

图 6-1-1-12　推坎宫

③揉太阳：两拇指或两中指端分别在左右两眉梢后凹陷处揉动（图6-1-1-13），向前揉为补，向耳后揉为泻，约30次，用于外感发热、头痛、头晕。

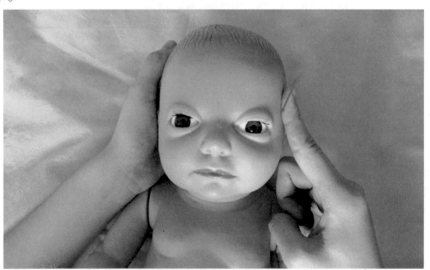

图 6-1-1-13　揉太阳

④推天柱骨：以拇指或食、中二指面自上向下直推后发际中点至大椎穴（图6-1-1-14），本穴降逆止呕作用明显，可用于恶心、呕吐、呃逆、溢奶、发热、感冒、项强、惊风、咽痛等。

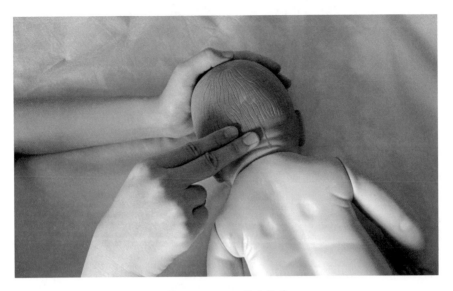

图 6-1-1-14　推天柱骨

⑤揉板门：用拇指端在大鱼际中点按揉（图 6-1-1-15），约 200 次。用于食欲不振、四肢乏力、积滞、阻泻、腹胀等。

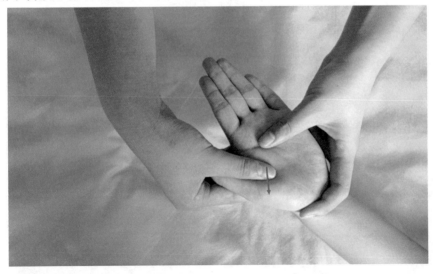

图 6-1-1-15　揉板门

⑥天河水：用食、中二指腹自前臂内侧正中腕横纹推向肘横纹（图 6-1-1-16），用于发热、烦躁不安、口渴、口舌生疮、惊风等一切热证。

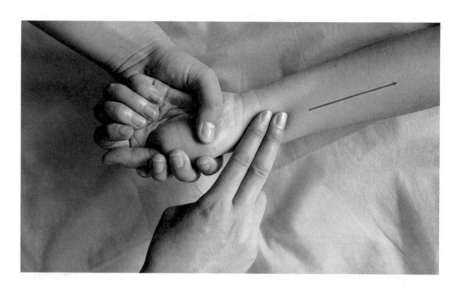

图 6-1-1-16　清天河水

⑦推心经:用拇指在小儿中指穴位上直推,向心方向推为补心经,离心方向推为清心经(图6-1-1-17)。多用清法调理高热神昏、五心烦热、口舌生疮、小便短赤、惊惕不安、夜啼、失眠等。

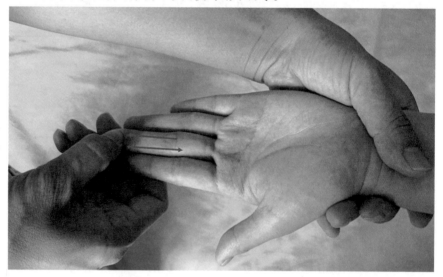

图 6-1-1-17　推心经

⑧推肝经:用拇指在穴位上直推,向心方向推为补肝经,离心方向推为清肝经(图6-1-1-18)。多用清法治疗烦躁不安、惊风、夜啼、癫痫、发热、口苦、咽干、目赤等。

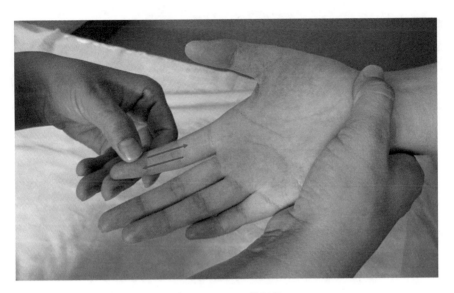

图 6-1-1-18　推肝经

⑨推脾经：用拇指桡侧缘或指面在穴位上直推，向心方向推称补脾经，离心方向推称清脾经，来回推法称调脾经（图 6-1-1-19）。为小儿保健，治疗小儿脾胃功能失调最常用手法之一。

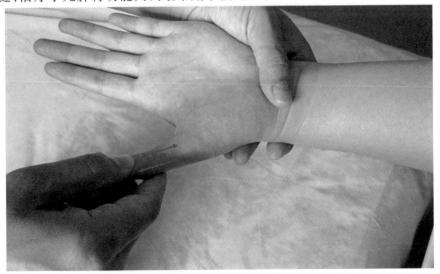

图 6-1-1-19　推脾经

⑩推肺经：用拇指在穴位上直推，向心方向推称补肺经，离心方向推称清肺经（图 6-1-1-20），约 200 次。用于发热、咳嗽、气喘、胸闷、咽喉肿痛等。

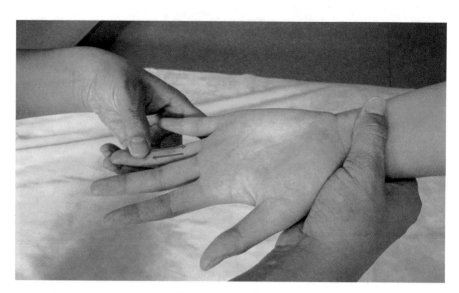

图6-1-1-20 推肺经

⑪推肾经:用拇指面在穴位上直推,离心方向推称补肾经,向心方向推称清肾经(图6-1-1-21),约100次。用于先天不足、久病体虚、肾虚腹泻、遗尿、尿多、尿频、虚咳、虚喘等。

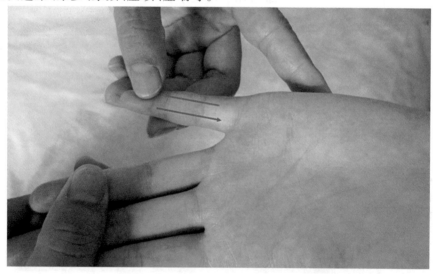

图6-1-1-21 推肾经

⑫推小肠:用拇指桡侧缘或指面,或用食、中二指面在无名指穴位上直推,向心方向推称补小肠,离心方向推称称清小肠(图6-1-1-22)。多用清法调理小便短赤、口舌生疮、尿闭、水泻、发热、烦躁等。

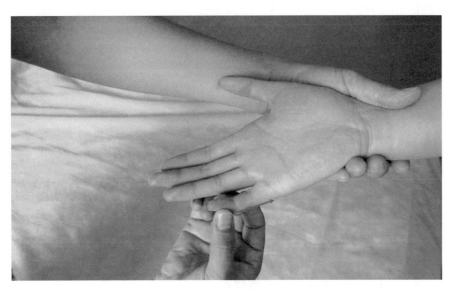

图 6-1-1-22 推小肠

⑬推大肠:用拇指桡侧缘,或指面在穴位上直推,向心方向推称补大肠,离心方向推称清大肠(图 6-1-1-23)。主要用于腹泻、痢疾、脱肛、便秘等。

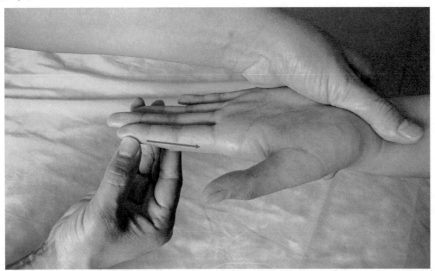

图 6-1-1-23 推大肠

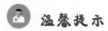

温馨提示

1. 哪些人不适合按摩？

（1）诊断不明的急性脊髓损伤或伴有脊髓症状的患者。

（2）骨折、骨关节结核、骨髓炎、骨肿瘤及严重的老年骨质疏松。

（3）严重的心、肺、肝、肾功能衰竭的病人或身体过于虚弱者。

（4）各种急性传染病、急性腹膜炎包括胃、十二指肠溃疡穿孔者。

（5）有出血倾向或有血液病的患者。

（6）避免在有皮肤损伤的部位施手法。但在有褥疮的部位周围施轻手法改善局部血液循环，可使缺血性坏死的创面逐渐愈合。

（7）妊娠3个月以上的妇女的腹部、臀部、腰骶部不宜施手法。

（8）精神病病人或精神过度紧张者不宜推拿治疗。

2. 家庭按摩需要注意哪些问题？

（1）体位：体位的选择对操作者和感受者都十分重要。合适的体位能使感受者舒适、肌肉放松，能维持较长时间；同时利于操作者的手法运用及力量发挥。

（2）强度：一般而言，压力越大刺激越强，在经络、穴位等敏感的部位感受更为明显，青壮年力量手法可以略重，老年人、儿童或肌肉松软者要适当减轻。

（3）用力原则：在操作过程中，用力要注意"轻—重—轻"，即开头结尾用力轻，中间可略微加重，而在某一部位操作时要轻重交替。

（4）手法衔接：操作时需要注意手法的变换，根据病情的需要，变换自然连续，不犹豫，不拖沓。

反思与拓展

正确的按摩能帮助我们减轻病痛，起到辅助治疗的作用，但按摩不当会出现一些意外情况，我们该如何发现和预防呢？

1. 骨折与关节脱位

错误的手法操作和认识不足均可造成骨折及关节脱位，如四肢骨骨折、肋骨骨折、腰椎压缩性骨折、肩关节脱位、寰枢椎关节脱位等，预防及处理方法如下：

（1）操作前，应仔细观察，以排除某些推拿的禁忌证，如骨结核、骨肿瘤等。

（2）操作者应熟悉关节的正常运动幅度，在操作过程中做到心中有数。

（3）操作时手法要柔和，不要蛮横用力。关节运动幅度应由小而大、循序渐进。

（火眼金睛）

如果操作局部出现疼痛、肿胀、活动障碍或外形改变等症状，应立即停止按摩并送医院处理。

2. 软组织损伤

在推拿中常因手法使用不当或动作不熟练而引起软组织损伤，如皮肤损伤、皮下出血、椎间盘等组织损伤，预防及处理方法如下：

（1）加强训练，正确掌握各种手法的动作要领，提高手法的熟练程度。

（2）操作前在皮肤表面适当使用润滑油。

（3）注意手法的强度，要由轻而重，以病员能忍受为原则，防止出现皮肤出血，如怀疑或已明确患血友病，则不能做推拿治疗。程度较轻可局部加压包扎或用冰袋冷敷，也可用中药止血剂调成糊状外敷。

（4）对于轻微皮肤损伤，要保持伤口的清洁，局部可涂红药水或紫药水，一般不要包扎，数日后可痊愈。

（5）预防椎间盘损伤，要注意脊椎旋转、侧屈、屈伸类被动运动一定要在正常的生理范围以内，不可经常或反复使用脊椎的旋转复位法。

（火眼金睛）

当操作患部有明显的灼热感或剧痛，说明可能出现皮肤破损或皮下出血；如有椎间盘损伤，则局部麻木、乏力、肌力减弱、皮肤知觉减退、原有病痛加剧；活动障碍明显，出现保护性姿势和体位，要立即停止操作，及时送医院。

3. 休克

往往是由于空腹、过度疲劳或剧烈运动后即刻接受推拿治疗，或患者初次推拿情绪紧张引起，预防及处理方法如下：

（1）要注意空腹、过度疲劳、剧烈运动以后的患者不予推拿治疗。

（2）慎用重手法治疗，且在患者能忍受的范围进行。

（3）使用踩跷法时，要选择好治疗对象（年纪轻，体格健壮，无明显脊椎骨质病变，无内脏器质病变者），以免造成脊椎损伤和脏器损伤。同时，要密切注意患者的状况，施力要恰到好处，不可粗蛮用力。

（4）患者取平卧位，不用枕头，腿部抬高30°，注意保暖和安静，尽量不要搬动。同时给予开天门、分阴阳、揉内关、掐中冲诸穴。

（火眼金睛）

在操作中出现面色苍白、四肢冷汗和肢端发紫、全身无力、烦躁不安、反应迟钝、神志模糊，甚至昏迷的现象即发生了休克，要立即终止重手法的不良刺激，进行简单处理，同时拨打"120"急救电话。

4. 神经系统损伤

由于在推拿治疗中所治疗的部位和手法的不同，造成的伤害也不一样。轻则造成周围神经、内脏神经的损伤；重则可造成脑干、脊髓的损伤，甚则造成死亡。预防及处理方法如下：

（1）提高手法的技巧性和准确性，不要过度地旋转颈椎，以免颈部神经损伤。在处理时，应避免劳累和运动锻炼，通过增加腹式呼吸来弥补膈肌瘫痪。

（2）避免颈部侧屈的被动运动，尤其是猛烈而急剧的侧屈运动。侧屈幅度不能超过45°这一界限。

（火眼金睛）

如果在操作中出现呃逆、咳嗽、呼吸困难、右侧肩部疼痛、麻木、皮肤感觉消失、双下肢乏力甚至瘫痪等症状都可能是神经系统损伤，要立即停止操作并送医院就诊。

5. 内脏损伤

内脏包括消化器官、呼吸器官、泌尿器官和生殖器官，都位于胸、腹腔内。如果选择不正确的手法或不恰当的时间进行按摩，可造成内脏损伤。常见的内脏损伤疾病包括胃溃疡出血及穿孔、闭合性肾挫伤，预防及处理方法如下：

（1）手法要轻快柔和，强大的暴力可间接作用于肾脏，造成肾挫伤或引起胃壁的挫伤和黏膜裂伤。

（2）不宜在饱餐后做腹部推拿治疗，溃疡病患者近期内有反复出血现象，不宜推拿治疗。

（3）了解体内脏器的大致解剖位置。在肾区禁忌重手法和叩击类手法，尤其是棒击法的刺激。对腰痛要辨证论治，选择恰当的手法。

（火眼金睛）

如出现剧烈腹痛、呕吐，腹部肌肉强硬、腰部疼痛、腰部肌肉强硬，并有包块触及，提示可能出现了胃、肾等脏器损伤，要立即停止操作，送医院就诊。

二、教你学艾灸

相关情景

65岁的刘大妈近几年出现了一件烦心事,每天早晨四五点钟肚子都要痛,还咕噜作响,拉完肚子就不痛了,也没有吃坏肚子或受凉等原因,吃了消炎药也不管用,白天总觉得浑身没力气。

你知道吗?

其实刘大妈的腹泻在中医中叫作五更泻,是由于年龄增大,脾肾阳虚所致,同时会出现怕冷、手脚冰凉,晚上小便多,再加上大清早肚子疼,整夜都不得安宁。此证多发于炎夏转入秋凉时期,积年累月,给病人带来很大烦恼。

认识艾灸?

艾灸采用野生植物艾叶,借助火力、药力直接作用于病灶,通过经络腧穴的传导,来调节机体平衡,可用于感冒、头痛、失眠、慢性腹泻、慢性支气管炎、中风、重症肌无力、慢性溃疡性结肠炎、糖尿病、周围性面神经麻痹、慢性肾炎、阳痿、早泄、不孕不育、精液异常症等病的治疗及保健,以及戒烟、抗衰老、抗疲劳等,疗效迅速,安全可靠,易学易用,特别适合于家庭运用。

1. 艾灸方法

（1）直接灸

是将大小适宜的艾炷,直接放在皮肤上施灸(图6-1-2-1)。施灸时需将皮肤烧伤化脓,愈后留有瘢痕者,称为瘢痕灸,常用于治疗哮喘、肺结核、瘰疬等慢性疾病,但在家庭中应谨慎使用。不使皮肤烧伤化脓,不留瘢痕者,称为无瘢痕灸,是临床及家庭常用的方法,可治疗一般虚寒性疾病。

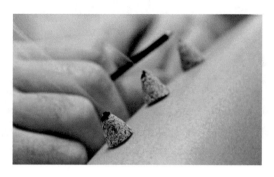

图 6-1-2-1　直接灸

（2）间接灸

是用药物将艾炷与施灸腧穴部位的皮肤隔开,进行施灸的方法(图6-1-2-2)。

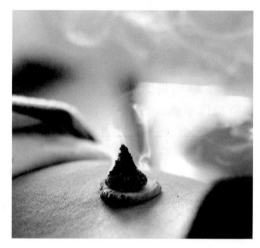

图 6-1-2-2　间接灸

①隔姜灸

将鲜姜切成直径大约2～3 cm、厚约0.2～0.3 cm的薄片,中间以针刺数孔,然后将姜片置于应灸的腧穴部位或患处,再将艾炷放在姜片上点燃施灸。当艾炷燃尽,再易炷施灸。灸完所规定的壮数,以使皮肤红润而不起泡为度。常用于因寒而致的呕吐、腹痛、腹泻及风寒痹痛等。

②隔蒜灸

将鲜大蒜头切成厚0.2～0.3 cm的薄片,中间以针刺数孔,然后置于应灸的腧穴部位或患处,再将艾炷放在蒜片上,点燃施灸。待艾炷燃尽,易炷再灸,直至灸完规定的壮数,多用于治疗肺结核及初起的肿疡等证。

③隔盐灸

用纯净的食盐填敷于脐部,或于盐上再置一薄姜片,上置大艾炷施灸。多用于治疗伤寒阴证或吐泻并作、中风脱证等。

④隔附子饼灸

附子研成粉末,用酒调和做成直径约3 cm、厚约0.8 cm的附子饼,中间以针刺数孔,放在应灸的腧穴部位或患处,上面再放艾炷施灸,直到灸完所规定壮数为止。多用于阳痿、早泄或疮疡久溃不敛等证。

（3）艾条灸

①温和灸

施灸时将艾条的一端点燃,对准应灸的腧穴部位或患处,距皮肤约2～3 cm左右,进行熏烤（图6-1-2-3）。熏烤使患者局部有温热感而无灼痛为宜,一般每处灸5～7分钟,至皮肤红晕为度。对于昏厥、局部知觉迟钝的患者,医者可将中、食二指分开,置于施灸部位的两侧,这样可以通过医者手指的感觉来测知患者局部的受热程度,以便随时调节施灸的距离,防止烫伤。

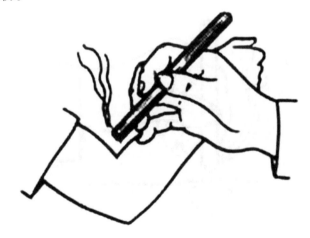

图6-1-2-3　温和灸

②雀啄灸

施灸时,并不将艾条点燃的一端与施灸部位的皮肤固定在一定距离,而是像鸟雀啄食一样,一上一下活动地施灸（图6-1-2-4）。另外也可均匀地向上、下或左、右方向移动,或做反复的旋转施灸。

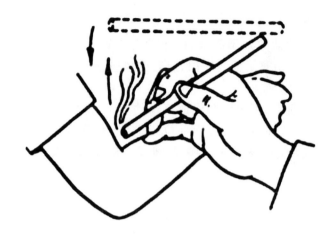

图6-1-2-4　雀啄灸

③回旋灸

用点燃的艾条在皮肤上往复盘旋灸。用于面积较大的肢体麻木、皮肤病(图6-1-2-5)。

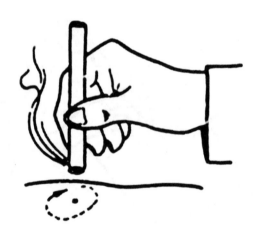

图6-1-2-5　回旋灸

(4)温灸器灸

温灸器是用金属特制的一种灸具,其筒内套有小筒,小筒四周有孔(图6-1-2-6)。施灸时,将艾绒或加掺药物装入温灸器的小筒,点燃后,将温灸器的盖扣好,即可置于腧穴或应灸部位,进行熨灸,直到所灸部位的皮肤红润为度。有调和气血,温中散寒的作用。

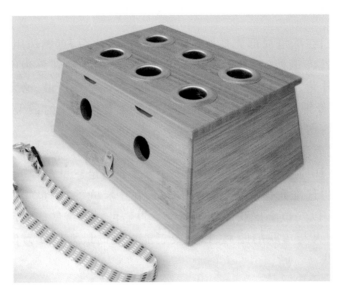

图 6-1-2-6　温灸器

2. 常见病症艾灸方法

（1）延年益寿保健灸

【穴位】足三里穴（位于小腿前外膝眼下 3 寸，胫骨前嵴外侧一横指处）、气海穴（位于腹正中线脐下 1.5 寸处）、关元穴（位于腹正中线脐下 3 寸处）。

【分组】第一组：关元穴、气海穴、左侧足三里穴；第二组：关元穴、气海穴、右侧足三里穴。

【方法】选准穴位后，点燃药用艾条，分别对准第一组穴位，每穴悬灸 10 分钟，以各穴位皮肤潮红色为度。第二天用同样的方法悬灸第二组穴位。如此交替悬灸，连续 3 个月为一个疗程。休息一周，再继续第二个疗程。使用时注意力要集中，艾火与皮肤的距离，以受灸者能忍受的最大热度为佳。注意不可灼伤皮肤。

（小·链接）

关元、气海、足三里是人体强壮保健要穴，每天艾灸一次，能调整和提高人体免疫机能，增强人的抗病能力。特别是女士，艾灸此三个穴位后，神清气爽，容光焕发，全身特别是小腹部十分舒畅（此种感觉一般要连续灸半个月后才明显）。

（2）艾灸治冻疮

【穴位】合谷穴（位于手背第一、二掌骨之间，近第二掌骨之中点处）、足三里穴。

【方法】在冻疮局部先揉按5分钟。选准穴位后,点燃药用艾条,对准已发或将发冻疮处,各悬灸3~5分钟,以局部皮肤潮红色为度。若冻疮在上肢或耳朵,必须加灸合谷穴3~5分钟;若冻疮在下肢,必须加灸足三里穴3~5分钟。艾火与皮肤的距离,以受灸者能忍受的最大热度为佳。注意不可灼伤皮肤。用本法连续艾灸3天,冻疮不再复发。

(3)艾灸治胃痛

【穴位】中脘穴(位于腹正中线脐上4寸处)、足三里穴。

【方法】选准穴位后,点燃药用艾条,在中脘穴、一侧足三里穴上各悬灸10分钟,以穴位上皮肤潮红色为度。胃痛可立即缓解。使用时要注意力集中,艾火与皮肤的距离,以受灸者能忍受的最大热度为佳。注意不可灼伤皮肤。

（小·链接）

艾灸足三里穴能使胃痉挛趋于弛缓,胃蠕动强者趋于减弱;又能使胃蠕动弱者立即增强,胃不蠕动者开始蠕动。因此,除胃溃疡出血、穿孔等重症,应及时采取措施或外科治疗外,其他不论什么原因所致的胃痛,若以胃脘疼痛为主者,用本法艾灸,均能立时止痛。

温馨提示

1. 哪些情况不适合艾灸?

(1)凡暴露在外的部位,如颜面,不能直接灸,以防形成疤痕,影响美观。眼球属颜面部,也不能灸。

(2)皮薄、肌少、筋肉结聚处,妊娠期妇女的腰、骶部及下腹部,男女的乳头、阴部、睾丸等不能施灸。另外,关节部位不要直接灸,大血管处、心脏部位不能灸。

(3)极度疲劳、过饥、过饱、醉酒、大汗淋漓、情绪不稳或妇女经期,颜面部、颈部及大血管走行的体表区域、黏膜附近均不得施灸。

(4)某些传染病、高热、昏迷、抽风期间,或身体极度衰竭,形瘦骨立者等忌灸。

(5)无自制能力的人如精神病患者等忌灸。

2. 家庭艾灸要注意什么?

(1)专心

施灸时要注意思想集中,专心致志,耐心坚持,不要在施灸时分散注意力，以免艾条移动，不在穴位上，徒伤皮肉，浪费时间。另外可能引起局部痛觉降低而被烫伤，如果施灸不当，局部烫伤可能起疱，产生灸疮，一定不要把疮搞破，要注意防止感染，如果已经破溃感染，要及时使用消炎药。在施灸前，要将所选穴位用温水或酒精棉球擦洗干净，灸后注意保持局部皮肤适当温度，防止受凉，影响疗效。

（2）定位

要注意穴位的准确性和体位舒适，要找准部位、穴位以保证灸治的效果。体位一方面要适合艾灸的需要，另一方面要舒适、自然。除瘢痕灸外，在灸治过程中，要注意防止艾火灼伤皮肤，尤其幼儿患者。如有起泡时，可用酒精消毒后，用毫针将水泡挑破，再涂上龙胆紫即可。

（3）防火

现代人的衣着不少是化纤、羽绒等质地的，很容易燃着，因此施灸时一定要注意防止落火，尤其是使用艾炷灸时更要小心谨慎，以防艾炷翻滚脱落。用艾条灸后，可将艾条点燃的一头塞入直径比艾条略大的瓶内，以利于熄灭，并注意检查艾条有未熄灭。偶有灸后身体不适者，如身热感、头昏、烦躁等，可令患者适当活动身体，饮少量温开水，或针刺合谷、后溪等穴位，可使症状迅速缓解。

（4）保暖

因施灸时要暴露部分的体表部位，在冬季要注意保暖，同时还要注意室内温度的调节并开窗换气，保持空气新鲜洁净。

（5）安全

如果是家庭成员之间互相施灸，要注意施灸距离的调节，对于皮肤感觉迟钝者，可用另一只手的食指和中指置于施灸部位两侧，以感知施灸部位的温度。这样，既不致烫伤皮肤，又能收到好的效果。

（6）顺序

要掌握施灸的程序，如果灸的穴位多且分散，应按先背部后胸腹，先头身后四肢的顺序进行。

（7）剂量

施灸要循序渐进，初次使用艾灸要注意掌握好刺激量，先小剂量，灸的时间短一些、壮数少一些，以后再加大剂量，不要一开始就大剂量进行。

（8）时间

一般不要在饭前空腹时或饭后立即施灸。

（9）观察

注意晕灸，晕灸虽不多见，但是一旦晕灸则出现头晕、眼花、恶心、面色苍白、心慌、汗出，甚至晕倒。出现晕灸后，要立即停灸，并令受灸者躺下静卧，再加灸足三里穴（温和灸10分钟左右）。

🔵 反思与拓展

灸法对很多疾病都能起到良好的辅助治疗作用，但为什么要选择艾灸？艾草在生活中还有哪些作用？

艾草有浓烈香气，集食用、药用、针灸等价值于一身，是一种十分重要的常见植物。每至端午节，人们总是将艾叶置于家中以"避邪"。

（1）艾叶能理气血、温经脉、逐寒湿、止冷痛，为妇科要药，用于治脘腹冷痛、经寒不调、宫冷不孕等证；炒炭止血，可用治虚寒性月经过多、崩漏下、妊娠胎漏。

（2）艾叶煎汤外洗可治湿疮疥癣，祛湿止痒；艾叶烟熏防疫法是一种简便易行的防疫法。

（3）用艾叶水泡脚能有效地祛虚火、寒火，可以治疗口腔溃疡、咽喉肿痛、牙周炎、牙龈炎、中耳炎等头面部反复发作的疾病。

（4）现代实验研究证明，艾叶具有抗菌及抗病毒作用，平喘、镇咳及祛痰作用，止血及抗凝血作用，镇静及抗过敏作用，护肝利胆作用等。

（5）艾草可做"艾叶茶""艾叶汤""艾叶粥"等食谱，以增强人体对疾病的抵抗能力。

三、教你学刮痧

相关情景

50岁的老李最近很不顺心，高龄的父亲得病住院了，儿子的就业还没着落，自己单位的事情也很麻烦，导致他失眠很严重，又不敢依赖安眠药。

😊 你知道吗？

失眠是指无法入睡或不能保持睡眠状态，导致睡眠不足，是现代社会的一种常见病。失眠会带来极大的痛苦和心理负担，又会因为滥用安眠药物而损伤身体其他方方面面。失眠的危害显而易见，睡眠不足直接影响的是第二天的工作与学习，精神萎靡，疲惫无力，情绪不稳，注意力不集中。而从长远来看，危害更是巨大，长期失眠，越想睡越睡不着，越急越睡不下，易引发焦虑症。同时存在诱发某种潜在疾病的可能，如出现手脚心多汗、心悸、心跳快、呼吸急促、肌肉收缩、颤抖、尿急尿频、胸部有压迫感、腹胀而泻、咽部阻碍感、多汗、四肢麻木等症状。另外，由于长期陷入对于睡眠的担心与恐慌中，人会变得多疑、敏感、易怒，以及缺乏自信，这些势必影响其在家庭和工作中各方面的人际关系，从而产生孤独感、挫败感。

 认识刮痧？

刮痧是我国的一种传统治疗手法，刮一刮，不仅能排出身体内的"毒气"，而且能够调整气血、恢复阴阳平衡，是缓解和治疗失眠最好的选择。用边缘光滑的牛角、嫩竹板、瓷器片等工具，蘸食油、清水或刮痧油，在体表部位由上而下、由内向外刮拭，具有清热解毒、活血化瘀、开泄毛孔、疏通经络、排毒驱邪、消炎止痛等作用。可用于感冒发热、头痛、咳嗽、呕吐、腹泻以及高温中暑、各种神经痛、脏腑痉挛性疼痛等，还能预防疾病、促进恢复、强身健体、减肥及美容，下面就教你学刮痧。

1. 刮痧手法

（1）刮痧工具的选择

刮痧板多采用牛角、嫩竹板、瓷器片等，形状多为长方形，边缘有圆形突起，圆润、光滑。牛角本身就具有一定的清热解毒等药用功效，用牛角刮痧板操作可加强治疗作用和疗效。刮痧之前，为了防止划破皮肤，还要在皮肤表面涂一层润滑剂，香油、色拉油都可以用。当然，有条件的话，最好采用专门的刮痧油。

（2）拿刮板法

用手掌握刮板，治疗时，刮板厚的一面对手掌，保健时，刮板薄的一面对手掌。

（3）刮拭角度

刮板与刮拭方向保持90°到45°进行刮痧。

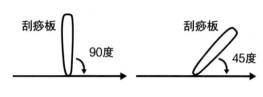

图 6-1-3-1　刮拭角度

（4）刮拭方向和力度

颈、背、腹、上肢、下肢部从上向下刮拭，胸部从内向外刮拭，包括上下、内外、左右。刮痧时用力均匀，刮痧部位尽量拉长。

（5）刮痧补泻手法

补刮、泻刮、平补平泻刮法主要根据刮痧的力量和速度来区分（表6-1-3-1）。

表 6-1-3-1　刮痧补泻手法

	力量	速度（频率）
补　刮	小（轻）	慢
泻　刮	大（重）	快
平补平泻	适中	适中

2. 常见病刮痧操作

（1）失眠刮痧操作手法

①头部：以头顶（百会穴）为中心，分别向前（至前额神庭穴）、后（至发际边凹处安眠穴）、左、右（至太阳穴）刮拭；

②肩：双侧肩周部（从上向下至肩井穴）；

③背部：脊椎、腰椎两侧1.5寸（膀胱经：心腧至肾腧穴）；

④下肢：膝下外侧下缘1寸（足三里穴）；

⑤小腿内侧：内踝尖上3寸胫骨后缘处（三阴交穴）；

⑥足面：拇一、二趾间（行间穴）。

（2）感冒刮痧操作手法

①取冷水半碗作为润滑剂，操作时，右手食指和中指弯曲、沾水，在病人鼻梁上部、颈部、胸部、脊柱两侧处，自上而下刮之，先轻后重直至皮肤出现紫红色出血斑点即可。

②左手拉患者手掌，右手掌从患者的肘关节往下擦至腕关节处数次，再抖动若干次，并抓住手指关节朝外拉，听见关节响声即可。

③左手抓住患者下肢，右手从膝关节擦到脚掌处若干次，双手抓住脚掌抖动数次，并抓住脚趾朝外拉，听到关节响声即可。

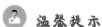

④根据患者体质服藿香正气水 10~20 mL,患者会立即感到舒服轻松。

（3）刮痧瘦腿操作方法

①坐在床上或者沙发上,腿自然曲起,让小腿处于最自然放松的状态,然后用刮痧板从膝盖到脚跟,每天一次,两腿各刮100下。

②涂抹润滑作用的油,如刮痧油、橄榄油、精油（建议用瘦身精油,因为瘦身精油本身就有消脂的功效,配合刮痧就是事半功倍）。

③方向:从膝盖弯根开始,向下刮,不能像搓澡一样来回地刮。如果有下肢静脉曲张或水肿,则必须从下往上刮,以改善血液循环,否则会越来越严重。没有的话,两个方向皆可,但是当然还是由下至上好,使得疲惫了一天的腿放松,血液循环有所改善。

④力度:一定要相对大力度快速地刮,越使劲越好,但要在自己能承受的范围,只要坚持刮了就能有效果。

⑤刮完之后,用餐巾纸把没吸收的油擦拭干净并饮用热水一杯,可适当补充消耗的水分,防止头晕疲劳,还能促进新陈代谢,加快代谢物的排出。

⑥来月经的前三天不宜刮痧瘦腿。如果是全身肥胖想减肥的话,只要少吃油腻、含糖量高的食物就行,如果能配合晚餐少吃一些,可以瘦得更快。

⑦加强效果:本方法也可以用于瘦大腿,从大腿根的方向开始向下刮,不能像搓澡一样来回地刮,刮完后可以做一些瘦腿瑜伽动作、空中踩单车动作,或是躺着,双腿靠墙高举10分钟左右,拉伸肌肉,效果会更明显。

温馨提示

1. 哪些人不宜刮痧?

虽然刮痧的刺激强度不是很大,适应证也较广泛,但以下情况不适宜刮痧:

（1）患有皮肤溃疡等皮肤病:因为刮痧要刮皮肤表层,若有溃疡,容易破裂感染,加重病情。

（2）患有血友病或白血病:由于刮痧会使局部充血,血小板少者应慎刮。

（3）需要刮痧的部位有外伤:比如手臂挫伤、背部破皮或腿部骨折等。

（4）孕妇:特别是腹部、腰骶部等部位不能刮痧,否则容易引起流产。

（5）心力衰竭、肾功能衰竭、肝硬化腹水或全身重度浮肿等患者：这些人刮痧易对身体造成更大的伤害。

（6）下肢静脉曲张患者：此类人群最好不刮痧，若要刮痧也应谨慎，刮拭方向应从下向上，手法尽量放轻。

2. 刮痧应注意哪些问题？

（1）刮痧治疗时应注意室内保暖，避免风直吹刮拭部位。

（2）出痧后30分钟内忌洗凉水澡。

（3）刮痧后尽量不要喝酒或吃辛辣食物，忌食生冷瓜果和油腻食品。

（4）刮痧部位未退痧之前，不宜在原处再次进行刮拭出痧。

（5）出痧后可饮一杯温开水（最好为淡糖、盐水），并休息半小时。

（6）刮痧后不宜发怒，应保持情绪平静。

（7）如刮痧后出现不适，应立即去医院诊治

（8）刮痧不可避免地会产生一些皮肤损伤，如果刮痧板的消毒不过关，肯定会导致交叉感染。另外，每个人的皮肤上都会寄生一些细菌，刮痧板如果不经消毒，就会无形中变成传播细菌的途径，殃及其他刮痧者。

◎ 反思与拓展

刮痧是对人体的穴位进行刺激，刮痧过程中会出现哪些意外情况？人们对刮痧有哪些认识误区？

1. 刮痧过程中可能会出现晕刮

（1）晕刮出现的症状为头晕、面色苍白、心慌、出冷汗、四肢发冷、恶心欲吐或神昏扑倒等。

（2）预防措施：空腹、过度疲劳患者忌刮；低血压、低血糖、过度虚弱和神经紧张特别怕痛的患者轻刮。

（3）急救措施：迅速让患者平卧；让患者饮用一杯温糖水；迅速用刮痧板刮拭患者百会穴（重刮）、人中穴（棱角轻刮）、内关穴（重刮）、足三里穴（重刮）、涌泉穴（重刮）。

2. 刮痧的认识误区

（1）刮痧越痛越好，起痧颜色越深越好？

许多人认为，刮痧时感觉越痛、起痧颜色越深，则说明效果越好。事实上，根据不同的疾病，刮痧的力量、器具都有差别，所以疼痛程度和起痧颜色的深浅也有所不同，这不能作为衡量刮痧效果的标准。一般来说，感冒、发烧患者在刮痧时反应得比较强烈一些。刮痧时正常的反应是稍微有点疼痛，刮痧部位充血起痧，通常1～2天即可消退。

(2)出痧对人皮肤有害吗？

刮痧后皮肤表面会出现红、紫、黑斑或黑疱的现象，称为出痧。这是一种刮痧后出现的正常反应，数天后可自行消失，不需做特殊处理。出痧的过程是一种血管扩张至毛细血管破裂，血流外溢，皮肤局部形成瘀血斑的现象，这种血凝块不久即能溃散消失。出痧的皮肤红红的，看上去有点儿可怕。其实，不管怎么红，都不必担心，因为这对皮肤是没有损害的。红斑颜色的深浅通常是病症轻重的反映。较重的病，"痧"就出得多，颜色也深；如果病情较轻，"痧"出得少些，颜色也较浅。一般情况下，皮肤上的瘀血会在3～5天内逐渐消退，迟一些也不会超过1周就会恢复正常，不仅不会损害皮肤，而且由于这种方法能够活血化瘀，加强局部的血液循环，会使皮肤变得比原来还要健康、美丽。

(3)刮痧工具是否随手可得？

民间常运用汤勺或带有弧度的梳子来刮痧，理论上是可行的，但刮痧工具并不是随手可得的。从中医的角度来说，刮痧工具主要分两大类：牛角类和玉石类。刮痧板的形状很多，而且不同的刮痧板厚度、韧度、锐利度都有所不同。刮痧板的圆曲度大不容易起痧，圆曲度小相对容易起痧。牛角类的刮痧板偏于泻，玉石类的则偏于补。刮痧时可以抹润滑剂或沾点水，主要作用是防止刮痧时划破或划伤皮肤。

四、教你学拔罐

相关情景

76岁的周爷爷于3天前因天气变化受凉后出现怕冷、鼻塞、流涕、咳嗽、头痛，骨节酸痛。平时身体强健的周爷爷怎么都不愿意吃感冒药，这可急坏了家里人。最终，经社区医生推荐，周爷爷用了拔火罐的方法，效果非常好。

你知道吗？

拔罐是以杯罐为工具，借热力排去其中的空气产生负压，吸着于皮肤，造成皮肤瘀血现象的一种疗法。拔罐通过机械刺激作用牵拉了神经、肌肉、血管以及皮下的腺体，可引起一系列神经内分泌反应，调节血管舒缩功能和血管的通透性，从而改善局部血液循环；拔罐产生的负压可使局部迅速充血、瘀血，甚至小毛细血管破裂，红细胞破坏，发生溶血现象,促进白细胞的吞噬作用,提高皮肤对外界变化的敏感性及耐受力,从而增强机体的免疫力。另外,负压的强大吸拔力可使汗毛孔充分张开,汗腺和皮脂腺的功能受到刺激而加强,皮肤表层衰老细胞脱落,从而使体内的毒素、废物得以加速排出。拔罐局部的温热作用不仅使血管扩张、血流量增加,而且可增强血管壁的通透性和细胞的吞噬能力。因此,拔罐可对人体起到治病防病、强身保健的作用。

 认识拔罐?

1. 罐的种类

(1)竹筒火罐

取坚实成熟的竹筒,一头开口,一头留节作底,罐口直径分3、4、5 cm三种,长短约8~10 cm。口径大的,用于面积较大的腰背及臀部;口径小的,用于四肢关节部位。日久不用的竹火罐,过于干燥,容易透进空气。临用前,可用温水浸泡几分钟,使竹罐质地紧密不漏空气然后再用。南方产竹,多用竹罐。

(2)陶瓷火罐

使用陶土做成口圆肚大的形状,再涂上黑釉或黄釉,经窑里烧制而成的叫陶瓷火罐。有大、中、小和特小的几种,陶瓷罐,里外光滑,吸拔力大,经济实用,北方农村多喜用之。

(3)玻璃火罐

玻璃火罐是用耐热硬质玻璃烧制的。形似笆斗,肚大口小,罐口边缘略突向外,分1、2、3三种号型。玻璃火罐由于其清晰透明,便于观察,罐口光滑吸拔力好等特点,已被人们广泛地使用起来了。

(4)抽气罐

用青、链霉素药瓶或类似的小药瓶,将瓶底切去磨平,切口须光洁,瓶口的橡皮塞须保留完整,便于抽气时使用。现有用透明塑料制成,不易破碎。上置活塞,便于抽气。

2. 拔罐手法

(1)准备

玻璃火罐数个,根据部位选择号型大小,镊子一把,95%酒精棉球,火柴一盒,新毛巾一条,香皂一块,脸盆一个。

(2)检查

检查是否合乎适应证,检查拔罐的部位和病人体位,检查罐口是否光滑和有无残角破口。

（3）操作方法

先用干净毛巾，蘸热水将拔罐部位擦洗干净，然后用镊子镊紧棉球稍蘸酒精，火柴燃着，往玻璃火罐里一闪，迅速将罐子扣住在皮肤上。

（4）留罐时间

过去留罐时间较长，有从10分钟留到30分钟以上的，这种长时间留罐，容易使局部黑紫一片，瘀血严重，增加吸收困难，因此，现在留罐时间一般较从前缩短了，根据身体强弱和浅层毛细血管渗出血液情况，可以考虑改为从3分钟到6分钟比较合适。实践证明，短时间留罐比长时间留罐好处多。严重瘀血减为轻微渗出血或充血，便于吸收，增强抗病能力；不留斑痕；防止吸过度，造成水泡伤引起感染；时间虽短，疗效较高。

（5）起罐

左手轻按罐子，向左倾斜，右手食、中二指按准倾斜对方罐口的肌肉处，轻轻下按，使罐口漏出空隙，透入空气，吸力消失，罐子自然脱落。

（6）火力大小

酒精多，火力大则吸拔力大；酒精少，火力小则吸拔力小。罐子叩得快则吸力大；叩得慢则吸力小。

（7）间隔时间

可根据病情来决定。一般讲来，慢性病或病情缓和的，可隔日1次；病情急的可每日1次或更多，例如发高烧，关节炎急性发作、急性胃肠炎等病，每日1～2次，甚至3次，皆不为过，但留罐时间不可过长。

（8）疗程

一般以12次为一疗程，如病情需要，可再继续几个疗程。

（9）部位

肩端、胸、背、腰、臀、肋窝以及颈椎、足踝、腓肠肌等肌肉丰厚、血管较少的部位，皆可拔罐。

3. 拔罐部位

人们常常在拔罐时不知道怎样找合适部位，也就是说不懂得在身体的哪些部位可以拔罐，一般情况下可采取以下办法：

（1）选择局部疼痛部位

身体局部疼痛的部位，往往就是病邪聚集的地方。因此，在局部拔罐即可起到拔除病理产物的作用，如坐骨神经痛可配合拔腰部，手臂麻痛考虑颈椎病者，同时在颈臂等处拔罐效果更好。

（2）选择穴位拔罐

按照穴位拔罐疗效更好，一般需分析病因辨证取穴，例如类风湿性关节炎患者畏寒肢冷可在督脉排罐治疗，以生阳祛寒。需要注意的是：穴位是点，拔罐是面，拔罐以面覆点，故对穴位位置的准确度要求较低。

4. 拔火罐留下的罐斑以及颜色的意义

（1）罐印紫黑而黯，一般表示体有血瘀，如行经不畅、痛经或心脏供血不足等，当然，如患处受寒较重，也会出现紫黑而黯的印迹。如印迹数日不退，则常表示病程已久，需要多治疗一段时间。如走罐出现大面积黑紫印迹时，则提示风寒所犯面积甚大，应对症处理以驱寒除邪。

（2）罐印发紫伴有斑块，可表示有寒凝血瘀之证。

（3）罐印呈散紫点，深浅不一，一般提示为气滞血瘀之证。

（4）淡紫发青伴有斑块，一般以虚证为主，兼有血瘀，如在肾俞穴处呈现则提示肾虚，如在脾俞部位则系气虚血瘀。此点常伴有压痛。

（5）罐印鲜红而艳，一般提示阴虚、气阴两虚。阴虚火旺也可出现此印迹。

（6）罐印呈鲜红散点，通常在大面积走罐后出现，并不高出皮肤。如在某穴及其附近集中，则预示该穴所在脏腑存在病邪。（临床中有以走罐寻找此类红点，用针刺以治疗疾患的。）

（7）吸拔后没有罐迹或虽有但启罐后立即消失，恢复常色者，则多提示病邪尚轻。当然，如取穴不准时也会拔无罐迹。不能以一次为准，应该多拔几次确认是否有症状。

（8）罐印灰白，触之不温，多为虚寒和湿邪。

（9）罐印表面有纹络且微痒，表示风邪和湿证。

（10）罐体内有水汽，表示该部位有湿气。

（11）罐印出现水泡，说明体内湿气重，如水泡内有血水，是热湿毒。

（12）拔罐区出现水肿，提示患气证。

（13）出现深红、紫黑或丹痧，或触之微痛兼见身体发热者，提示患热毒证；身体不发热者，提示患淤证。

（14）皮色不变，触之不温者，提示患虚证。

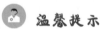 **温馨提示**

1. 拔罐要注意什么？

（1）体位须适当，局部皮肉如有皱纹、松弛、疤痕凹凸不平及体位移

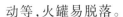

动等,火罐易脱落。

（2）根据不同部位,选用大小合适的罐。用投火法拔罐时,火焰须旺,动作要快,使罐口向上倾斜,避免火源掉下烫伤皮肤。用闪火法时,棉花棒蘸酒精不要太多,以防酒精滴下烧伤皮肤。用贴棉法时,须防止燃着棉花脱下。用架火法时,扣罩要准确,不要把燃着的火架撞翻。用煮水罐时,应甩去罐中的热水,以免烫伤病人的皮肤。

（3）在应用针罐时,须防止肌肉收缩,发生弯针,并避免将针撞压入深处,造成损伤。胸背部腧穴均宜慎用。

（4）在应用刺血拔罐时,针刺皮肤出血的面积,要等于或略大于火罐口径。出血量须适当,每次总量成人以不超过 10 mL 为宜。

（5）在使用多罐时,火罐排列的距离一般不宜太近,否则因皮肤被火罐牵拉会产生疼痛,同时因罐子互相排挤,也不宜拔牢。

（6）走罐时,在拔罐口涂适量润滑油（可用红霉素或以凡士林和甘油按适当比例调和代替）,拔罐不宜太紧,缓慢移动罐体,可同时起到拔罐和刮痧的双重作用。适用于面积较大且平滑的部位,如颈、肩部及腿部等,但皮肤有破溃者不宜用,不能在骨突出处推拉,以免损伤皮肤,或使火罐漏气脱落。

（7）起罐时手法要轻缓,以一手抵住罐边皮肤,按压一下,使气漏入,罐子即能脱下,不可硬拉或旋动。

（8）拔罐后针孔如有出血,可用干棉球拭去。一般局部呈现红晕或发绀色（瘀血）,为正常现象,会自行消退。如局部瘀血严重者,不宜在原位再拔。如留罐时间过长,皮肤会起水泡,小的不需处理,防止擦破引起感染即可;大的可以用针刺破,流出泡内液体,涂以龙胆紫药水,覆盖消毒敷料,防止感染。

2. 家庭拔罐常见的禁忌有哪些?

（1）体质过于虚弱者不宜拔罐,因为拔罐中有泻法,反而使虚者更虚,达不到治疗的效果。

（2）孕妇及年纪大且患有心脏病者拔罐应慎重。孕妇的腰骶部及腹部是禁止拔罐部位,极易造成流产。在拔罐时,皮肤在负压下收紧,对全身是一种疼痛的刺激,一般人完全可以承受,但年老且患有心脏疾病的患者在这种刺激下可能会使心脏疾病发作。

（3）局部有皮肤破溃或有皮肤病的患者,不宜拔罐。

（4）拔罐时不易留罐时间过长（一般拔罐时间应掌握在8分钟以内）,

以免造成起泡(尤其是患有糖尿病者,应尽量避免起泡所带来的感染概率)。

(5)若在拔罐后不慎起泡,一般直径在1 mm内散发的(每个罐内少于3个),可不用处理,自行吸收。但直径超过1 mm,每个罐内多于3个或伴有糖尿病及免疫功能低下者,应及时到医院处理。

(6)注意罐子的清洁。如每人应专用1套罐具,每次使用后应对罐具进行清洗、消毒,防止感染。

(7)因儿童皮肤娇嫩,且未发育完全,拔罐前需咨询临床中医师,确保安全。

反思与拓展

在实行拔罐时,可能会不小心造成皮肤的损伤,如烫伤或水泡,如何预防及处理呢?

1. 预防

造成火罐烫伤的主要原因是酒精用得过多,滴在皮肤上,烫起一片血泡;或火焰烧热罐口烫伤皮肤,形成烙伤圆圈。此外,留罐时间过长,容易拔起白水泡。前两种是真正的烫伤,后一种不是烫伤。那么能不能避免火罐烫伤呢? 只要采取如下措施就完全能够避免。

(1)涂水:在拔罐的地方,事前先涂些水(冬季涂温水)。涂水可使局部降温,保护皮肤,不致烫伤

(2)火焰朝罐底:酒精棉球火焰,一定要朝向罐底,切不可烧着罐口,罐口也不要沾上酒精

(3)留罐时间短:缩短留罐时间,不要过长,过长容易吸起水泡,一般3~5分钟即可,最多不要超过10分钟。

2. 处理

拔罐时起水泡比较多见,有的一日起泡,有的则至三五日甚至十余日起泡,起的泡有较为清亮的水泡,也有紫红的血泡等。发泡现象多为局部病情的反映,一般受病情轻重、季节、皮肤状况等因素影响。正常生理条件下,血管内渗透压和血管壁通透性处在一较恒定的水平,拔罐的抽吸很难将其改变,不易起泡。起泡后,如果水泡较小,不用特殊处理;如果水泡较大,可用消毒针刺破,放出其中的液体,用消毒纱布覆盖,防止感染。

五、教你学药浴

相关情景

　　60岁的于先生已有10年的糖尿病史,如今出现了看东西模糊不清、手脚发麻、感觉迟钝等症状,走路也像踩棉花一样,行动不便。

 你知道吗?

　　于先生出现了糖尿病神经病变,这是糖尿病较为常见的慢性并发症之一,约50%的糖尿病人可发生,该病变可累及神经系统的所有部位,引起疼痛、感觉丧失、足溃疡、坏疽以及截肢等严重后果。良好的代谢控制是预防糖尿病神经病变的最有效方法,它能阻止或延缓糖尿病神经病变的进展。中药浴疗可以修复受损的肾脏固有细胞,改善肾脏的血液循环,提高机体免疫力,从而提高患者的抗病能力,加快病情的恢复速度。

 认识药浴?

　　药浴是用药液或含有药液的水洗浴全身或局部的一种方法,其形式多种多样:洗全身浴称药水澡;局部洗浴的又有烫洗、熏洗、坐浴、足浴等,尤其烫洗最为常用。药浴用药与内服药一样,亦需遵循处方原则,辨病辨证,谨慎选药,即根据各自的体质、时间、地点、病情等因素,选用不同的方药,发挥最大的效用。

1. 药浴手法

　　(1)煎药溶解:将药物粉碎后用纱布包好,用十倍于药包(粉)的开水浸泡5~10分钟;或直接把药物放在锅内,加清水适量,浸泡20分钟,然后再煮30分钟。将药液倒进浴盆内,待温度适度时即可洗浴。

　　(2)调好水温:根据自己的耐热习惯在39~45℃之间调整水温,如果首次泡浴没经验水温就调到夏天39℃、冬天42℃,并且在泡浴过程中适当调整温度。

　　(3)把溶解好的药包和药水同时倒入木桶里以后要用手揉捏药包,把里面的有效成分挤压出来。

　　(4)首次泡药浴因为没有经验,所以有一些身体反映后就有些害怕不敢再泡下去。事实上,只要在耐受范围之内,就应鼓励自己多坚持一段时间,最好达到10分钟以上,直到发现有排毒反应后再休息,另外可以采用中间休息2~3次,每次3分钟的方法来缓解身体不适,只要累计泡浴时间达到20分钟即可。

(5)根据反应调整水温:不同的人耐受力有很大的差别,所以第一次进水5~8分钟时要根据对于水温的感受,及时调整水温,以达到最佳的效果,否则水温高了会感到难以忍受,水温低了又没有效果。直到几次泡浴后对水温的耐受力有了把握,根据经验就可以把温度调整到位,达到满意的效果

2. 简单有效保健浴方

(1)橘皮浴

洗澡时,将橘皮放入浴缸中,可以去除疲劳,释放压力。

(2)香醋浴

泡澡时,在水中加入500 g醋,可以使皮肤光滑、洁白细腻、延缓衰老。

(3)枸杞枝叶汤

用枸杞之枝与叶熬水,用以洗澡,令人神清气爽,肌肤光泽、健康。

(4)白芷木香药浴方

用白芷、桃皮、木香各等分煎汤洗浴,能香体、祛风行气、通经活络,可用于各种皮肤病。

(5)五枝药浴汤

用槐枝、桃枝、柳枝、桑枝各一把,麻叶250 g煎汤洗浴,可调养血脉,疏导风气,用于皮肤瘙痒、皮疹等,夏季使用效果最好

(6)菊花浴头方

用菊花、独活、防风、细辛、川椒、皂荚、桂枝各25 g煎汤洗头,能祛风除热、去头皮屑,可用于各种原因引起的头皮屑过多

(7)减肥药浴汤

麻黄、虾夷葱、泡竹叶、荷叶各20 g,加水2000 mL,用大火煮10分钟,再用小火慢煮30分钟,将药汤倒进水温40~45 ℃的浴缸里,均匀搅拌后泡澡。由于减肥浴促进新陈代谢的效果很强,所以泡药浴时,水的高度不要超过心脏,而且泡的时间也不适合太长,泡个15分钟,流汗以后起来喝杯水,做点缓和的运动就可以了。如果能够持之以恒,一周泡个三四次,不久就会发现自己的胃口变小了,即使体重没有减轻,因为肌肤紧实了,曲线也会很玲珑!

溫馨提示

1. 哪些人不适合药浴？

（1）中度以上高、低血压病史，心脏功能不良者慎用。

（2）有严重哮喘病者应避免使用，或遵医嘱。

（3）皮肤有较大面积创口时应慎用。

（4）孕妇及女性月经期间避免使用。

（5）具有严重过敏史的人慎用。

2. 家庭药浴要注意哪些问题？

（1）中药浴必须请中医师针对病情对症下药，并按照医嘱制作药汤，切勿盲目自行择药。

（2）泡浴前必须先淋浴洁身，以保持药池的卫生。浴后应立即用温清水冲洗干净，拭干皮肤，及时穿衣服。一般而言，热水药浴（39～45℃）适用于风湿性关节炎、风湿性肌痛、类风湿性关节炎、各种骨伤后遗症、肥胖及银屑病等；神经过度兴奋、失眠、一般疼痛、消化不良等的药浴温度，以相当于或稍低于体温为宜；25～33℃适用于急性扭挫伤。药浴时，室温不应低于20℃，局部药浴时，应注意全身保暖，夏季应避风，预防感冒。

（3）初浴时，水位宜在心脏以下，约3～5分钟身体适应后，再慢慢泡至肩位。洗浴时间不可太长，尤其是全身热水浴。由于汗出过多，体液丢失量大，皮肤血管充分扩张，体表血液量增多，造成头部缺血而发生眩晕或晕厥。一旦发生晕厥，应及时扶出浴盆，平卧在休息室床上，同时给病人喝些白开水或糖水，补充体液与能量。或用冷水洗脚，使下肢血管收缩，头部供血充足。

（4）严重心衰、严重肺功能不全、心肌梗死、冠心病、主动脉瘤、动脉硬化、高血压患者、有出血倾向者以及老年人、儿童慎用水温39℃以上的药浴，而应以接近体温之药液沐浴，并有家人或医护人员陪护，且沐浴时间不宜过长。妊娠或经期女性不宜泡药浴，尤其不宜盆浴及坐浴。

（5）全身泡热药浴易发生晕厥，故浴后要慢慢地从浴盆中起身；泡药浴时出现轻度胸闷、口干等不适，可适当饮水或饮料；若有严重不适，应立即停止药浴。

（6）饭前、饭后半小内不宜进行全身药浴。饭前药浴，由于肠胃空虚，洗浴时出汗过多，易造成虚脱。饭后立即药浴，可造成胃肠或内脏血液减少，血液趋向体表，不利消化，可引起胃肠不适，甚至恶心呕吐。临睡前不宜进行全身热水药浴,以免兴奋后影响睡眠。

反思与拓展

用热水泡泡脚,既解乏,又利于睡眠,只要在水中加点中药,就可以起到治疗保健作用,简单实用的足浴配方有哪些?

(1)中风

伸筋草、透骨草、红花各 3 g,加水 2000 mL,煮沸 10 分钟,混入水中泡手和浴足,每日 3 次,连续 2 月。可舒筋活络,活血化瘀,用于中风手足痉挛者。

(2)头痛

白附子 10 g、川芎 20 g、白芷 20 g、细辛 10 g、葱白 5 根。

(3)双桑降压汤

桑枝、桑叶、茺蔚子各 10～15 g,加水 1000 mL,浸泡 5～10 分钟后,煎至 600 mL,倒入浴盆中,待水温为 40～50 ℃,泡脚 30～40 分钟,擦干后就寝。每晚 1 次。可清热泄肝,适用于肝阳上亢型高血压。一般泡脚 30 分钟后开始降压,1 小时后作用最强,维持 4～6 小时。若 8 小时后血压回升,可煎汤第二次熏洗。

(4)牛膝钩藤降压汤

牛膝、钩藤各 30 g,加清水适量,浸泡 5～10 分钟后,水煎取汁,放入浴盆中,待温时足浴,可不断加热水以保持水温,加至盆满为止。每日早起和晚睡前足浴。每次约 30～40 分钟,以不适症状减轻或消失为一疗程,连续 1～2 个疗程。可平肝潜阳,引热下行,适用于肝阳上亢型高血压。

(5)糖尿病

金银花、紫丹参、乳香、没药、黄柏、苦参、川芎等。用此方足浴可起到清热解毒、活血止痛的作用,主治糖尿病足早期下肢疼痛跛行者(如有皮肤溃烂则禁用)。

(6)心悸

芥末 200～500 g,以少量水调成糊状,直至出现芥子油气味,混入水中足浴,可活血通络,适用于冠心病心悸、心绞痛。

(7)失眠

磁石 30 g,菊花、黄芩、夜交藤 15 g,可清热镇惊,和胃安神。

(8)痛经方

益母草 30 g、菊花 15 g、黄芩 15 g、夜交藤 15 g。

（9）便秘

花椒、姜、盐、醋、小茴香等，每晚睡觉前，浴足并按摩，对功能性便秘有较好的防治效果。

（10）中老年足跟痛

当归30 g、威灵仙30 g、乳香15 g、没药15 g、栀子15 g。

（11）足癣

皂角刺15 g、大枫子15 g、大黄15 g、黄柏15 g、苍术15 g。

（12）足冻疮

当归15 g、红花15 g、花椒15 g、鲜萝卜200 g。

（13）静脉曲张

伸筋草40 g、灵芝草3 g、丹参5 g、当归6 g、木香7 g、甘草4 g、艾叶4 g、五加皮2 g、五味子2 g、双花3 g。

（14）预防外感

姜活1两、独活1两、防风1两、荆芥1两、紫苏叶5钱。

（15）暖身祛寒

干姜1两、附子1两、党参1、当归1两、吴茱萸5钱。有行气活血，暖身祛寒的功效。

（16）利水消肿

丁香5钱、胡椒5钱、泽兰1两、益母草1两、赤小豆1两。

（17）各种风湿证

海通皮、桂枝、海风藤、路路通、宽筋藤、两面针各30 g。有祛风散寒，舒筋活络的作用。

（18）保健

当归15 g、黄芪20 g、红花10 g、苏木10 g、泽兰10 g、生地10 g、川椒10 g、葛根15 g、细辛6 g、黄芩15 g、酸枣仁15 g。

第二节　跟我学中药煎服

相关情景

　　52岁的王大叔遇到了人生最大的两件事：一是独自抚养的女儿考上了一所不错的大学，令他喜不自禁；二是自己多年的关节炎越来越重，最近竟然无法行走，由于怕住院费用高，医生为他开了中药回家调养。可他和女儿竟然都不知道该如何煎中药！

你知道吗？

　　中药汤剂是中医最常使用的一种剂型，因为它吸收快，易发挥疗效，便于加减应用，所以能全面、灵活地适应各种病证。而中药的煎服方法对疗效有很大影响，为了达到满意的治疗效果，需要正确地煎熬和服用。因此，汤剂的煎制方法有许多特殊的讲究。

1. 中药煎法

（1）清洗

　　中草药大都是生药，在出售之前一般都进行了加工炮制，煎煮之前没有必要淘洗。如果的确觉得草药有些脏，可在浸泡前迅速用水漂洗一下，切勿浸泡冲洗，以防易溶于水的有效成分大量丢失，从而影响中药疗效。

（2）器具

　　煎药器具以砂锅为好，因为砂锅的材质稳定不会与药物成分发生化学反应，导热均匀，热力缓和，锅周保温性强，水分蒸发小，这也是其自古沿用至今的原因。但砂锅孔隙较多易串味，且易破碎。此外，也可选用搪瓷锅、不锈钢锅和玻璃煎器，它们具有抗酸耐碱的性能，可以避免与中药成分发生反应。不能使用铜、铁、铝、锡等材质的器具，虽传热快但化学性质不稳定，易氧化，在煎煮中药时能与中药中多种成分发生化学反应而影响疗效，因此不是理想的煎药用具。

（3）浸泡

中药饮片煎前浸泡既有利于有效成分的充分溶出，又可缩短煎煮时间，避免因煎煮时间过长，导致部分有效成分耗损、破坏过多。多数药物宜用冷水浸泡，把药物倒入药锅内摊平，然后加常温水（室温水）浸泡60分钟，轻压药材时水高出药平面约2 cm。以药材浸透为原则。夏天气温高，浸泡时间不宜过长，以免腐败变质，冬季可以长些。特别需要注意的是浸泡中药绝对不能用沸水。

（4）用水

煎药用水必须无异味、洁净澄清，含矿物质及杂质少。一般来说，凡人们在生活上可作饮用的水都可用来煎煮中药。一般可用清澈的泉水、河水及自来水，井水则须选择水质较好的，最好采用经过净化和软化的饮用水，以减少杂质混入，防止水中钙、镁等离子与药材成分发生沉淀反应。水的用量一般为第一遍煎煮时为药材量的5～8倍，或将饮片适当加压后，液面淹没过饮片约2 cm为宜。第二遍用水量可少一些。头煎结束后，将药汁滤出，重新加水至高出药平面约0.5～1 cm，继续武火煎煮至沸腾后改为文火煎煮15～20分钟即可。质地坚硬、黏稠，或需久煎的药物加水量可比一般药物略多；质地疏松，或有效成分容易挥发，煎煮时间较短的药物，则液面淹没药物即可。一般如果方中草、花、叶类药物较多，吸水量较大，煎煮前应补充加水，可以多放一点水。

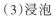 注意哦

很多中药说明是三碗水煮成大半碗。其实这是笼统的说法而已。碗有大小之分，药物有多少之别，药材质地亦有所不同，不能简单以三碗煎煮成大半碗而论。

（5）方法

①煎煮中药应注意火候与煎煮时间：火候指火力大小与火势急慢（大火、急火称武火，小火、慢火为文火）。一般未沸前用武火，沸后用文火保持微沸状态，以免药汁溢出或过快熬干，减慢水分蒸发，有利于有效成分的溶出。至于火候和时间的控制，则主要取决于不同药物的性质和质地。在煎煮过程中，尽量少开锅盖，以免药味挥发。

②煎煮次数与方法：中药煎煮一般要煎煮2～3次，最少应煎两次。煎煮次数太少，提取不完全，药材损失大；煎煮次数太多，不仅耗费人工和燃料，而且煎出液中杂质增多。一般而言，一服中药在煎煮两次后所含的有效成分已大为降低，故以煎煮两遍为佳。但对于药量较大的处

方,在两次煎煮后可能存留的有效成分较多,可再煎第三遍,改为一日3次服用,以节约中药资源,提高疗效。

③煎煮时间:治疗一般疾病的中药煎煮以两次为宜,一般先用急火煮沸,水沸后计算煎煮时间,头煎20~30分钟,二煎10~20分钟。用于治疗感冒的解表中药或清热药宜用武火,时间宜短,煮沸时间为10~20分钟即可,并趁热服用。用于治疗体虚的滋补中药以3次为宜,头煎为40~50分钟,二煎20~30分钟,三煎10~20分钟。有效成分不易煎出的矿物类、骨角类、贝壳类、甲壳类药及补益药,一般宜文火久煎,使有效成分充分溶出。

(注意哦)

煎煮过程中需要经常搅拌,煎煮好的中药要趁热滤出,免得有效成分沉淀在药渣上;如果不小心把药物煮干煮焦了,则此药不能服用,因为此时会产生很多有毒物质,服用对身体有害。

2. 中药服法

(1)服用量

中药煎后所取得的药液成人一般每次150 mL,学龄期儿童每次100 mL,婴幼儿则每次50 mL为宜。按一日2次服用,成人每剂300 mL日服2次,学龄期儿童每剂200 mL日服2次,婴幼儿每剂100 mL日服2次为宜。

(2)服用次数

一般来说,病情缓和者可每日口服2~3次;而病情较重、较急者,可根据医师的指示,每隔4小时左右服药一次,夜晚也不停止,以使药力持续,有利于更快地缓解症状、减轻病情。幼儿或呕吐病人因为服用药物有困难则可以分多次服完。

(3)服药时间

补益药和泻下通便的药物宜饭前空腹服用;治疗外感疾病及头面部疾病的药物宜饭后服用;安神的药物宜临睡前服用;调经药应在经前服用;通下大便的药物宜在清晨和白天服用,避免睡前和夜间服食。对肠胃有刺激的中药,也宜饭后服用。饭后服用的时间一般为进食后半小时左右。

(4)服药冷热

大多数中药宜乘温服下,发汗药须热服以助药力,而清热中药最好放凉后服用。药汁冷了,应热一下再服用,尤其是脾胃虚弱的老年人。

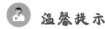 **温馨提示**

中药有哪些特殊煎法？

中药煎煮过程中要发生两种变化：一是药物有效成分的溶出；二是药物中各种生理活性成分进行化合反应。一般药物可以同时入煎，但部分药物因其性质、性能及临床用途不同，所需煎煮时间不同，有的还需做特殊处理，甚至同一药物因煎煮时间不同，其性能与临床应用也存在差异，所以，煎制汤剂还应讲究入药方法。特殊煎法医师会在处方中注明，药房在配药时会另包并加以说明，需在煎药时区分清楚。

（1）先煎

①矿物类、贝壳类、甲壳类、骨类、化石类药物的质地坚硬，这些药物的有效成分在短时间内很难煎煮出来，因此要单独先煎。矿物类药物如石膏、代赭石、赤石脂等；贝壳类药物如牡蛎、石决明等；甲壳类药物如龟板、鳖甲、穿山甲等；骨类药物如虎骨和豹骨等。这些药物必须先捣碎，加水单独煎煮1小时后，再加入其他药物一同煎煮。

②一些毒性较大的药物如川乌、附子、草乌等，通过长时间的高温煎煮可以降低毒性作用，起到解毒作用，久煎后的水解产物才能起到治疗作用，使其应用更为安全。

（2）后下

在其他药煎煮以后，停火前的5～10分钟时再将其纳入，煎沸5～10分钟即可。

①花、叶类以及一些气味芳香含挥发性成分多的药材（如薄荷、香薷等）久煮会致香气挥发，药性损失，故宜后下。

②部分根、茎类药物煎煮时有效成分对热不稳定，不耐煎煮者、不宜久煎者亦应后下。如藏红花、大黄、番泻叶等，入药宜后下。

（3）包煎

将某种药用纱布包起来，再和其他药一起煎。包煎时药袋尽量松些，以免药物膨胀时空间不足导致无法更多吸收水分而煎熬不透。需要包煎的药物主要有四类：

①细小种子类药物，如车前子、葶苈子、青葙子等，煎药时特别黏腻，如不包煎，容易粘锅，药汁也不容易滤除；

②有些药物如蒲黄、海金沙、灶心土、滑石等，煎时容易上漂在药液表面或沉淀锅底，所以需要包起来煎煮；

③有些有绒毛的药物,如辛夷、旋覆花、枇杷叶等,如不包煎,煎煮后不易滤除,服后绒毛会刺激咽喉,引起咳嗽、呕吐等副作用;

④含淀粉、黏液质较多的药物,如山药,在煎煮过程中易粘锅焦化,所以需包煎。

（4）另煎

有些比较贵重的药物(如人参、三七、羚羊角、虫草、鹿茸等),可单独煎煮取汁,再兑入煎好的药液中同服。以免在与其他药物的煎煮过程中损失有效成分,造成浪费。

（5）烊化

是指有些胶质性中药(如阿胶、鹿角胶、龟胶等)或黏性易溶的药物(如饴糖),煎煮时容易与其他药物黏结成团块,或造成溶液胶体渗透压提高,不利于药物有效成分作用的溶出,影响整个药物的煎煮效果,或黏附锅底,容易熬焦且浪费药材,不宜与其他一般药共煎,需要另放入容器内隔水炖化,或以少量水煮化,注意要勤搅拌,再兑入其他药物同服,或直接用煎好的药液溶化后服用。

（6）泡服

一些用量少,而且药物中的有效成分易溶出的中药(如番泻叶、胖大海等),不须煎煮,直接用开水浸泡后即可服用。

（7）冲服

将药物直接冲入煎取的药液中混匀服用,或直接用温水冲服。

①液态药物(如竹沥、姜汁等)、一些难溶于水的药,以及某些粉末样的药物(如琥珀粉、朱砂)不宜煎煮。

②一些药物较为贵重而且用量又小,如果与其他药物一同煎煮,其药汁就会被别的药物吸附,从而影响药物的疗效。如人参粉、牛黄、麝香、珍珠粉、琥珀、冬虫夏草、三七粉等。

③一些药物如贝母粉,虽然不是贵重药,但研成细粉冲服,比加入其他药物一同煎煮后服用效果要好些。

（8）煎汤代水

某些中药(如灶心土、玉米须等),可先煎煮后留水去渣,再用此水煎煮其他中药。

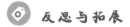 **反思与拓展**

服用中药需要忌口吗?

服用中药需要忌口。服用中药期间,饮食方面应注意忌食生、冷、黏腻、辛辣的食品。一般患热性病者忌辛、辣、油腻及不容易消化的食物和烟酒;寒性病忌食生冷食物;黄疸、过敏性疾病、痈疽、肿瘤及某些皮肤病忌食鱼、虾等腥膻食物及刺激性食物;水肿病人忌食盐;补血药忌饮茶等。服用中药期间没必要另外补充维生素。

将煎好的中药分头汁和二汁分别服用科学吗?

这种服法是不科学的。因为中药中易溶的甙类、多糖类、挥发油等有效成分在头煎中含量较多,其他难溶有效成分则煎出较少;而在第二次煎煮时,易溶的有效成分可能含量很低,难溶有效成分则煎出较多,故两次煎出的有效成分不一致,药效也差异很大。所以,服用中药一般应将煎煮两次或三次的药液合并,搅拌均匀后分为2份或3份,分别于早晚或早中晚服用才能发挥药效至最佳程度。

如果工作繁忙或家里不方便自己煎中药,机煎中药效果怎么样呢?

中药煎煮机是一种带有电控装置的全封闭微压容器,利用水煎沸及其产生的蒸汽一次性使药物的成分充分地煎出,其煎药方便,可以提高工作效率,减轻工作量,保证中药疗效,更符合卫生学要求,不易霉变。

机煎中药都是包装在医用塑胶袋中的,包装过程也在全封闭无菌状态下进行。这种袋装药液抗挤压、不易破损,每包药液在常温下能保存10天左右,无论居家还是外出携带都非常方便。服药时,只需将药包放进热水内浸泡约10~20分钟即可饮用。微波炉加热后的机煎袋装中药不会影响药效的发挥,可以放心服用。

中药煎煮需要榨渣取汁吗?

需要。汤剂煎完后应榨渣取汁,因为一般药物加水煎煮后都会吸附一定药液。其次主药液中的有效成分可能被药渣再吸附。如药渣不经压榨取汁就抛弃,会造成有效成分损失,尤其是一些遇高热有效成分容易损失而不宜久煎或煎两次的药物,药渣中所含有效成分所占比例会更大,榨渣取汁的意义就更大。一般在最后一次煎煮时,趁热将药液滤出后,要将药渣用双层纱布包好,绞取药渣内剩余药液。研究表明绞取药渣内的药液可增加药液成分的15%~25%。

第三节　教你做药膳

相关情景

　　52岁的老李是个高血压老病号,尽管降压药吃了好几种,但还是常常头晕、心烦、失眠,医生建议他配合药膳调养,可药膳该怎么做?

你知道吗?

　　药膳发源于我国传统的饮食和中医食疗文化,是在中医学、烹饪学和营养学理论指导下,严格按药膳配方,将中药与某些具有药用价值的食物相配伍,采用我国独特的饮食烹调技术和现代科学方法制作而成的具有一定色、香、味、形的美味食品。简言之,药膳即药材与食材相配伍而做成的美食,它是中国传统的医学知识与烹调经验相结合的产物,既将药物作为食物,又将食物赋以药用,药借食力,食助药威,二者相辅相成,相得益彰;既具有较高的营养价值,又可防病治病、保健强身、延年益寿。

认识药膳?

1. 药膳制作

　　药膳具有保健养生、治病防病等多方面的作用,在制作及应用时应遵循一定的原则。药物是祛病救疾的,见效快,重在治病;药膳多用以养身防病,见效慢,重在养与防。虽然药膳在保健、养生、康复中有很重要的地位,但药膳不能代替药物疗法。药膳与药物各有所长,各有不足,应视具体病人与其病情而选定合适之法,不可滥用。近几年,药膳菜谱逐渐进入普通餐馆和家庭,不少人认为药膳和食疗是一回事,其实,食疗和药膳是两个概念——食疗不加药物,适用范围比较广;药膳由食物和药物配制烹调而成,因"凡药三分毒",并非所有人都适用。

（1）辩证用膳

①食物的"属性"

属寒性的食物：

动物性——马肉、螃蟹、牡蛎、蛤蜊。

植物性——茄子、莲藕、黄瓜、白菜。

水果——柿子、西瓜、菠萝、梨。

调料——粉丝、盐、黄酱、酱油。

属凉性的食物：

动物性——鸡蛋、鹌鹑蛋。

植物性——竹笋、菜花、萝卜、菠菜、薏米。

水果——橘子、甜瓜、香瓜、苹果。

饮料——绿茶。

属平性的食物：

动物性——蛋黄、牛奶、鲤鱼、平鱼、鳕鱼、海胆黄、乌贼。

植物性——胡萝卜、洋白菜、蚕豆、豌豆、山药、白薯、马铃薯、玉蜀黍、蘑菇类、粳米、小麦、大豆、红小豆。

水果——花生、白果、无花果、草莓、李子。

调料——蜂蜜、砂糖。

属温性的食物：

动物性——牛肉、鸡肉、羊肉、猪肝、鳝鱼、大马哈鱼、青鱼、沙丁鱼、金枪鱼、虾、海扇贝。

植物性——韭菜、大蒜、葱头、南瓜、芦笋、芝麻。

水果——核桃、栗子、杏、梅子、陈皮。

调料——大茴香、芥末。

属热性的食物：

动物性——脂肪、干酪、火腿、肉肠。

调料——姜辣椒、花椒、胡椒、酒、咖啡、醋。

②病证的"属性"

寒证：脸色苍白、怕冷、喜热饮、不渴或热饮不多、尿清长、便稀、月经推迟、脉迟缓等。

热证：面红目赤、发热、口渴喜冷饮、尿少呈红色或黄色、便秘、月经提前、脉数(快)等。

虚证：正气虚弱,邪气不盛的病变和症候,多见于久病体质虚弱的人。

实证:邪气盛、正气未衰的病变,多见于身体健康,初次患病的人。

(2)药膳制作方法

①烹调原料

几乎所有的菜肴原料都可用来烹调药膳,此外还需选用某些药物配合应用。无论哪种形式的药膳,都必须加调味品,如葱、姜、蒜、胡椒、醋、糖、香油等。

②烹调方法

药膳的烹调方法常用的有炖、焖、煨、蒸、煮、熬、炒、卤、炸、烧等,但以炖、焖、煨、蒸为主要方法和最佳方法。从烹调原料的质地和性味来看,轻清芳香者,烹调时间宜短,多采用爆炒、清炸、热焯等方法;味厚滋腻之品,烹调时间宜长,采用炖、煨、蒸的方法效果较好。

 温馨提示

1. 药膳的配伍禁忌有哪些?

(1)中药与食物、食物与食物配伍禁忌

猪肉 反乌梅、桔梗、黄连;合苍术食,令人动风;合荞麦食,令人落毛发,患风病;合鸽肉、鲫鱼、黄豆食,令人滞气。

猪血 忌地黄、何首乌;合黄豆食,令人气滞。

猪心 忌吴茱萸。

猪肝 同荞麦、豆酱食,令人发痼疾;合鲤鱼肠子食,令人伤神;合鱼肉食,令人生痈疽。

羊肉 反半夏、菖蒲;忌铜、丹砂和醋。

狗肉 反商陆;忌杏仁、蒜。

鲫鱼 反厚朴;忌麦门冬、芥菜、猪肝。

鲤鱼 忌朱砂、狗肉。

龟肉 忌酒、果、苋菜。

鳝鱼 忌狗肉、狗血。

雀肉 忌白术、李子、猪肝。

鸭蛋 忌李子、桑葚子。

鳖肉 忌猪肉、兔肉、鸭肉、苋菜、鸡蛋。

(2)药物与药物配伍禁忌

遵循中药本草学理论,一般参考"十八反"和"十九畏"。

"十八反"的具体内容

甘草反甘遂、大戟、海藻、芫花；乌头反贝母、瓜蒌、半夏、白蔹、白芨；藜芦反人参、沙参、丹参、玄参、苦参、细辛、芍药。

"十九畏"的具体内容

硫黄畏朴硝，水银畏砒霜，狼毒畏密陀僧，巴豆畏牵牛，丁香畏郁金，川乌、草乌畏犀角，牙硝畏三棱，官桂畏赤石脂，人参畏五灵脂。

2. 家庭使用药膳该如何忌口？

（1）某种病忌某类食物

如肝病忌辛辣；心病忌咸；水肿忌盐硬固、油煎、生冷等食物；骨病忌酸甘；胆病忌油腻；寒病忌瓜果；疮疖忌鱼虾；肝阳、肝风、癫痫、过敏、抽风病人忌食发物；头晕、失眠忌胡椒、辣椒、茶等。

（2）某类病忌某种食物

如凡症见阴虚内热、痰火内盛、津液耗伤的病人，忌食姜、椒、羊肉之温燥发热饮食；凡外感未除、喉疾、目疾、疮疡、痧痘之后，当忌食芥、蒜、蟹、鸡蛋等风动气之品；凡属湿热内盛之人，当忌食饴糖、猪肉、酪酥、米酒等助湿生热之饮食；凡中寒脾虚、大病、产后之人，西瓜、李子、田螺、蟹、蚌等积冷损之饮食当忌之；凡各种失血、痔疮、孕妇等人忌食慈茹、胡椒等动血之饮食，妊娠禁用破血通经、剧毒、催吐及辛热、滑利之品。

（3）服药后应忌食某些食物

如服发汗药忌食醋和生冷食物；服补药忌食茶叶、萝卜。

3. 药膳制作有哪些注意事项？

（1）运用药膳疗法时，应注意食物与药物的禁忌。

（2）由高血压、冠心病及严重心、肝、肾脏疾病引起水肿者，在配制药膳时应少放盐，宜清淡。

（3）对体质肥胖，患有动脉粥样硬化性疾病患者，宜服低脂肪（尤其是动物脂肪）食物的药膳。

（4）糖尿病患者慎用或不用以淀粉类或糖类烹调的药膳。

（5）注意食疗中药的五味与五脏的关系。一般说来，辛入肺，甘入脾，苦入心，酸入肝，咸入肾。只有根据性味合理选用药膳，才能达到滋补身体、防治疾病的目的。

（6）选料与加工：药膳所用的中药材和食物都应认真精选，为保证药膳疗效，还应对药材与食物进行必要的加工处理。

（7）烹调技巧：优良的药膳必须讲究烹调技巧。药膳除应具备一般饮食的色、香、味、形外，还要尽可能保留其营养、有效成分，以更好地发挥治疗作用。

（8）烹调用具：中药在熬制时一定要注意用具，不要使用金属制品。

（9）无论药膳用于何种用途，一定要适量，如若过多可能会导致副作用或反作用。

附：常用养生药膳

一、四季养生药膳

1. 春季养生药膳

春季阳气初升，万物复苏，升发向上，顺畅调达，进食宜选用清轻升发，宜透阳气的食物，如菠菜、韭菜、芹菜、春笋、荠菜等轻灵宣透、清温平淡的蔬菜。

（1）姜汁菠菜

【配方】菠菜300 g，姜汁、盐、酱油、香油、味精、醋、花椒油各适量。

【制作】菠菜洗净，去根，切段。锅内加入适量清水，大火烧沸，倒入菠菜略焯后捞出沥水，放冷后加入其余调料拌匀，佐餐食用。

【功效】滋阴润燥，养血止血，通肠胃，解酒毒。尤适宜春季调理肠胃之用。

（2）天麻鲤鱼

【配方】天麻25 g，川芎、茯苓各10 g，鲤鱼1条（约1500 g），大米、酱油、料酒、盐、味精、白砂糖、胡椒粉、香油、葱段、姜片、水淀粉、清汤各适量。

【制作】鲤鱼处理干净；大米淘净；川芎、茯苓切片，用第二次淘米水泡1小时。将天麻放入泡过川芎、茯苓的淘米水中浸泡4~6小时，捞出天麻置大米上，待大米蒸熟成米饭，取出天麻，切片待用。将川芎、茯苓、天麻片放入鱼头、鱼腹内。取一蒸盘，放入处理好的鱼、葱段、姜片、适量清水，上笼蒸30分钟左右。锅内加入清汤、白砂糖、盐、味精、胡椒粉、酱油、料酒烧开，用水淀粉勾芡，淋上香油，浇在鱼上即可。

【功效】补气升阳，行气活血。尤适宜春季调理肠胃之用。

2. 夏季养生药膳

夏季阳气隆盛，气候炎热，其性如火，万物繁茂，进食宜选用清热解暑、清淡芳香的食物，如新鲜水果或金银花、菊花、芦根、绿豆、冬瓜、苦瓜、生菜、豆芽等食品。

（1）银花露

【配方】金银花5 g，白砂糖适量。

【制作】金银花洗净。砂锅内放入金银花、适量清水，小火煎煮，当水浓缩至1/3时，加入白砂糖搅匀即成，单独饮用。

【功效】清热解毒，疏散风热。夏季少量饮用此品，即可解暑，又可防治温病发热、咽喉肿痛等证。

（2）玄参炖牛肝

【配方】玄参15 g，牛肝500 g，植物油、葱段、姜片、酱油、白砂糖、料酒、水淀粉各适量。

【制作】牛肝洗净，锅内放入玄参、牛肝、适量清水，大火烧沸，改用小火煮1小时，捞出牛肝，放冷，切成小片，放入碗中待用；原汤备用。锅内放植物油烧热，放入葱段、姜片爆香，放入酱油、白砂糖、料酒、原汤，烧沸，用水淀粉勾芡，倒入装有牛肝的碗中，拌匀即可，每日1次，佐餐食用。

【功效】补肝养血，滋肾水，明目，解毒，增强人体免疫力，防衰老，并能抑制肿瘤细胞的产生。适宜夏季补肝食用。

（3）薏米排骨

【配方】薏米50 g，排骨500 g，冰糖末、花椒粒、料酒、卤汁、味精、盐各适量。

【制作】排骨洗净，薏米淘净。锅内放入薏米，炒香后研成粗粉。锅内放入薏米粉、适量清水煎煮，提取滤液2000 mL。锅内放入排骨、滤液、花椒粒，煮至七成熟，捞取排骨，放冷，再向锅内倒入卤汁，小火烧沸，放入排骨，煮至熟透后捞出。原锅洗净，倒入适量卤汁、冰糖末、味精、盐，小火收浓，倒入料酒后搅匀，放入排骨裹匀即成，每日1次，佐餐食用。

【功效】健脾益气，行气止痛，消食和胃。夏季食用，有益于防治脾虚湿重、骨节疼痛、食少便溏等证。

3. 秋季养生药膳

秋季阳气收敛阴气滋长，阴阳处于相对平衡状态，进食宜选用寒暖偏性不明显的平性食物，如沙参、麦冬、胡麻仁、阿胶、甘草、鱼虾、家禽等食品。

（1）九月鸡片

【配方】鲜菊花100 g，鸡脯肉600 g，清汤、蛋清、盐、白砂糖、料酒、胡椒粉、香油、葱花、姜丝、水淀粉、玉米粉、猪油、味精各适量。

【制作】鸡脯肉洗净,切薄片;菊花洗净。 取一大碗,放入蛋清、盐、料酒、味精、花椒粉、玉米粉,搅匀成浆汁,放入鸡片上浆。 取一小碗,放入盐、白砂糖、清汤、胡椒粉、味精、水淀粉、香油调成芡汁。 砂锅放猪油烧至五成熟,放入鸡片滑熟,盛起。 锅留底油烧至五成熟,下葱花、姜丝少焖,放鸡片、料酒炒之。 倒入芡汁,翻炒几下,下菊花瓣炒匀即可佐餐食用。

【功效】清肝热、降血压、育阴补虚,适用于心脑血管疾病者。

（2）莲藕饮

【配方】鲜莲藕250 g,姜片、白砂糖各适量。

【制作】莲藕洗净,切片。 锅内放入莲藕片、姜片、白砂糖,大火煮沸,加凉水,烧沸,再加凉水,反复3次,去渣取液,放冷即成,代茶频饮。

【功效】可清热、凉血,适用于秋季肺燥引起的咳嗽。

（3）杏梨饮

【配方】杏仁10 g,梨1个、冰糖末适量。

【制作】杏仁洗净,去皮、尖;梨洗净,去皮、核,切片。 锅内放入梨、杏仁、冰糖末、适量清水,大火烧沸,改用小火煮30分钟即成。

【功效】清热止咳,适用于秋季肺燥引起的咳嗽、烦渴、小便不利等证。

4. 冬季养生药膳

冬季天寒地冻,阳气深藏,阴气大盛,万物生机潜藏,精气涵养,进食宜选用温热助阳之品,如姜、桂、胡椒、羊肉、牛肉、鹿脯、枣、鳝鱼、鳖等食品。

（1）附片羊肉汤

【配方】制附片10 g,羊肉500 g,姜片、葱段、胡椒粒、盐各适量。

【制作】制附片装入纱布袋内,即成药袋;羊肉洗净。 锅内放入羊肉、沸水,加入姜片、葱段,煮至羊肉断生捞出,切块,用清水漂净。 砂锅内加入清水,下入羊肉、姜片、胡椒粒、药袋,大火烧30分钟,改用小火炖2～3小时,加盐调味即成,佐餐食用,吃肉、喝汤。

【功效】温肾壮阳,补中益气。适用于气血两亏、四肢厥冷、体弱面黄等证的冬季调养。

（2）黄芪蒸鹌鹑

【配方】黄芪20 g,白条鹌鹑2只,姜片、葱段、胡椒粉、盐、清汤各适量。

【制作】鹌鹑洗净;黄芪洗净,切薄片。 锅内放入鹌鹑、沸水,焯1分钟左右,捞出。 将黄芪片装入鹌鹑腹内。取鹌鹑、姜片、葱段、胡椒粉、盐、清汤蒸30分钟即成,每日1次,佐餐食用。

【功效】益气补脾。适用于秋冬进补,可治疗脾虚泄泻、营养不良、子宫脱垂等。

（3）鹿茸竹笋烧虾仁

【配方】鹿茸6 g,竹笋25 g,虾仁200 g,酱油、料酒、花椒粒、白砂糖、味精、盐、植物油、水淀粉、鸡汤各适量。

【制作】鹿茸烘干,磨成粉;虾仁洗净;竹笋去皮,洗净,切段。炒锅放油烧热,放入虾仁略炸,下入竹笋煸炒片刻,加入酱油、盐、鹿茸粉、料酒、花椒粒、白砂糖、味精,倒入鸡汤,用小火煨三分钟,淋入水淀粉勾芡即成,佐餐食用。

【功效】补气血,壮元阳,益精髓,强筋骨。适合肾阳虚之阳痿、滑精、早泄、腰膝酸软、虚寒带下、精亏眩晕、耳鸣等证患者冬季食用。

（4）清蒸人参鸡

【配方】人参15 g,白条鸡1只,火腿肉50 g,竹笋5 g,水发香菇15 g,盐、料酒、味精、水淀粉、葱段、姜片各适量。

【制作】鸡洗净,切块;火腿肉、竹笋、香菇分别洗净,切片;人参润透。蒸锅内放入人参,上蒸笼30分钟,取出。取一大盆,放入鸡块、人参、火腿肉、竹笋、香菇、葱段、姜片、盐、料酒、味精,添入水没过鸡块,上笼,大火蒸熟,原汤备用。取出人参切碎。取一大碗,放入蒸熟的鸡块、人参、火腿肉、竹笋、香菇。锅内倒入蒸鸡原汤,大火烧沸,用水淀粉勾芡,浇在鸡肉上,分餐佐食。

【功效】大补元气,固脱生津,安神。适用于劳伤虚损、倦息健忘、眩晕头痛、阳痿尿频、气血亏虚等证。

二、五脏养生药膳

1. 养心药膳

（1）荷叶鸭梨汁

【配方】干荷叶10 g(鲜品20 g)、鸭梨1个。

【制作】取荷叶加水200 mL煮开10分钟后取汁;鸭梨连皮切块榨汁,与放凉后的荷叶汁搅拌均匀后饮用,每天1次,连服10天。

【功效】生津解暑,扩血管降血脂,预防心脑血管疾病。

（2）丹参茶

【配方】丹参9 g,绿茶3 g。

【制作】将丹参制成粗末,与茶叶以沸水冲泡10分钟,每日1剂,代茶饮。

【功效】活血祛瘀,止痛除烦,用于冠心病。

（3）归芪蒸鸡

【配方】炙黄芪100 g,当归20 g,嫩母鸡1只。

【制法】将黄芪、当归装入纱布袋,口扎紧。将鸡放入沸水锅内余透、捞出,用凉水冲洗干净。将药袋装入鸡腹,鸡置于蒸盆内,加入葱、姜、盐、黄酒、陈皮、胡椒粉及适量清水,上笼隔水蒸约1小时,食时弃去药袋,调味即成。

【功效】温中补气,益血填精。用于高血压头晕、头痛,耳鸣,失眠健忘,心悸乏力,两目干涩。

2.肝胆药膳

（1）黄柏香干炒芹菜

【配方】黄柏15 g,芹菜250 g,香干50 g,味精、葱花、姜末、水淀粉、盐、植物油、高汤各适量。

【制作】黄柏洗净;芹菜洗净,切段,放入沸水中焯透;香干切片,放入沸水中略烫。砂锅中放入黄柏,加适量清水,煎煮25分钟,去渣取汁,备用。砂锅放植物油烧热,下入葱花、姜末爆香,加入黄柏药汁、香干、芹菜煸炒,放入盐、味精、高汤煮10分钟,用水淀粉勾芡,炒匀即可,每日1次,佐餐食用。

【功效】生津润燥,平息肝火,改善肝火旺盛引起的心烦易怒、烦热失眠、口干口苦、眼干头痛等证。适宜作为乙肝患者在春季的养生品。此外,它还能利水消肿,改善小便灼热、滴沥不尽、月经不调、白带异常等证。

（2）茵陈玉米须汤

【配方】绵茵陈30 g、玉米须30 g。

【制法】上二味加清水适量煎煮取汁,每日1剂,代茶饮。

【功效】清热利湿,用于肝炎黄疸。

（3）佛手郁金粥

【配方】佛手15 g、郁金12 g、粳米60 g。

【制法】将佛手、郁金、粳米一起放入锅内,加清水适量,武火煮沸后,文火煮成粥,调味即可,每日1剂,作早、晚餐服食。

【功效】疏肝解郁,用于肝病所致的情绪不畅,肝区疼痛。

（4）大金钱草粥

【配方】新鲜大金钱草60 g(或干品30 g)、粳米50 g、冰糖适量。

【制法】金钱草切细,加水200 mL,煎至100 mL,去渣取汁,放入粳米、冰糖,再加水400 mL左右,同煮为稀粥。每日1剂,早晚温热服食。

【功效】通淋排石,利胆退黄。用于胆结石、黄疸。

3. 养脾药膳

(1)鸡内金粥

【配方】粳米100 g,鸡内金5~6 g,白糖适量。

【制法】将鸡内金用文火炒至黄褐色,研为细粉。先将粳米、白糖入锅内,加水800 mL左右,煮至粥将成时,放入鸡内金粉,再煮一沸即成,每日早晚温服。

【功效】健脾消食,用于脾胃功能虚弱所致的不思饮食。

(2)甜辣藕丁

【配方】嫩藕250 g,鲜蘑菇100 g,干辣椒1个,甜面酱、调料各适量。

【制作】将鲜藕洗净去皮,切丁,浸冷水中;蘑菇切丁,辣椒切末。菜油烧至五成热时,爆入干辣椒,倒入甜面酱,再加藕丁蘑菇及少许水,加入姜、盐、糖等调料,煮沸,焖2分钟即可。单食或佐餐食。

【功效】健脾开胃。用于老年人及体质虚弱者。

(3)莲子猪肚

【配方】水发莲子40粒,猪肚1个,蒜、生姜、葱、香油、食盐各适量。

【制作】将猪肚洗净,内装去心水发莲子,用线缝合,放入锅内,加清水炖至熟透;捞出猪肚,晾凉,将猪肚切成细丝,同莲子一起放入盘中,拌入香油、食盐、生姜、葱、蒜等调料即可。单服或佐餐食。

【功效】补虚益气,健脾益胃,适用于食少、消瘦、泻泄、水肿等证。

4. 养肺药膳

(1)川贝母蒸梨

【配方】摇雪梨或鸭梨1个、川贝母6 g、冰糖20 g。

【制作】将梨洗干净,从柄部切开,挖空去核;川贝母研成粉末。将川贝母装入雪梨内,用牙签将柄部复原固定,放入大碗中,加入冰糖,加少许水,隔水蒸30分钟。将熟透的梨和川贝母一起食用。

【功效】化痰止咳、润肺养阴。用于久咳不愈、痰多、咽干、气短乏力。

(2)杏仁大米汤

【制作】将甜杏仁研成泥状,将大米淘洗干净,两味相和加适量水煮开,再用慢火煮烂即成。每日2次,可作早、晚餐。温热随量服食。

【功效】止咳平喘。适用于咳嗽、气喘。健康人经常食用能防病强身。

5. 养肾药膳

（1）茴香腰子

【配方】猪腰子90 g、小茴香6 g。

【制作】在热锅内将小茴香略炒片刻，待脆后打成细末；将猪腰子撕去皮膜，洗净，用尖刀从侧面划一条长约3 cm的口子，再向里扩展成三角形，然后塞入茴香末，并用细绳将开口处缠紧待用。将锅置中火上，倒入卤汁，调好味，放入猪腰子，煮沸后30分钟即可起锅，除去腰臊，切片装盘即成。

【功效】暖腰强肾。用于肾虚所致的手脚冰凉、腰痛等。

（2）山药枸杞子汤

【配方】鲜山药200 g、干莲子肉20粒、枸杞子20 g、银耳6朵、冰糖少量。

【制作】鲜山药去皮，切段，与其余配料共同放入无油的瓦罐中，加清水浸泡，用小火慢炖2小时，汤液黏稠即起锅。

【功效】益气健脾，滋阴补肾，针对阴阳两虚的症状尤为适合。

（3）枸杞子蒸鸡

【配方】枸杞子15 g、子母鸡1只。

【制作】子母鸡内加枸杞子及料酒、姜、葱等调料，共煮熟，食枸杞子、鸡肉并饮汤。

【功效】适用于糖尿病肾气虚弱者。

（4）砂仁鲫鱼

【配方】鲫鱼1尾（约300 g），砂仁5 g，精盐、淀粉、香油适量。

【制法】将鲫鱼去鳞及内脏，洗净。将砂仁研末后，与精盐、香油拌匀一起放入鱼腹合拢，用淀粉密封刀口，放入碗内，加清水适量，并用碗盖紧，隔水炖熟即成。

【功效】利水消肿，适用于慢性肾炎患者。

三、家庭常用滋补药膳

1. 补气药膳

气虚证的常见表现为：疲倦乏力，气短，自汗（稍动即出汗），食欲不振，大便稀溏，舌质淡胖，舌边有齿痕，脉象软弱无力。

（1）黄芪粥

【配方】黄芪20 g、粳米100 g、白糖或冰糖适量。

【制作】将粳米洗净备用，先将黄芪放入锅中煎煮取汁（方法：先大火煮沸15分钟，再以小火煮15分钟，取汁，如此2次），加入粳米及凉水，以小火继续煮约30分钟,放入适量白糖或冰糖调味。

【功效】黄芪是补气佳品,黄芪粥具有补气健脾、益胃和中的作用,适合体弱乏力、脾胃气虚者服用。

(2)党参黑米粥

【配方】党参20 g、白茯苓15 g、黑米100 g、白糖或冰糖适量。

【制作】将党参、白茯苓加水上火煮取汁,加入黑米以小火再煮,粥成后加入适量白糖或冰糖即可。

【功效】党参可健脾补气和中、助消化,茯苓可健脾利湿、益智安神。党参黑米粥具有补气益气、滋肾健脾的功用,正常人服食可健脾强身,气虚乏力、脾胃虚弱、食欲不振、大便溏薄者尤其适合服用。

(3)人参乌鸡汤

【配方】人参20 g,乌鸡半只,红枣15枚,枸杞子20 g,生姜、葱、盐、香菜等调味品适量。

【制作】将乌鸡洗净剁块放入锅中,加入洗净的人参、红枣、枸杞子、生姜,加水上火煮。先大火煮开,约15分钟后改小火慢炖,快成时加入盐、葱、香菜等调味品适量。

【功效】人参可大补元气、健脾和中,红枣健脾养血,枸杞子滋补肝肾,乌鸡是滋补佳品。人参乌鸡汤具有培补元气、养血滋阴的功效,适合体质虚弱、气血亏虚、倦怠乏力、精神不振、产后失血等人群服用。如服后觉温补稍过,脾胃虚弱者可将人参改为党参,气阴两虚易上火者可将人参改为太子参,同法炖煮服用。

(4)西洋参猪蹄汤

【配方】西洋参20 g,猪蹄1只,生姜、葱、香菜、食盐等调味品适量。

【制作】先将猪蹄洗净剁成块,入锅加水大火煮沸约15分钟,加入西洋参、生姜,改小火慢炖,至猪蹄熟烂时放入葱、香菜、食盐等调味品即可。

【功效】西洋参可滋补气阴,猪蹄可美容养颜。西洋参猪蹄汤可补气养阴、美容养颜,适合于气阴不足而口渴乏力者及女性服食。

2. 补血药膳

血虚证的常见表现为:面色萎黄或淡白,虚弱乏力,头晕,耳鸣,心慌,失眠,月经量少色淡,舌质淡,脉象细弱等。

(1)莲子红枣薏仁粥

【配方】莲子(去心)30 g、红枣10枚、薏仁30 g、糯米100 g、白糖或冰糖适量。

【制作】将莲子、红枣、薏仁、糯米洗净入锅中,先用大火煮沸约15分钟,后改小火慢炖至米熟烂,放入适量白糖或冰糖调味。

【功效】红枣可补血健脾。莲子红枣薏仁粥具有养血健脾、补气和中的作用,适合脾胃素虚、体质虚弱者常食。

（2）首乌桂圆红枣粥

【配方】何首乌20 g、桂圆20 g、红枣10枚、糯米100 g、白糖适量。

【制作】先将糯米洗净备用,将何首乌加水煮沸取汁,加入桂圆、红枣、糯米及适量凉水,以小火慢煮,至米熟烂时放入适量白糖或冰糖调味。

【功效】何首乌、桂圆、红枣均为养血补血佳品。首乌桂圆红枣粥是一道很好的养血补气药膳,具有养血健脾、益胃和中的作用,适合于气血虚弱、体质素虚、失血者及女性服食。

（3）黄芪当归乌鸡汤

【配方】黄芪20 g,当归15 g,乌鸡半只,食盐、生姜、葱、香菜等调味品适量。

【制作】将乌鸡洗净剁块放入锅中,放入黄芪、当归、生姜,加水上大火煮沸,持续约15分钟,改小火慢炖,至肉烂时放入适量盐、葱、香菜等调味即可。

【功效】黄芪是补气佳品,当归补血活血,乌鸡是女性保健佳品。黄芪当归乌鸡汤具有补气养血、和中健脾的作用,适合于体质素虚、疲倦乏力、气血虚弱者及女性服食。

（4）当归鸭血鲤鱼汤

【配方】当归15 g,鸭血500 g,鲤鱼1条,生姜、葱、食盐、香菜等调味品适量。

【制作】将鸭血洗净切块,鲤鱼去鳞片及内脏后洗净切块,连同当归、生姜放入锅中,加水大火烧煮,待水开后再煮约15分钟,改小火慢炖,最后放入食盐、葱、香菜调味即可。

【功效】鸭血是补血佳品,含有丰富的铁质和多种营养元素;当归养血补血;鲤鱼营养丰富。当归鸭血鲤鱼汤具有很好的健脾养血作用,适合于体质虚弱、气血亏虚者及女性服食。

3. 滋阴药膳

阴虚证的常见表现有:午后面部潮红,手足心发热,或伴有低热,口干,咽喉干燥,心烦,容易发怒,失眠,盗汗(即夜晚睡眠中容易出汗),舌质红,舌苔较少或无苔,脉细数等。

（1）天冬生地粥

【配方】天冬15 g、生地20 g、粳米100 g、白糖或冰糖适量。

【制作】粳米洗净备用，将天冬、生地洗净煎汁，去渣取汁（方法：先大火煮沸15分钟，再以小火煮15分钟，取汁，如此2次），加入粳米以小火慢煮，至米熟软后加入适量白糖或冰糖调味即可。

【功效】天冬、生地均为滋阴佳品。天冬生地粥可滋阴补液、益胃和中，适合于口干口渴、大便干燥、伤津者服食。

（2）山药核桃芝麻羹

【配方】淮山药（干者30 g，或鲜者200 g）、核桃20 g、黑芝麻20 g、芡实粉适量、白糖或冰糖适量。

【制作】将核桃、黑芝麻压碎，淮山药洗净煎煮取汁（方法：先大火煮沸15分钟，再以小火煮15分钟，取汁，如此2次），放入核桃、黑芝麻碎粒，小火炖煮，待八成熟时勾入芡实粉，熬至黏稠成羹，放入白糖或冰糖调味即可。

【功效】核桃、黑芝麻是补肾益精佳品，淮山药健脾补气。山药核桃芝麻羹可滋阴补肾、健脾增智，适合于体质素虚、年老体弱、中年早衰者服食。

（3）银耳莲子百合粥

【配方】银耳15 g、莲子（去心）30 g、百合30 g、糯米100 g、白糖或冰糖适量。

【制作】用清水洗净后用温水将银耳泡至软烂，用手撕成小块，连同莲子、百合、糯米一同放入锅中，加水后用大火煎煮，煮沸后15分钟改小火继续慢炖，待米熟软后放入适量白糖或冰糖调味即可。

【功效】银耳、莲子、百合均为滋阴佳品。银耳莲子百合粥具有很好的滋阴润肺、益胃和中的作用，适合于素体阴虚、心烦口干、胃中嘈杂、多食易饥、咽痛干咳等证者及女性日常保养服食。

（4）沙参玉竹麦冬汤

【配方】沙参20 g，玉竹15 g，麦冬15 g，鸡肉或猪骨肉适量，生姜、食盐、葱、香菜等调味品适量。

【制作】将鸡肉或猪骨肉洗净剁块，连同沙参、玉竹、麦冬、生姜一起放入锅中，加水后用大火煎煮，煮沸后约15分钟改小火慢炖，最后放入适量食盐、葱、香菜等调味品调味。

【功效】沙参、麦冬、玉竹均为滋阴清热佳品。沙参玉竹麦冬汤可滋补肺肾、益胃生津,适合于热病后期伤津口渴、肺胃阴虚者服食。

4. 温阳药膳

(1)丁香鸭

【配方】公丁香5 g,肉桂5 g,草寇5 g,净鸭子1只,姜、葱各15 g,盐5 g,冰糖3 g,芝麻油3 mL,卤汁适量。

【制作】将鸭宰杀后,去毛和内脏,洗净。丁香、肉桂、草寇用水煎熬2次,取汁倒入锅内,姜葱洗净拍破,同鸭子一起放锅中,煮到六成熟,捞起稍凉,放入卤汁锅内,文火卤熟后捞出。取适量卤汁放入锅内,加盐、冰糖、味精拌匀,放入鸭子,滚烧直到卤汁均匀粘在鸭子上,色泽红亮时取出,抹上酱油,切块装盘即成。

【功效】温阳补虚,消食和胃。

(2)养肾杜仲五味汤

【配方】杜仲15 g、五味子6 g、羊肾2枚。

【制作】将羊肾洗净,去掉臊腺,切碎;杜仲、五味子用纱布包扎,与羊肾同放砂锅内,加水适量及葱、姜、料酒,炖至熟透后加入盐、味精调味,空腹服用。

【功效】温阳固精,滋补肝肾,强筋壮骨。

5. 调理药膳

(1)视疲劳族:胡萝卜炖牛腱

【配方】胡萝卜200 g、牛腱200 g、红枣8颗、姜2片、水1500 mL、酒少许、盐适量。

【制作】将牛腱洗净,切成条块;将胡萝卜切块。将牛腱汆烫后捞起;把水煮开后,放入牛腱、胡萝卜、红枣及姜片,炖煮1.5小时,加入调味料即可。

【功效】保护视力,缓解视疲劳。

(2)熬夜伤脑族:萝卜丝鲫鱼汤

【配方】鲫鱼2条(约500g)、白萝卜200 g、姜1块、植脂淡奶100 mL、鸡粉1.5小匙、黄酒1大匙、胡椒适量。

【制作】将鲫鱼洗净擦干,姜切片,白萝卜切粗丝。锅热后倒油爆香姜片,放入鲫鱼煎两面呈金黄色后加黄酒、植脂淡奶和适量水继续烹煮;中火煮约10分钟,加入白萝卜丝,再烧10分钟,最后加鸡粉、胡椒调味即可。

【攻效】改善压力大致睡眠不足,对皮肤粗糙、皱纹多有特效。

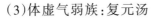

（3）体虚气弱族：复元汤

【配方】淮山药 50 g，肉苁蓉 20 g，菟丝子 10 g，核桃仁 2 个，瘦羊肉 500 g，羊脊骨 1 具，粳米 100 g，葱白、生姜、花椒、料酒、胡椒、八角、盐。

【制作】将羊脊骨剁成数节，汆去血水，再切成 5 cm 厚的条块；将淮山药、肉苁蓉、菟丝子、核桃仁用纱布袋装好扎紧；生姜拍散；葱切段。将中药及食物同时放入，大火烧沸，打去浮沫，再放入花椒、八角、料酒，用文火煮，炖至肉烂，出锅装碗，加胡椒粉、食盐。

【攻效】用于精力耗损所致的身体虚弱，尤以肾阳虚为主。

参考文献

[1]叶春香.儿科护理学.北京:人民卫生出版社,2008.

[2]姜小鹰.家庭保健与急救.北京:人民卫生出版社,2013.

[3]范正祥,刘德山.小儿有病早知道.第1版.北京:北京科学技术出版社,2009.

[4]健康时报社.老人与婴幼—健康时报精华本.机械工业出版社,2013.

[5]潘承容.家庭医疗自助.上海:上海科学技术出版社,2003.

[6]姜小英.常见妇儿科疾病家庭护理.北京:人民卫生出版社,2013.

[7]杨玉杰.母婴保健.第三版.北京:人民卫生出版社,2008.

[8]吕大力,张诚.自我治疗常见病全书.长春:吉林科学技术出版社,2012.

[9]钟华苏.老年人家庭安全照顾.北京:人民军医出版社,2008.

[10]杨军.亚健康家庭疗法.北京:中国工人出版社,2003.

[11]尤黎明,吴瑛.内科护理学.第5版.北京:人民卫生出版社,2012.

[12]李小寒,尚少梅.基础护理学.第4版.北京:人民卫生出版社,1986.

[13]张淑爱.内科护理学.北京:人民军医出版社,2011.

[14]邓晓燕,白桂春.老年护理学.北京:江苏科学技术出版社,2011.

[15]尤黎明.老年护理学.北京:北京大学医学出版社,2008.

[16]周宝国.护工.北京:中国劳动社会保障出版社,2012.

[17]汪晓鸣.居家养老.北京:中国劳动社会保障出版社,2013.

[18]周立.危重症急救护理程序.第1版.北京:人民军医出版社,2008.

[19]周秀华.急危重症护理学.北京:人民卫生出版社,2012.